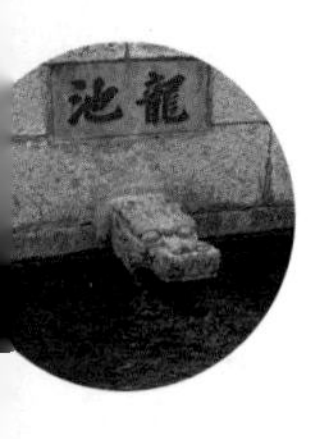

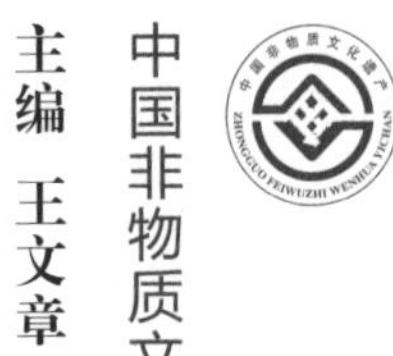

中国非物质文化遗产代表作丛书

主编　王文章

阿胶

杨福安　王京娥　著

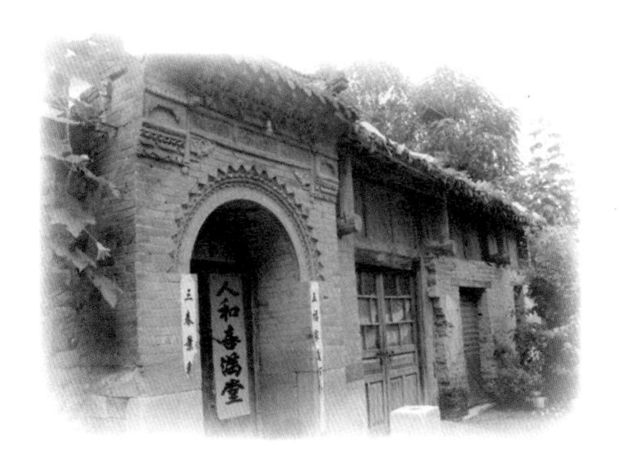

文化艺术出版社
Culture and Art Publishing House

总　序

王文章

伴随着新世纪的开始，我国的非物质文化遗产保护工作已走过了十几个年头。短短的十几年时间，中国的非物质文化遗产保护取得了令世人瞩目的成就，总体上呈现出持续健康发展的良好局面。

首先是符合我国国情的非物质文化遗产保护体系初步建立，非物质文化遗产保护理念逐渐深入人心。在党中央、国务院的高度重视下，在各级党委政府的大力支持和社会的广泛参与下，在各级文化部门的共同努力下，我国的非物质文化遗产保护体制、机制从无到有，逐步建立起来，并已发展为比较健全的四级名录保护体系和传承人保护制度。在进行全国非物质文化遗产资源普查的基础上，国务院已公布了三批共1219项国家级非物质文化遗产名录，文化部公布了三批1488名国家级非物质文化遗产项目代表性传承人。各省、市、自治区也公布了省级保护名录项目8566项，代表性传承人9564名。我国的非物质文化遗产保护，已从十多年前的单个的项目性保护，走上了整体性保护、科学保护和依法保护阶段。非物质文化遗产的重要价值和保护的意义越来越被人们所普遍认知和理解，人们越来越珍视优秀传统文化，全社会对非物质文化遗产保护工作的关注程度、参与热情越来越高，全社会已经逐步形成保护非物质文化遗产的文化自觉。

二是《中华人民共和国非物质文化遗产法》的颁布实施，为非物质文化遗产保护提供了坚实的法律保障。围绕着贯彻落实《中华人民共和国非物质文化遗产法》，非物质文化遗产保护的法制建设、规章制度建设得到了进一步加强。现在，全国已有十多个省、市、自治区出台了地方非物质文化遗产保护条例。

三是非物质文化遗产保护方式方法和方针、原则逐步完善和确立。在总结保护工作实践经验的基础上，我们逐渐认识到非物质文化遗产所具有的恒定性和活态流变性的基本衍变规律。并在此基础上，认识到对于非物质文化遗产的科学保护，既不是使它凝固不变，也不是人为地使之突变，而是要让它按照自身的规律去自然衍变。非物质文化遗产保护要遵循其本体规律。近些年来，我们提出的抢救性保护、整体性保护、生产性保护等多种针对不同类型项目实施的保护原则与方法，在保护实践中取得明显成效。同时，在准确认识、总结和把握非物质文化遗产本质特征的基础上，确立了保护工作的十六字方针："保护为主、抢救第一、合理利用、传承发展。"确立了保护工作的原则："政府主导、社会参与，明确职责、形成合力；长远规划、分步实施，点面结合、讲求实效。"保护方针和原则的确立，对非物质文化遗产保护工作的健康发展起到了重要的指导作用。

四是资金投入进一步加大，机构队伍基本建立。截至2011年，不包括地方财政资金投入，仅中央财政已累计投入非物质文化遗产保护经费14.3876亿元；2012年，中央财政转移地方非物质文化遗产保护经费增长至6.2298亿元。全国31个省、市、自治区均成立了省级非物质文化遗产保护中心，16个省、市、自治区文化厅（局）成立了非物质文化遗产处（室）。非物质文化遗产保护工作机构和队伍基本建立。

五是非物质文化遗产宣传展示活动丰富多彩。近十年来，北京和全国各地陆续举办了一系列非物质文化遗产项目展演及保护成果展，对于社会公众认知非物质文化遗产及其保护的意义起到了重要的促进作用。近两三年来，主要的展演活动如2009年文化部在北京农展馆举办的"中国非物质文化遗产传统技艺大展"，2010年在北京展览馆举办的"巧夺天工——中国非物质文化遗产百名工艺美术大师技艺大展"，2011年在中华世纪坛举办的"中国非物质文化遗产传承人师徒同台展演"，2012年年初文化部等部门在北京农展馆举办的"中国非物质文化遗产生产性保护成果大展"等都引起轰动，增强了公众对非物质文化遗产保护的关注和参与意识。

六是国际合作和交流不断加强。2004年，经全国人大常委会批准，我国第一批加入了联合国教科文组织《保护非物质文化遗产公约》。我国在四川成都成功举办了三届国际非物质文化遗产节。截至2011年11月底，我国入选联合国教科文组织非物质文化遗产名录项目总数达36项，成为世界上入选项目最多的国家。2012年初，联合国教科文组织亚太地区非物质文化遗产保护国际培训中心在中国（北京）正式成立，这表明了国际社会对我国非物质文化遗产保护工作的充分肯定。

在充分肯定我国非物质文化遗产保护工作成绩的同时，也必须看到，非物质文化遗产保护工作仍然存在不少困难和问题：一些非物质文化遗产项目后继乏人、生存濒危的境况还没有得到根本解决，仍存在传承人年老体弱，人走歌息、人亡艺绝的现象；在保护工作中，重开发、轻保护、轻传承的问题仍不同程度地存在，过度开发、盲目开发非物质文化遗产资源的现象仍有发生；一些地方对保护工作认识不到位，保护工作不落实的情况依然存在。因此，我们应该头脑清醒，思想明确，进一步增强非物质文化遗产保护工作的紧迫感和责任感，认真研究解决保护工作中存在的突出问题，真抓实干，从而推动非物质文化遗产保护工作持续、扎实、深入的开展。

最近，文化部主要从国家级非物质文化遗产代表性项目保护规划的实施及保护措施落实情况，国家级代表性传承人传承情况，以及保护专项资金使用情况三个方面，对非物质文化遗产保护工作中存在的问题进行督促检查，以便找准问题，有针对性地采取有效措施加以调整。我相信，只要我们坚持求真务实的态度，把各项保护措施落到实处，我国的非物质文化遗产保护工作就会越做越好。

在概要回顾总结近年来我国非物质文化遗产保护工作的基本情况和经验的同时，我们也在思考一个问题，那就是我们保护工作的基础，或者说我们科学把握非物质文化遗产保护工作的规律，不断取得保护工作成绩的基础是什么，我想，首要的就是对非物质文化遗产项目的科学认知。今天，我们在非物质文化遗产得到全面整体性保护的情况下，更需要继续对具有代表性的项目进行认真、科学的梳理和分析，进一步探究它的文化渊源，揭示它的价值，总结它的存在形态和演变历程，以及研究如何在把握本质规律的基础上对其进行科学保护。

这样的调查、分析和梳理，可以充分展示非物质文化遗产的独特魅力，让更多的人了解、认识非物质文化遗产的精粹性及其杰出的文化、艺术、历史和科学价值，由此引导人们正确认识非物质文化遗产及其保护工作，逐步形成非物质文化遗产保护的文化自觉，关注、重视或主动参与到非物质文化遗产保护工作中来。正是基于此，我们组织专家学者或从事非物质文化遗产保护的实践者编撰出版了这套“中国非物质文化遗产代表作丛书”。2005年，浙江人民出版社也曾邀我主持编撰一套“非物质文化遗产丛书”，迄今已出版二十多本。这次经作者重新修订后纳入现在这套丛书，由文化艺术出版社出版，其项（书）目的选择，则是根据国务院公布的国家级非物质文化遗产代表作名录确定，每个项目独立成书，分批出版。第一辑收录中国非物质文化遗产代表作20项，内容涉及传统音乐、传统戏曲、传统工艺、传统技艺等多个领域。它们形式各异，但都以其厚重的历史、鲜明的特征在中华文明的深厚积淀中留下了鲜明的烙印，并长久地影响着中华民族文化基因、精神特质乃至生活方式；如同一朵朵奇葩，千姿百态、绚丽斑斓，与其他文化遗产共同构成中华文化的悠久博大、辉煌壮丽。

这套丛书的作者来自全国各地，都是该项目研究的专家学者或项目的传承人，其中不少作者是项目相关领域的权威学者。他们根据自己多年的实地调查和深入研究，本着严谨的态度和专业精神，详尽梳理每一个项目的历史渊源和沿革流变、分布区域和存续状况，细致描述它们的呈现形态，包括风格流派、技艺特征及其代表性传承人和代表性作品，并对其历史、文化、艺术、科学等价值进行深入的阐发。这套丛书力图以学术的权威性、叙述的准确性和可读性成为广大读者全面了解中国非物质文化遗产的优秀读物，它的出版不仅有助于中国读者认识和了解祖国优秀的文化遗产，也为世界人民认识和了解中国文化打开一扇窗口。

是为序。

2012年5月6日

目 录

第一章 阿胶的传说与药用历史

阿胶是以马科动物驴的皮经煎煮、浓缩制成的固体胶，为名贵中药，与人参、鹿茸并称“中药三宝”，因发源于老东阿（今山东省平阴县东阿镇）而得名。我国现存最早的药物学专著《神农本草经》将其列为上品，《本草纲目》称之为“圣药”，药用历史两千五百余年，以稳定的质量、独特的疗效著称于世，千百年经久不衰。它自诞生之日起，勤劳智慧的劳动人民就给予了它无限的生命力。它的生产方式由手工作坊变为现代化的大工业生产，它的足迹由诞生地扩展到几十个国家和地区，它的家族由单一的固体阿胶发展到几十个不同的品种，它的神奇功效从一个领域发展到另一个领域，它自身的质量不断地跃上了一个又一个的等级，它的规模业已形成了我国医药的一大行业……这一切，几乎都是业胶者及医药同仁们所创造的，几乎都是在它的诞生地——老东阿这块土地上完成的。狮耳山的草、狼溪河的水、一代代的制胶人，造就了一部阿胶传奇，造就了阿胶的悠久历史和灿烂文化。

第一节　阿胶的传说

说起阿胶，无人不知，无人不晓。

小黑驴，白肚皮，
粉鼻子粉眼粉蹄子，
狮耳山上来啃草，
狼溪河里去喝水，
永济桥上遛三遭，
少岱山上打个滚，
至冬宰杀取其皮，
制胶还得阴阳水。

这首民谣，唱出了阿胶的制备工艺和方法，唱出了阿胶的制备用原料，唱出了与阿胶有关的自然条件及正宗产地。一年又一年，一直流传至今，给阿胶增添了许多神奇的色彩。在东阿镇，还流传着许多关于阿胶的传说和民间故事。

（一）阿娇智斗小黑驴

相传，在很久很久以前，天下流传着一种奇怪的疾病，若得了它，就会面黄肌瘦，卧床不起，到后来气喘咳嗽，吐血而死。人们求遍了四海的名医，用过了千百种中草药，还是治不好，一时间闹得人烟稀少，村镇冷落。

当时东阿的魏家庄，有个聪明美丽、心地善良的姑娘，名叫阿娇。她的父母就是得上这种病，双双去世的。阿娇看着自己的父母和乡亲们苦苦遭受这种疾病的折磨，心里像刀割一样难受，她决心去东岳泰山祭祀药王，寻求治好这种疾病的药草。

阿娇带着千百个病人的希望，踏上了奔往泰山的路程。她正急急赶路，只见迎面走来了一位满面红光的白胡子长老，把手中的拂尘轻轻一甩，拉住姑娘问道："这位姑娘，匆匆忙忙要去何方？"

阿娇急忙躬身施礼，把自己要去泰山代乡亲们祭祀药王菩萨，求他设法解救千万平民百姓病苦的事细说了一遍。长老听罢，不住地摇头叹息："这种病倒是可以治好，只是药物太难得了。"

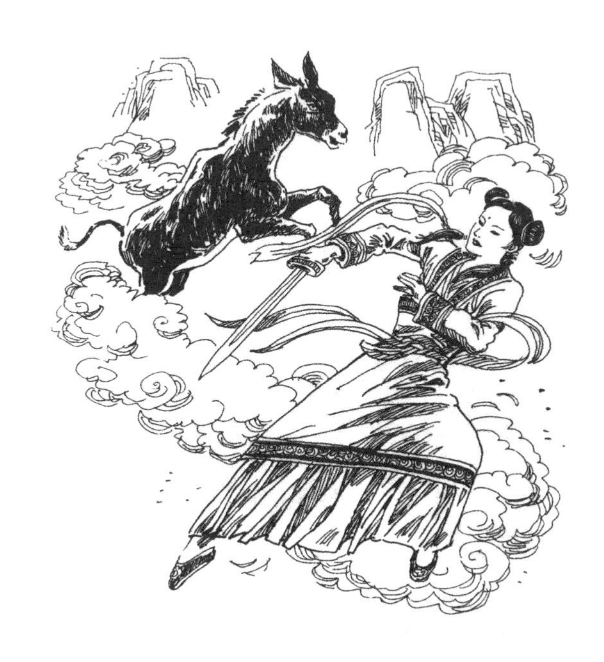

阿娇智斗小黑驴

阿娇一听有药可治，满心欢喜，连忙拜求道："万望长老多发慈悲，可怜天下的病人，请您详细指教。"长老见阿娇一片诚心，告诉她说："要治好这种病，非用吃过狮耳山上的草，喝过狼溪河里的水，魏家场里打过滚的黑驴皮不可。"阿娇一听长老的话，不觉一惊，她知道，长老说的狮耳山、狼溪河、魏家场，都是美丽的地方，可这些地方却分别被凶狮、猛虎和恶灰狼霸占着。长老说的"驴"是指那头能蹿山跳涧的小黑驴，可厉害哪，连凶狮、猛虎和恶灰狼都怕它！它每天带着一群小野驴跑到狮耳山上啃草，狼溪河里喝水，吃饱喝足了就在魏家场上打滚耍闹。这些驴还常常和凶狮、猛虎、恶灰狼一起，下山捕食牛羊，糟蹋庄稼，闹得人们成天惶惶不安。别说要取驴皮，就连山脚也没人敢去，更何况自己是个女孩子家。

长老上下打量着阿娇，对她说："姑娘，你一个女孩子家，还是回去吧。"说完，便向前赶路去了。

阿娇望着长老的背影，想起自己家乡父老乡亲们的痛苦，急忙赶上长老，拉住他说：“只要能为人们治好病，豁出性命也心甘情愿。请长老相信我吧！”

长老听了，微微点头，告诉阿娇：“这四个恶兽，最难降服的是那头小黑驴。它是龙种的蛟龙驹，神通广大，凶猛异常，不过只要你有决心，我再教你些本领，不愁四害不除！”

阿娇立刻拜倒在地，请求长老传艺。长老把自己背上的一把寒光闪闪、削铁如泥的宝剑交给阿娇。

阿娇接过剑来，按长老的指点，一刻不停地练了起来。只用了半天工夫，便把七十二路剑法练得精通烂熟，长老看了，连声喝彩：“好！好！阿娇姑娘，你可以去征服那些凶兽了！”

阿娇姑娘拜别了恩师，向狼溪河飞奔而去。来到狼溪河边，她先后杀死了恶灰狼、猛虎和凶狮。

阿娇连除三害，刚想缓口气，就听见从狮耳山里传来乱纷纷的驴叫声。接着一群小野驴跑了过来，搅得尘土飞扬、天昏地暗，为首的那头黑驴，离开地面五六尺高，远远跑在头里。擒贼先擒王，阿娇决定先征服为首的这头蛟龙驹。转眼间，那头黑驴跑到眼前，张开大口想咬人。阿娇也不示弱，举剑便砍，相斗了十个回合以后，小黑驴尾巴一撅，顺着河岸向下游跑去。阿娇奋力追赶。黑驴心里暗暗高兴，它想使出自己的绝技：等阿娇靠近了，一蹄子踢死她。阿娇早有提防，没等黑驴逞能，就纵身一跳，跳到了黑驴的背上。黑驴跳来跳去，想把阿娇摔下身来。阿娇两腿紧紧夹住黑驴的肚子，一只手紧紧抓住它的鬃毛。黑驴驮着阿娇跑过了六座高山，跳过了九条大河，累得气喘吁吁，可怎么也没把她摔下来。最后，黑驴想打个滚压死阿娇。没等它站稳，阿娇举起宝剑，对准黑驴的眉心，用足力气刺去。黑驴摇晃了几下，倒在地上，四条腿直挺挺地死去了。

阿娇除了大害，高高兴兴地回去向恩师报喜。那群小野驴也被乡亲们一齐捉了回来。阿娇和乡亲们按长老的吩咐，先把打死的凶狮、猛虎和恶灰狼抬到城里卖掉，用这钱置办了一套银锅金铲，又把剥下的黑驴皮拿到狼溪河里冲洗干净，然后挑来狼溪河的水，砍来狮耳山的桑柴。一切准备齐全了，阿娇把驴皮放到银锅里，再放上从狮耳山采的八十一种草药，盛满狼溪河的泉水，用狮耳山桑柴烧火，金铲搅拌，熬起药来。烧了九九八十一捆桑柴，添了八八六十四担泉水，熬了七七四十九个昼夜，掀锅一看，果然熬成了黄澄澄、亮晶晶、香喷喷的药胶。长老把药胶切成碎片，分给病人服用。说来也真灵验，病人服下这药，三五天便能起床，十天半月就跟好人一样了，许多人还活到百岁以上呢！

用黑驴皮熬制的药胶，治好了千千万万人的疾病，人们纷纷来到魏家庄，找那位长老拜谢，可那位老人早就无影无踪了，连阿娇都不见了，大伙儿都说，那长老一定是药王菩萨下凡，他看阿娇是个好心肠的姑娘，把她带到仙山当药童去了。

从那以后，用黑驴皮熬制阿胶治病的方法，一代一代传下去。人们为了纪念阿娇姑娘，就把这药叫做“阿娇”，后来又叫成“阿胶”了。

（二）阿铭与阿娇

唐太宗年间，在东阿镇（老东阿县）上住着一对年轻的夫妻，丈夫叫阿铭，妻子叫阿娇。阿铭和阿娇结婚五年后，阿娇终于怀上孕了。阿铭和他父亲高兴得差点把阿娇当菩萨供起来。天天给阿娇好吃的。十月怀胎过去，阿娇生下了一个白白胖胖的小子，阿铭和他父亲更是喜得合不拢嘴。可是，由于阿娇分娩后气血两损，身体十分虚弱，一直卧床不起。母亲生病，奶水当然极少，阿娇刚生下来的儿子因为吃不饱奶，成天成夜地哭叫，不几天时间，原来白白胖胖的孩子，现在已经变成一个骨瘦如柴的黑孩子了。阿铭和他父亲急得像热锅上的蚂蚁，到处请郎中给阿娇找上好的补药，但是，尽管阿娇吃了不少补血良药，她的病情仍然没有好转，父子俩束手无策。

有一天下午，阿铭从外地回家。路过镇东街口时听人说，天上的龙肉最好，地上的驴肉最佳。于是，他跑回家里，把地上驴肉最佳的事儿对父亲说了。父亲二话没说，马上叫来张三、李四、赵五、王六四个伙计，宰了一头小毛驴，让伙计们守在灶边煮驴肉。肉煮好了，味香四溢，四个伙计忍不住你一碗、我一碗争相品尝，不一会儿，就把一锅驴肉吃了个精光，只剩下了一点汤。驴肉吃完了，他们四个伙计这才知道大事不妙，要是老板来了，拿什么去给女主人吃呢。于是张三想出了一个办法，只好把搁在砧板上的那张驴皮刮去毛、洗干净、切碎，倒进锅炉里，又加了一些清水，烧起旺火，大煮起来。过了两个时辰，阿铭来了，揭开锅盖一看，锅里面的驴肉煮成了一锅糨糊状，黏黏糊糊的，根本就没有一块整肉。阿铭没办法，只好把它舀了出来，用盆子装好，稍微一冷却，竟成了一盆黏糊糊的胶块。阿铭心想，反正是驴肉炖成的，连忙端给妻子去吃。少夫人先尝了一口，觉得香喷喷的，味道不错，竟然把一瓦盆驴皮胶全吃光了。几天后，奇迹出现了，少夫人食欲大增，气血充沛，脸色红润，有了精神，也有了奶水，儿子也有了奶吃，长得白白胖胖。但是四个伙计一直不敢说出真相，这事儿也就一直瞒下来了。

后来伙计张三结婚后家里非常穷，他妻子怀胎期间没有吃什么补品，营养不良。产后气血大亏，身体虚弱，生命垂危。这时，他突然想起了几年前煮毛驴皮给少夫人吃的事。连忙去找阿铭老板，要向他赊一头小毛驴。阿铭看到张三的妻子病成这样，就送给张三一头小毛驴。张三牵着毛驴回到家中宰了，把驴皮剥下，用锅熬煮成胶块给妻子吃了，没过几天，张三的妻子气血回升，肌肤滋润，精神大振。从此，驴皮胶大补、成了产妇良药的消息便传扬开来了。

再说这个阿铭是个很有商业头脑的老板，他瞄准了这一商机，除了贩卖毛驴以外，他还收购驴皮熬胶出卖，生意十分红火。阿铭的生意越做越大，驴胶的名声也越来越大。

这年，铜城有一个财主的儿媳产后虚弱，吃了驴胶后，根本没有作用，引起了纠纷，这位财主仗着县衙里面有人，就和阿铭打起了官司。县太爷是一个明理的清官，在断案中十分讲究调查研究，经过半月的考察，他发现东阿镇的水与其他地方不同，熬胶用的狼溪河水是洪范山区九泉汇聚而成的，清冽甘甜，水质特别好。县太爷大喜，终于明白了驴胶之所以能够补气补血，除了驴皮之外，还靠这得天独厚的泉水。于是，他下了一道命令："只准许东阿镇的百姓熬驴胶，其他各地的熬胶庄户一律取缔。"

县太爷只准许东阿镇百姓熬驴胶的命令传到京城后，惊动了唐太宗李世民，他听说东阿镇的驴胶有滋补的作用，降旨东阿镇进贡阿胶，以此赏赐给年老体弱的大臣。大臣们服用后，都夸是上等补品。李世民大喜，差大将尉迟恭巡视东阿镇，赏赐了金锅银铲给阿铭阿娇。

（三）范老憨熬驴皮胶

很久很久以前，东阿镇狮耳山下范庄有个范老汉，性情淳朴，为人憨厚，人们都叫他范老憨。范老汉长年跑山西经商，每次回家的时候都是腰缠万贯。

这一年，范老汉又来到山西做买卖，又一次发了大财。可谁知在回家的路上遇到抢劫的了，身上的银子被抢了个一干二净，幸好保住了一条老命。这可怎么办唉！他感到走投无路，没脸再见山东父老，于是爬上高高的太行山，想跳涧寻短见。就在这时，一位慈祥的老妈妈骑着一头小毛驴，来到范老汉身旁喊住了他。并对他说："勤劳的人啊，要经得住虎狼之难，不要跳涧寻短。我送给你一样东西，它可以使你解除忧烦。千万记住，什么时候都要与人为善。"说完，老妈妈把一头小毛驴送给了他。谁知一眨眼的工夫，老妈妈不见了。范老汉这才寻思过来，原来这是大慈大悲的菩萨娘娘点化他。

范庄旁边有座狮耳山，狮耳山上生有蓍草、野菊花、甘草等上百种中草药，尤其以滋阴补肾的枸杞子居多；东边有条狼溪河，是由洪范山区九泉汇聚而成的，都是由地下岩层吸附，过滤喷涌而出的。

范老汉自从回到家，再也没心思去山西经商了。他把全部心思用在饲养那头小毛驴上。范老汉上无父母，下无儿女。早些年曾娶过一个老婆，由于患了一种难以治愈的妇女病，早早去世了。独身一人的范老汉便与小毛驴相依为命。

有一天，小毛驴突然不吃不喝，无精打采。三天过去了，小毛驴仍不见好转。范老汉心急如焚，突然，小毛驴说话了："范大哥，我的寿数已尽，您不要再费心思了。等我死了以后，您把我的肉吃了，可以返老还童。最重要的是把我的皮剥下来，煺净毛儿，切成条儿，泡在洪范池水中一百天。然后取来狼溪河的水，煮上我的皮，再用桑木干柴烧七七四十九天，直到把水熬干，看到锅底有一层亮晶晶、黑莹莹的胶层为止。这胶是一种稀世珍贵药品，你把它切成若干块，分给村上或周围那些患了妇女病的病人和患了痨病的老人，他们吃了便会好的，切记、切记。"说罢，长鸣一声，扑倒尘埃。范老汉号啕大哭了一场，然后遵照毛驴的嘱咐，吃了它的肉，果真返老还童。接着他就把驴皮煺净毛儿，切成条儿，泡在山那边的洪范池中一百天。又取来了狼溪河的水，拣来桑木干柴，认认真真地熬起胶来。到了七七四十九天，锅底果然有一层亮晶晶、黑莹莹的胶层，异香扑鼻，毛发顿爽。他小心翼翼地把胶切成若干块，分别用丝绢包好，分送给那些患病的妇女和老人。那些妇女和老人吃了胶后，果真病好如初。

范老汉熬驴皮胶的故事，一传十，十传百，最后传到皇帝耳朵里。他的母亲皇太后也患了治愈不好的妇女病，皇帝下了一道诏书，命令范老汉带着全部驴皮胶进京服侍皇太后。范老汉知道圣命难违，便偷偷地将所剩驴皮胶留出一半，交给村上一个最善良、最忠厚的乡亲，并给他说："皇帝让我把所有的驴皮胶带去服侍皇太后，我怕这种胶以后不能再为百姓治病了，便冒着生命危险偷偷留出一半，放在你这儿。要是哪家乡亲患了病，你可分一些给他。但千万记着，不能收取一分钱。”

果真不出范老汉所料，进京后，皇帝获知驴皮胶的神奇妙用，便把他留在后宫专门为皇家熬制驴皮胶，不让他再回范庄。幸亏范老汉多了个心眼，留下的一半驴皮胶仍在家乡一带治愈着千家万户的病人。因这种驴皮胶是发源于东阿镇，后人便称之为阿胶。至今，阿胶仍被人们奉为最佳滋补药品而经世不衰。

（四）傅致胶

阿胶，又叫傅致胶。两千多年以前，在东阿镇东北一个小村子里，有一条黑大汉，能飞檐走壁，行风聚雨，夜间到村子里抢掠女子，闹得天昏地暗，人人恐慌。村东边山上有一座三官庙，庙里住着一个傅氏老道，膀大腰粗，武艺高强，他暗暗下定决心，一定要除掉这条黑大汉，为民消灾。

一天夜里，随着一阵狂风，那黑大汉悠然落地，正欲撞门，傅老道大喝一声：“黑贼哪里走！”举棍便打。黑大汉转身招架，从山下打到山上，直杀得星转地颤，傅老道汗如流水、气粗如牛，体力渐渐不支。忽然一道闪电划破天空，一声雷鸣，将那黑大汉打倒在地，血星四溅。

此时，东方已发亮，傅老道定睛一看，原来那黑大汉是黑驴精变化的，倒在地上现了原形却是一头健壮黑驴。傅老道拿起刀来剥了皮，割了肉，煮了一大锅，一口气吃了个精光。不一会儿感觉浑身有无穷的力量，斑斑的白发变成了乌丝，满面红光犹如童颜。附近村民听说傅老道杀死了黑驴精，为民除了一大祸害，都纷纷前来表示感谢。当人们见到面前的傅老道时，村人无不惊奇，问其原因，才知老道士吃了黑驴精的肉返老还童了。

这时，村里有个妇女分娩后流血不止，生命垂危，请郎中诊治无效，他丈夫张二牛就去向傅老道求驴肉来救媳妇的命。他哪里知道，驴肉早已被傅老道吃光了。于是傅老道就把驴皮给了张二牛，教他拿回去把毛刮掉洗净煮了吃。张二牛回家后，由于他心急火旺，把驴皮熬成了胶。二牛用刀将胶切块给媳妇吃，媳妇食后精神日渐好转，又过了七日，痊愈如初。为感激傅老道的救命之恩，二牛把剩下的驴皮胶又送还给他。此后，体弱多病的人，皆向傅老道讨要驴皮胶吃，食后个个病体痊愈，筋骨健壮。

后来这东阿镇一带的人们都知道了，也如法熬制驴皮胶吃，结果人人身强体壮。人们为纪念傅老道的恩德，将其胶称为傅致胶，后来因胶产地为东阿（今东阿镇），故改称为“阿胶”。

（五）邓氏阿胶的由来

东阿城西边的虎窟山，传说在十六国时不叫虎窟山，它叫西山。当时在西山中有个山洞，山洞中有两只白虎，一雌一雄。有一天雌虎患了一种叫做血枯病的怪病，雄虎便外出满山遍野采集中药材来给雌虎治病，但是效果不大。一天，雄虎外出寻食，捕捉到一头小黑驴，便叼回洞中给雌虎吃。自从这只雌虎喝了黑驴血、吃了黑驴肉以后，病情大有好转，雄虎喜出望外。从那以后这只雄虎便不断地出洞去捕捉小黑驴，不知怎的，一连几天连个小黑驴的影子也没见着，每回都是空手而归。这雄虎没有办法，它便把小黑驴的皮去掉毛后给雌虎吃，雌虎吃完了黑驴皮后，就痊愈了。雄虎恐怕雌虎的病落下病根，便又出洞去捕捉小黑驴。说来也巧，就在这天雄虎外出的时候，济南太守胡咨带着人马到这西山来打猎，发现洞中白虎，便将雌虎猎去。因山东济南太守胡咨得白虎于西山洞中，从那时起西山就叫做虎窟山。再说雄虎回来后发现雌虎不在洞中，便四处寻找，始终不见雌虎踪影。这只雄虎失去亲人，心中痛苦万分，四爪不住地抓刨山地，不知不觉地便抓刨出一个泉眼，清水慢慢地泉满山坑，这就是现在虎窟山上的虎刨泉。这只雄虎从此便饮此泉水充饥，久而久之，变化为人形。不知过去多少年，东阿城里有一邓氏老中医到虎窟山采药，偶与一男青年相遇，两人一见如故，谈了些药物、医疗方面的知识，两人都有相见恨晚之感！于是二人结为“忘年交”的兄弟。此后，这位男青年假借神农传授之名，教给邓氏老中医用黑驴皮和九泉汇成的狼溪河水熬胶，治疗妇女血痛、血枯等病的方法，邓氏一一记在心中。随后男青年指点着邓氏在山中采集了大量的名贵中药材，男青年恋恋不舍地挽手把邓氏送到山根，深情地对邓氏说:“送君千里终有一别，希望哥哥谨记我传给你的药方，日后造福百姓。哥哥保重，小弟拜别了。”说完急忙跪下拜别，邓氏慌忙搀扶，二人洒泪而别，男青年即借风化虎而去……从此，便有了邓氏阿胶。

（六）慈禧与阿胶

据说在清朝咸丰六年的时候，咸丰皇帝的宠妃兰贵人身患血症，也就是习惯性流产，老也保不住胎，太医院太医们个个束手无策，又请了全国各地的名医也没治好。后来咸丰皇帝传旨让满朝的文武大臣出谋献策，举荐能人。这时候，一位家住东阿城（今平阴县东阿镇北门里官驿街）姓房的工部侍郎，出班向咸丰皇帝奏道:“启禀万岁，臣的家乡东阿，树德堂药铺熬制的阿胶能治好兰贵人的病疾。”咸丰皇帝听后，龙颜大悦。立即传圣旨命房侍郎速回东阿城去取阿胶。房侍郎领旨日夜兼程回到东阿城，见了掌柜邓兴安宣读了圣旨后，邓兴安一边吩咐伙计挑选上等阿胶打包装箱，一边亲自书写阿胶的服用方法。次日早起返回了京城。

再说兰贵人吃了阿胶以后，不但治好了她的血症，而且保住了龙胎，生下了龙子。她生下的这个龙子就是后来的同治皇帝。当时，咸丰皇帝十分高兴，封兰贵人为懿贵妃，也就是后来统治中国长达半个世纪的慈禧太后。

据说，当年房侍郎因向咸丰皇帝推荐了东阿邓氏树德堂熬制的阿胶以后，咸丰皇帝十分高兴，提升他为工部尚书。赐给邓氏树德堂三件宝物：一是相当于四品官服的黄马褂一件；第二件是一个手折子，上面绣有“万寿”和“忌辰”四个大字，意思就是每年的皇家寿诞时，可以凭此折进宫，敬献阿胶；第三件就是御赐“福”

字，作为邓氏树德堂的阿胶牌号。从此，东阿镇树德堂福牌阿胶便成了宫廷的专用贡品，一直延续到光绪三十四年。

（七）道士与仙驴

传说古代的时候东阿镇住着一位道士，道士养了一头驴，这头驴在道士的影响下，慢慢修成了一头仙驴，仁慈的道士与仙驴相处久了产生了浓厚的感情，这头驴为了感谢照顾了自己一生的道士，在临终升仙之前，对道士说："我死了以后，没有什么东西留给你，我的皮可以治病，你可以按照我教你的办法熬制，给周围的百姓解除疾病吧。"

仙驴死后，悲痛欲绝的道士按照仙驴遗言，用仙驴的皮熬制了一种胶，果真能治百病，这便是后来的阿胶。

（八）仙水熬阿胶

北魏年间，东阿镇狮耳山上的响堂寺内，住有一个德道高僧和两个徒弟。有一天，两个小和尚在山下挑水时，发现有个戴着红兜兜的胖娃娃嬉戏于山水中，便告诉了师父。高僧听后大喜，对徒儿说道："此乃千年人参修炼成人形，蒸煮后食用便可成仙。"师徒当下设计捉来人参娃娃蒸入笼中。片刻，笼中飘出浓郁香味，小和尚难以抵挡，趁师父不在便分食了人参娃娃，并把剩下的水倾于石缝之中，倒水之处立即涌出一股清泉，飘香四溢，后来便被民间称作"仙水"，又叫香泉。村民饲养的毛驴因常饮此水，毛皮油光发亮，膘肥体壮。因此，当地人用这一带生长的黑驴皮加之中草药和狼溪河水熬制的阿胶，泽鲜明亮，质硬而脆，更为阿胶中之极品。

（九）魏将熬胶救苍生

相传，春秋末周敬王时，瘟疫横行，魏将父女为救苍生，寻得药方，必须用墨驴皮熬成胶，才能治此病，他便把自家在狮耳山上养的黑驴杀了熬成胶，献给了齐王，齐王下令服用熬胶，救了苍生。齐王旌表魏将父女功德，将山御封为“狮耳山”。

（十）东阿镇出了福牌阿胶，开了东南门

清咸丰年间，皇帝的宠妃兰贵人叶赫那拉氏患有血症，服用了邓氏树德堂的阿胶，治好了血症，病愈喜得龙子，即后来的同治皇帝。咸丰皇帝非常高兴，赐给邓氏树德堂堂主邓发三件宝物：一是赐给邓氏树德堂堂主邓发黄马褂一件；二是赐给邓氏树德堂堂主邓发手折子一个（相当于进出宫廷的通行证）；三是赐给邓氏树德堂阿胶一个“福”字。

自从邓氏获得了四品黄马褂之后，他再向朝廷进贡阿胶，出入城门的时候，县太爷是七品，是要给他行大礼的，邓氏堂主为了不给县太爷添麻烦，自己要求开了东南门。

第二节　阿胶的药用历史

阿胶，又名“傅致胶”、“贡胶”、“驴皮胶”，与人参、鹿茸并称“中药三宝”，在《神农本草经》中被称为上品，在李时珍的《本草纲目》中被称为圣药，药用历史已有两千五百多年。它以始产于老东阿（即今山东省平阴县东阿镇）而得名，以质量稳定、疗效显著闻名于世，千百年经久不衰，而且日臻完善。

一、阿胶的起源及早期药用

阿胶，是随着以兽皮煎熬煮成的胶的产生而派生出来的产物。胶的药用，始见于湖南长沙马王堆汉墓出土的古医帛书《五十二病方》。早期的阿胶是以牛皮为主要原料制成的。

（一）阿胶的起源

胶的起源，虽不像植物类药有“神农尝百草”一类的可资征引，但可以推想，大抵在我国原始氏族公社繁盛的新石器时代，伴随着陶制烹煮器的出现，人们通过食用禽兽肉类，逐渐发现久烹兽皮，其汁液可渐浓缩成一种黏稠物，用以粘合物件，干燥后坚牢难破，于是就发现了“胶”这种物质，并用以制造弓弩等。兽皮本可食用，胶亦可食用，人们食用胶后，发现可以治疗某些疾病，于是胶又渐成为一种药物。当然，这种发现并非一蹴而就，最初是偶然发现，其后又经过先民们的不断摸索、实践，最终有了较成熟的经验。

（二）阿胶的药用

胶的药用，始见于湖南长沙马王堆汉墓出土的古医帛书《五十二病方》：“白处方……煮胶……令药已成而发之……”“大带者……清煮胶，以涂之……”“癃病……以水一斗煮葵种一斗，浚取其汁，以其汁煮胶一梃半，为汁一参……”以上主要说明当时已用胶类治疗淋病及缠腰丹之类的病症。

胶至汉代已成为常用药物，并根据原料不同，分为阿胶和白胶（鹿胶）。西汉淮南王刘安召集苏非、李尚等所著《淮南子》中，有“阿胶一寸，不能止黄河之浊”一语，是现存史籍中称胶为阿胶的最早记述。东汉医圣张仲景临床验证阿胶实际疗效，善用以治疗妇科及血液等疾病，在被后人誉为医学经典著作的《伤寒杂病论》中，以阿胶配伍成“胶艾四物汤”、“川芎当归胶艾汤”、“白头翁加甘草阿胶汤”、“大黄甘遂汤”、“黄连阿胶汤”、“黄土汤”、“炙甘草汤”、“猪苓汤”等，用以治疗内科、妇科等多种疾病。临床应用千百年，至今被医家所重视。

东汉末期，阿胶药用已具雏形，此时问世的现存最早的我国第

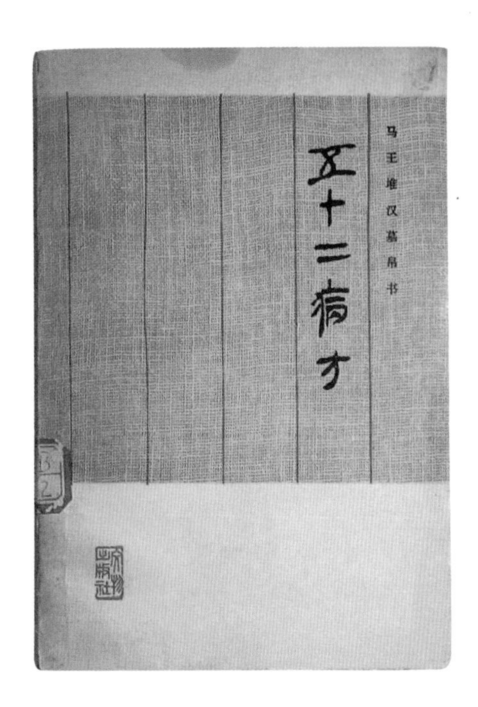

胶的药用，始见于湖南长沙马王堆出土的古医帛书《五十二病方》。

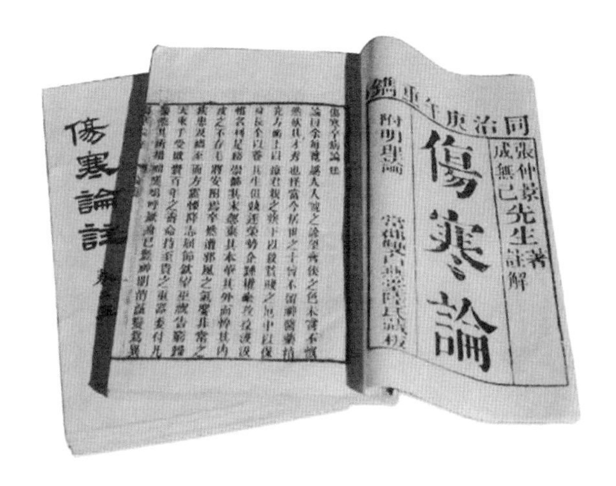

东汉医圣张仲景著作《伤寒杂病论》，其中著有对临床验证阿胶实际疗效的记载。

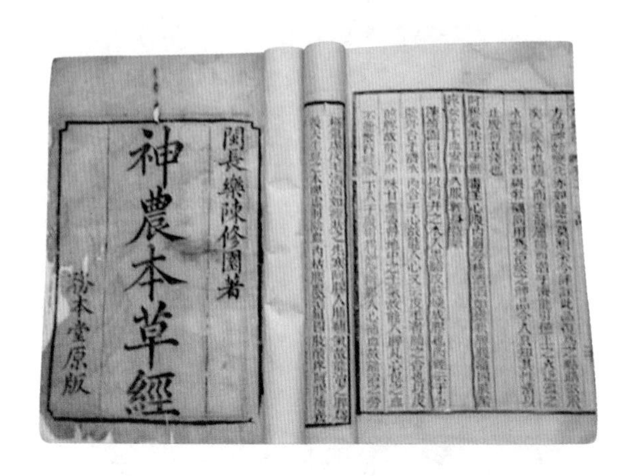

我国最早的药物学专著《神农本草经》将阿胶列为“上品”

一部药物学专著《神农本草经》将其列为上品，较详细地论述了功效，并将性味、功效归纳为“味甘，性平。主心腹内崩，劳极洒洒如疟状，腰腹痛，四肢酸疼，女子下血，安胎，久服益气轻身”。

魏晋时期的药物学集成《名医别录》，又补充《神农本草经》的性味、功效为“微温，无毒。丈夫少腹痛，虚劳羸瘦，阴气不足，脚酸不能久立，养肝气。久服轻身益气”。并述其别名、原料、产地为“一名傅致胶。生东平郡，煮牛皮作之，出东阿”。晋朝王淑和《金匮要略方论》用阿胶配伍入药的处方占3.2%，足以证明阿胶临床之广泛应用。

唐朝已针对阿胶制作质量的优劣，将其分为三类。显庆四年（659）由李绩、苏敬等编著的也是世界上最早由政府颁布的药典《唐·新修本草》阿胶条下曰：“阿胶，味甘，平，微温，无毒。主心腹内崩，劳极洒洒如疟状，腰腹痛，四肢酸疼，女子下血，安胎。丈夫少腹痛，虚劳羸瘦，阴气不足，脚酸不能久立，养肝气。久服轻身益气。一名傅致胶。生东平郡，煮牛皮作之。出东阿。恶大黄，得火良。出东阿，故名阿胶。今都下能作之，用皮亦有老少，胶则有清浊。凡三种：清薄者，书画用；厚而清者，名盆覆胶，作药用之，用之皆火炙，丸散须极燥，入汤微炙尔；浊黑者，可胶物用，不入药也。用一片鹿角即成胶，不尔不成也。”

金元时期王好古《汤液本草》：“阿胶益肺气，肺虚极损，咳嗽唾脓血，非阿胶不补。仲景猪苓汤用阿胶，滑以利水道。《活人书》四物汤加减例，妊娠下血者加阿胶。”

明代的经济繁荣推动了阿胶的发展，阿胶在医药中得到了广泛地应用。明朝李时珍《本草纲目》将阿胶称为圣药，并称：“阿胶大要是补血与液，故能清肺益阴而治诸证。按陈自明云：补虚用牛皮胶，去风用驴皮胶。成无已云：阴不足者补之以味，阿胶之甘以补阴血。杨士瀛云：凡治喘嗽，不论肺虚肺实，可下可温，须用阿胶以安肺润肺。其性和平，为肺经要药。小儿惊风后瞳仁不正者，以阿胶倍人参煎服最良，阿胶育神，人参益气也。又痢疾多因伤暑伏热而成，阿胶乃大肠之要药。有热毒留滞者，则能疏导；无热毒留滞者，则能平安。数说足以发明阿胶之蕴矣。”

《本草纲目》阿胶项下还从释名、集注、修治、气味、主治、

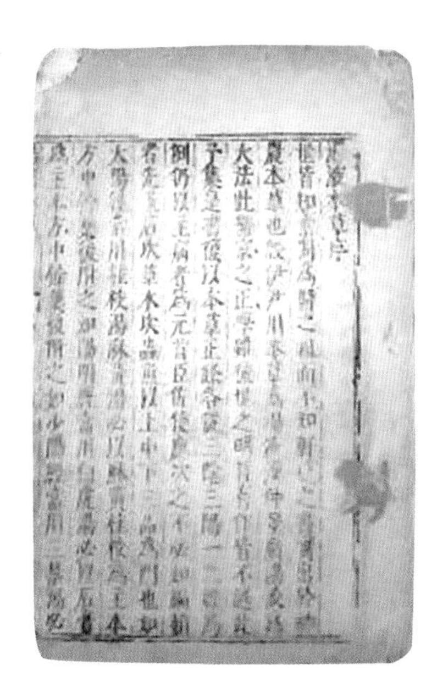

金元时期王好古《汤液本草》：“阿胶益肺气，肺虚极损，咳嗽唾脓血，非阿胶不补。”

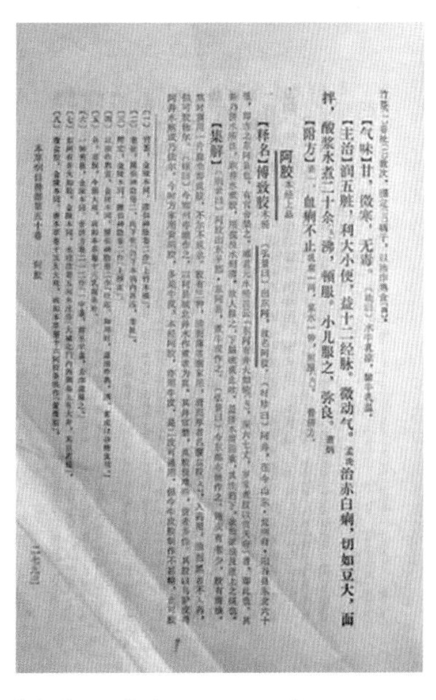

【气味】甘，微寒，无毒。

【主治】润五脏，利大小便，益十二经脉。微动气。治赤白痢，切如豆大，面拌，酸浆水煮二十余沸，顿服。小儿服之，弥良。

【附方】血痢不止

阿胶

【释名】傅致胶

【集解】

《本草纲目》将阿胶称为圣药

发明、附方等方面对阿胶的原料选择、服用方法、炮制、用途、真伪鉴别等做了全面的总结。在论述主治时有："心腹内崩，劳极洒洒如疟状，腰腹痛，四肢酸痛，女子下血，安胎。久服，轻身益气。(本经)丈夫小腹痛，虚劳羸瘦，阴气不足，脚酸不能久立，养血。(别录)坚筋骨，益气止痢。药性(颂曰)止泄痢，得黄连、蜡尤佳。疗吐血衄血，血淋尿血，肠风下痢。女人血痛血枯，经水不调，无子，崩中带下，胎前产后诸疾。男女一切风病，骨节疼痛，水气浮肿，虚劳咳嗽喘急，肺痿唾脓血，及痈疽肿毒。和血滋阴，除风润肺，利小便，调大肠，圣药也。"

又如明代缪希雍《神农本草经疏》："阿胶，主女子下血，心腹内崩，劳极洒洒如疟状，腰腹痛，四肢酸痛，胎不安及丈夫小腹痛，虚劳羸瘦，阴气不足，脚酸不能久立等证，皆由精血虚，肝肾不足，法当补肝益血。《经》曰：精不足者，补之以味。味者阴也，此药具补阴之味，俾入二经而得所养，故能疗如上诸证也。血虚则肝无以养，益阴补血，故能养肝气。入肺肾，补不足，故又能益气，以肺主气，肾纳气也。今世以疗吐血、衄血、血淋、尿血、肠风下血、血痢、女子血气痛、血枯、崩中、带下、胎前产后诸疾，及虚劳咳嗽、肺痈脓血杂出等证者，皆取其入肺、入肾，益阴滋水、补血清之功也。"

清代刘若金《本草述》："阿胶，其言化痰，即阴气润下，能逐炎上火所化者，非概治湿滞之痰也。其言治喘，即治炎上之火，属阴气不守之喘，非概治风寒之外束，湿滞之上壅者也。其言治血痢，如伤暑热痢之血，非概治湿盛化热之痢也。其言治四肢酸痛，乃血涸血污之痛，非概治外淫所伤之痛也。即治吐衄，可徐徐奏功于虚损，而暴热为患者，或外感抑郁为患者，或怒气初盛为患者，亦当审用。"

1935年前世界书局编《中国药学大辞典》在描述性味、功效、主治时，阿胶"性质：甘、平，无毒。效能：养血熄热，润肺柔肝，为滋养补药，又作皮质损伤及皲裂汤火外敷药。主治：心腹内崩，

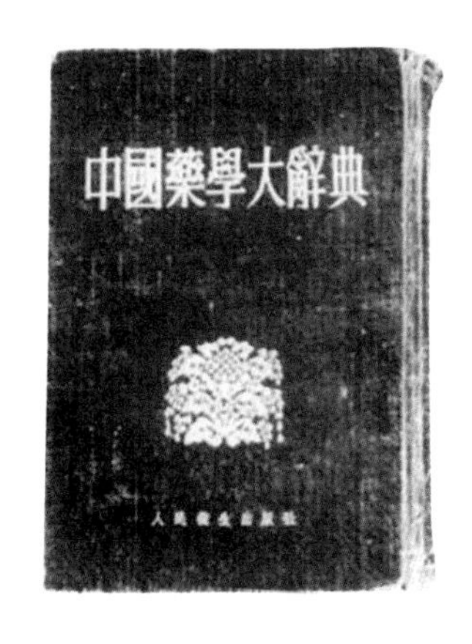

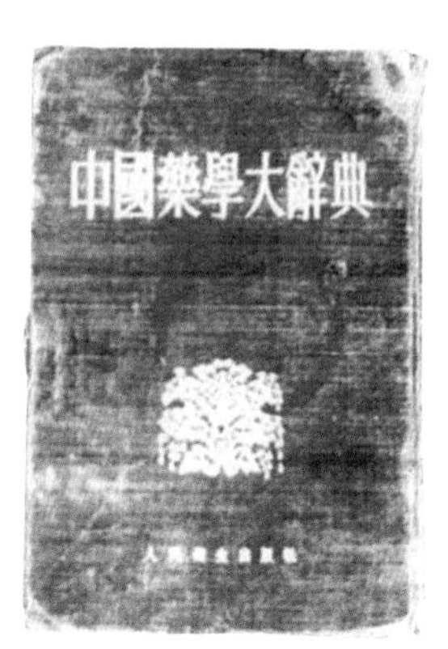

1935年前世界书局编《中国药学大辞典》

劳极洒洒如疟状……”

新中国成立后，各版药典均有对阿胶的记载。《中华人民共和国药典（2010年版）》“阿胶”项下载：阿胶“性味与归经：甘、平。归肺、肝、肾经。功能与主治：补血滋阴，润燥，止血。用于血虚萎黄，眩晕心悸，肌痿无力，心烦不眠，虚风内动，肺燥咳嗽，劳嗽咯血，吐血尿血，便血崩漏，妊娠胎漏”。

可见，阿胶历史悠久，药用相当广泛，经久不衰，确是我国医药宝库中的珍品，千百年来为人类的健康事业作出了突出的贡献。

（三）阿胶的保健

阿胶不仅药用广泛，而且还是美容、保健之佳品。魏晋之际，佛道盛行，“南朝高寺四百八，山间有屋是道家。香火丹焰风弥漫，不见炊烟伴晚霞”（清·方玉润《风雨怀人集》卷九），这是我国历史上的宗教“大会餐”，后人有“南朝毁于佛笃，诸帝薨于道丹”之讥（李贽《温陵集》卷十七）。在这种风气之下，修心养生之道快速普及下移，佛以修其心，道以延其寿。所以男子炙钵炼丹，女子化胺美容，一时间，竟成风尚。及至盛唐，国势日隆，交通西域，女子丰腴婀娜之态，更受垂青。阿胶也成了宫廷御品。“虢国夫人娥眉长，酥胸如兔裹衣裳。东莱阿胶日三盏，蓄足冶媚误君王”（明·朱克生《秋舫日记》之《莞尔唐史》）。他以开玩笑的口吻说杨贵妃的姐姐一天喝三次阿胶，以便取悦唐明皇。白居易《长恨歌》中有“春寒赐浴华清池，温泉水滑洗凝脂”。世人由此知道了杨贵妃的皮肤细腻如脂。但是为什么这样细腻却没有说出原因。后人肖行澡兴致即来，做出了这样的测度解释：“铅华洗尽依丰盈，雨落荷叶珠难停。暗服阿胶不肯道，却说生来为君容。”（《全唐诗》之《宫词补遗》卷五）形容杨贵妃即使卸了妆也仍很漂亮，皮肤细腻得连水都落不住，都是服用阿胶的缘故。他这种说法或是臆测调侃，但却折射出唐朝盛行服用阿胶的事实。

“阿胶一碗，芝麻一盏，白米红馅蜜饯。粉腮似羞，杏花春雨带笑看。润了青春，保了天年，有了本钱！”（毛晋《六十种曲》卷六白朴《秋夜梧桐雨》第三折之《锦上花》）。这是阿胶在元朝养生驻颜的又一写照。

人参、鹿茸及阿胶并称三大补药。“参茸入方，如君临天下，君无儿戏，百病勿服”。而阿胶“性平味甘，虚寒血亏者宜久服之，本固自无忧吝”（《医宗金鉴》卷十四）。由此可见，阿胶在三大补药中是最为平和适宜常服的。阿胶不仅补气养血，而且还能和中益气。“万病皆由气生，将相不和非敌攻。一盏阿胶常左右，扶元固本享太平”（何俊良《清森阁集》之《思生》）。何良俊，嘉靖时名人，屡试不中，于是幽居书房20年，以隐待仕。后来嘉靖皇帝知道了此人，怕落遗贤之名，授南京翰林院孔目职（很小的一个闲差）。此公新衣上任，只干了三天即感慨万千：“吾有清森阁在海上，书画琴瑟，观海听涛，何恋栈于斯！”辞职回乡，81岁无疾而终。后来汪棣在《特雅堂集》中这样调侃他：“清森阁上阿胶盅，亦书亦琴思养生。孔目职小难恋栈，夕阳携涛近帘枕。”也是茶余笔记的一段佳话。

以上反映了阿胶不仅美容养颜，而且还用于保健养生；不仅女人用，而且男人也在用。

随着社会的发展和人们文化生活水平的不断提高，人们的保健意识也越来越强。目前，阿胶在美容养颜、强身健体、抗衰老等保健养生方面具有广泛的应用。2002年，阿胶被国家列入药食同用品种目录，即“既是食品又是药品的品种名单”中。为了更好地发挥阿胶的保健作用，人们正在积极地开发阿胶保健食品。随着产品开发的不断深入，阿胶及其保健产品将会有更广阔的市场前景。

二、阿胶的原料及历史演变

阿胶是以驴的皮经煮熬浓缩制成的固体胶。可以看出原料是驴皮，但原料的应用却有其历史的演变过程。

熬制阿胶的原料历代有所不同。唐代以前，阿胶的原料是以牛皮为主，兼用猪、驴、马等皮；唐宋时代，牛皮、驴皮均可作为熬制阿胶的主要原料；明代后，阿胶制作原料由乌驴皮所替代，而以牛皮煎煮的“黄明胶”与阿胶齐名录入本草，药用；新中国成立后，阿胶的原料被驴皮所独享，并载入《中华人民共和国药典》，沿用至今。

（一）唐代以前阿胶的原料

唐代以前，阿胶的原料是以牛皮为主，兼用猪、驴、马等皮。

阿胶作为药名，首见于汉代成书的《神农本草经》。梁代陶弘景合《神农本草经》、《名医别录》作《本草经集注》时，引《名医别录》为“煮牛皮作之”。唐代苏敬等《新修本草》云：“阿胶……出东平郡，煮牛皮作之，出东阿。”但纵览唐代以前文献，汉至隋唐阿胶与胶（应是多种皮胶）可同样药用。

皮胶药用，从长沙马王堆出土的先秦文献《五十二病方》等来看，是以“胶”入药的。阿胶出现以前至唐代以前的阿胶与胶同样药用。

唐及以前的一些医方书，如西晋时期葛洪的《肘后备急方》，

阿胶原料的演变

年代	作者	书名	原料	摘录
唐朝	苏敬等	《新修本草》	牛皮	出东平郡，煮牛皮作之，出东阿。
唐朝	陈藏器	《本草拾遗》	驴皮	诸胶皆能疗风，止泻、补虚，而驴皮主风为最，故阿胶所以胜诸胶也。
宋朝	苏颂	《图经本草》	乌驴皮	其以乌驴皮得阿井水煎成乃佳尔，今方所用黄明胶多是牛皮，本经阿胶亦用牛皮，是二皮可通用。但今牛皮胶制作不甚精，只可胶物，不慎入药。
明朝	李时珍	《本草纲目》	驴皮	凡造诸胶以𤛓牛、水牛、驴皮者为上，猪、马骡皮者次之。
清朝	赵学敏	《本草纲目拾遗》	黑驴皮	近浙人所造黑驴皮胶，其法一如造阿胶式。用临平宝庄水煎熬而成，亦黑色，带绿顶，有猪鬃纹，如东阿所造，入药颇有效，盖阿胶真者难得，有浙胶则较胜于杂胶者。
1935年	前世界书局编	《中国药学大辞典》	黑驴皮	选择纯黑无病健驴饲以狮耳山之草，饮以狼溪河之水，至东宰杀取皮…　…熬制成胶。
新中国成立之后		《中国药典》77年或85年版	驴皮	马科动物驴的皮。

阿胶原料的演变

东晋时期陈延之的《小品方》辑录的用治崩中漏下的“大枣汤”和治疗小便血方“生地黄汤”，梁代陶弘景《本草经集注》辑录的用治内科疾病的诸方（包括所录的《伤寒论》“阿胶黄连汤”），北齐时期师道兴《龙门石刻药方》载“疗大便不通方”，及唐代王焘《外台秘要》辑录的“千金疗虚劳尿精方”和“苏澄疗尿血方”等，方中配伍的药用胶均单称作“胶”，即均以“胶”入药，但都未言及何种皮胶。

先秦文献《周礼·考工记·弓人》和《齐民要术》则记载了彼时胶的原料。《周礼·考工记·弓人》：“鹿胶青白，马胶赤白，牛胶火赤，鼠胶黑，鱼胶饵，犀胶黄。”北魏贾思勰《齐民要术·煮胶法》记载：“沙牛（黄牛皮）、水牛皮、猪皮为上，驴、马、驼、骡皮次之”，并称以上诸皮胶“可以杂用（自然包括药用）”。基于阿胶未出现以前药用者一直为胶（多种皮胶混用），故阿胶出现后，这种沿袭的药用习惯，在一个很长时期内依然存在。加之彼时真品阿胶产量有限，作为商品流通更少，在很多地方难寻阿胶，其药用者仍为胶。药方所书阿胶，只是好胶的代称。唐代陈藏器基于诸皮胶长期同等药用的实践经验，在所著《本草拾遗》中记述了“诸胶俱能疗风止泄补虚”的结论。

早期的阿胶原料用皮，《名医别录》之所以称“煮牛皮作之”，实因自古以来经验得知牛皮胶质量最善。《周礼·考工记·弓人》“凡相胶，欲朱色而昔”者，即牛皮胶。《齐民要术·煮胶法》亦称煮胶以沙牛皮、水牛皮为上。但实际上彼时可能并非仅以牛皮胶作药用胶。《齐民要术·煮胶法》所言“可以杂用”的胶的原料，除牛皮之外，尚有猪、驴、马、驼、骡皮。而早期药用胶之名，除阿胶及以鹿角煎成的白胶外又无他胶。故可推之，唐代以前方书中所谓的阿胶，应该是以牛皮为主要原料，兼用猪皮、驴皮、马皮等。

（二）唐宋时期阿胶的原料

唐宋时期，牛皮、驴皮均可作为熬制阿胶的主要原料。

自唐末至宋代，阿胶的原料用皮发生了一个很大的变化。这就是由牛皮为主转变为驴皮，且牛皮、驴皮均可作为熬制阿胶的原料。对于这一转变，历史多有解释。《图经本草》谓“寻方书所说（驴皮胶）所以胜诸胶者，大抵以驴皮得阿井水乃佳尔……故陈藏器云：‘诸胶俱疗风止泄补虚，驴皮胶主风为最’。”宋代寇宗奭《本草衍义》称：“驴皮煎胶，取其发散皮肤之外。用乌（驴皮）者，取乌色属水，以制热生风之义，如乌蛇、乌鸦、乌鸡之类皆然。”清代徐大椿《神农本草经百种录》亦谓阿胶“其必以驴皮煎煮者，驴肉能动风，肝为风藏而藏血，乃借风药以引入肝经也”。这些解释或从制作而言，或从医学理论而言，其说或有道理，然均未能讲清个中缘由，使人尽信其释。即使是李时珍《本草纲目》也对此未予深究，只是推测“大抵古方所用多是牛皮，后世乃贵驴皮”。导致这一变化的确切原因，看来很难从历代本草中得到答案，只能放眼于其他学科以求探寻。

我国的畜牧业历史悠久，商周时，在整个生产活动中仍占重要地位。我国早期文字甲骨文、金文中所记载豢养的牲畜有马、牛、羊、猪、鸡等，说明这些牲畜在中原古已有之。但驴却不见有记载，可能是驴在中原一直为数甚少之故。《史记·匈奴传》把驴和骡并称为匈奴“奇畜”。西汉桓宽《铁盐论》谓“骡、驴、骆驼，北狄之常畜也，中国所鲜”。汉武帝时将驴同其他珍禽异兽放置在皇家宫苑——上林苑供人观赏。西汉陆贾《新语》把驴同琥珀、珊瑚、翠玉并列为彼时四件珍宝，可见驴以稀为贵的身价。清代学者顾炎武、段玉裁均谓：驴之为物出于塞外匈奴，至秦汉始得名。驴非中原固有之物，先秦时为数又甚少，故《周礼·考工记·弓人》在论述胶的品种时，未言及驴皮胶。

据畜牧学资料记载，驴起源于非洲、西亚及我国新疆、西藏、内蒙古一带，原为野生，后被驯化为家畜。但在汉民族聚居的中原大地，驴一直为数甚少，以至《史记·匈奴传》等称驴为“奇畜”，并视为珍宝。但随着西汉张骞通西域，发展了汉民族与西域各民族之间的经济、文化的交流，驴同蚕豆、黄瓜、葡萄等一起进入中原。西汉桓宽《铁盐论》所记“骡驴骆驼，衔尾入塞”，就是当时驴大批输入中原的真实写照。驴体躯较矮小，禀性温驯，行走灵活，步履稳重，耐力持久，耕、挽、乘、载无不适宜，又有较强的适应性和繁殖力，而且较骡、马耐粗饲，较牛行动灵活，在小农经济时代，尤其是农户蓄养，故深得人们的喜爱，被得以广泛蓄养，成为我国中原大地与牛、马、羊、猪等同样重要的家畜之一。《齐民要术》中有对驴的饲养、繁殖、役使和农耕技术的记载，是驴在北魏时已有较多蓄养的充分反映。

晋魏隋唐，驴逐渐发展成为普遍饲养的家畜，人们才能得到大量驴皮并用之熬胶，因此出现了驴皮胶，并被医家应用于临床。医家才能在临床中将大量驴皮胶与牛皮为主的多种胶等的功效加以比较，并通过长期的实践，得出“凡胶俱能疗风止泄补虚，驴皮胶主风为最”的结论（唐·陈藏器《本草拾遗》)。

但是，这种牛皮胶、驴皮胶均可作为阿胶药用的情况并未继续下去，至宋代即改用驴皮胶作阿胶。导致这一变化的根本原因，从有关历史文献分析看，主要与五代至宋实行的“牛皮之禁”，彼时阿胶原料——牛皮紧缺有关。在长期的农业社会中，牛皮革是一项主要物资，军事、民用均有广泛用途。特别是在军事上用制将士的护甲、盾牌、箭囊、军马军车的挽具及煮胶用制弓弩等更需用皮革，尤其是在皮革中最为厚韧耐用的牛革，用量甚大，所产往往仅此即不敷应用。

唐末五代，军阀割据，战乱不已，需求更多。据李剑农《宋元明经济史稿》载“五代时以牛革筋角为制造衣甲军器所需要，皆严禁出境。农民死牛，非经官验视，不得解剥，其皮革筋角皆输于官。其初尚由官收买，周广顺中遂令牛革筋角作税，随两税输纳，每亩十顷纳牛革筋一付”（《五代会要》)。元代马端临《文献通考·田赋》载：唐五代“禁民私卖牛皮，悉令输国受点。唐（后唐）明宗之世，有司止赏以盐；晋（后晋）天福中并盐不给；汉（后汉）法，犯牛皮一寸抵死”。宋袭用五代之法，宋初规定“民间自死牛皮筋角，并中卖入官，量为三等支价钱。其不及等者，退还百姓及许客旅贩卖”。至仁宗时，基于辽国与战事频繁，更“改法甚严，人户自死牛马皮革筋角，限半月赴官送纳。许人陈告隐藏者，支赏”。宋代张齐贤《洛阳缙绅旧闻记》亦有后汉高租牛皮之禁最严，上党民犯牛皮二十余人，狱成，罪俱当死，冯道争而免之的记载。类似的记载多而有之。正是这种原因造成五代至宋代长期无牛皮可供煎煮阿胶。

陈藏器在《本草拾遗》中指出：“诸胶皆能疗风，止泄补虚，而驴皮胶为最，此阿胶所以胜诸胶也。”从唐代陈藏器对诸胶及驴皮胶功效的评述看，大抵唐代已用驴皮煎煮阿胶。五代时牛革皆输于官，可供煎煮阿胶的大牲畜皮张，只有驴、马等皮。由于马皮皮厚张大，故人们主要以马皮制革，煎煮阿胶之皮唯有驴皮。驴皮胶既可作阿胶用，久之，牛皮阿胶自然被驴皮阿胶替代。这种替代，延至宋嘉祐六年（1061）苏颂著《图经本草》时，已历时百余年，沿袭成俗。苏颂也只好顺乎自然，承认现实，并将阿胶原料为驴皮阿胶录入本草。并言，煎煮阿胶牛皮、驴皮可通用。

宋朝，阿胶的制作技术已经较为纯熟，原料选择也比较讲究，苏颂所著的《图经本草》指出："阿胶其以乌驴皮得阿井水煎成乃佳尔，今方所用黄明胶多是牛皮，本经亦用牛皮，是二皮可通用，但今牛皮制作不甚精，只可胶物，不堪药用之。"可见，此时已把牛皮胶与驴皮胶视为两种，分别称为黄明胶、阿胶。此处称煮阿胶，牛皮、驴皮"二皮亦可通用"。说明宋代亦有药用牛皮胶者，然世间已将驴皮胶称为阿胶，"方家"为区别起见，只得根据牛皮胶的颜色黄赤透明的特征，另取名为"黄明胶"。但宋代的牛皮胶，或系民间取官府弃舍的劣等牛皮煎煮，或官家委人煎煮专用军器弓弩，其质量自难与专供药用而煎煮的驴皮阿胶相比。故苏颂称"今牛皮制作不甚精，但可以胶物者，不堪药用之"。由此可推知，宋代由于社会文明进步，用于粘物与用于医药的胶已有区分。这种区分不仅表现在加工制作上的不同，在胶的品种上也不同。专用于医药的阿胶质量大有提高。不再是南北朝及更早时那样，胶或阿胶均具有多种用途，"可以杂用"了。

总之，自唐末至宋代，阿胶的制备原料已由牛皮为主转变为驴皮为主，且二皮可通用（即驴皮、牛皮均可作为制备阿胶的原料），并将驴皮阿胶录入本草。

（三）明代以后阿胶的原料

明代以后，阿胶的原料被乌驴皮替代，而以牛皮煎煮的"黄明胶"与阿胶齐名录入本草，药用。

驴皮胶自宋代成为阿胶之后，由于滋补功效显著，深为医家病家称道，并被明代大医学家李时珍赞誉为"圣药"。加之民间养驴甚多，原料充分，故其后本草著录阿胶原料以乌驴皮录入。

明朝李时珍在《本草纲目》“阿胶”项下记述其真伪曰：“凡造诸胶自十月至二、三月间，用挲牛、水牛、驴皮者为上，猪、马、骡、驼皮者次之，其旧皮、鞋、履等物者为下……大抵古方所用多是牛皮，后世乃贵驴皮。若伪者皆以杂皮以马皮、旧革、鞍、靴之类，其气浊臭，不堪入药。当以黄透如琥珀色，或光黑如瑿漆者为真。真胶不作皮臭，夏月亦不湿软。”在原料选择方面已将牛皮、驴皮所制的胶分为黄明胶、阿胶两条单列。

清初，张隐庵在《本草崇原》中记述：“按古法，先取狼溪河水，以浸黑驴皮，后取阿井水以煎胶，考狼溪河发源于洪范泉，其性阳，阿井水发源于济水，其性阴，取其阴阳相配之意。”黄宫绣在《本草求真》中解释了黑驴皮胶之功效。真胶必以黑驴皮煎熬。驴肉能动风，肝为风藏血，乃借风药以引入肝经也，又凡皮皆所补脾，脾为后天之本而通血，故又为补血要药之圣药也。

1935年前世界书局编的《中国药学大辞典》记载：“按古法，先取狼溪河水以浸黑驴皮……再按定，每年春季，选择纯黑无病之健驴，饲以狮耳山之草，饮以狼溪河之水，至冬宰杀取皮……熬至成胶。”各种记载说明，明代后阿胶的原料被乌驴皮所替代。

（四）新中国成立以后阿胶的原料

新中国成立后，阿胶得到快速发展。国家将阿胶的原料进行规范，载入《中华人民共和国药典》，如1963年、1977年、1985年、1990年、1995年、2000年、2005年、2010年各版的《中华人民共和国药典》对阿胶均有记述，且均以马科动物驴的皮为原料熬制阿胶。目前，所有的阿胶生产企业均按照《中华人民共和国药典》“阿胶”项下的规定，采用优质的驴皮为原料熬制阿胶。

三、阿胶的水源及产地转移

阿胶为中药珍品，贡奉自当难免。阿胶作为贡品始于北魏或更早。《水经注》载：阿井其地“岁常煮胶以贡天府”。唐《元和郡县志》亦有东阿贡阿胶的记载。宋代更录之史册，《宋史·地理志》有“郓州……贡绢、阿胶”、“济南……贡阿胶”的记述。为使之只供朝廷御用，官府对古阿井水源加以控制，即《图经本草》“其井官禁”，明代亦如此。明天顺七年《重修阿井记》及万历三十七年《重修阿井碑记》载：为监制贡胶，官府曾在阿井鸠材做工，甃石井泉，覆亭其上。辟以门户，缭以周垣长一百二十丈。井北建正厅三楹，以为官僚往来栖息之所。那时每年冬季，由州县衙征集胶工，在官方监督下，取古阿井水熬制阿胶。制成后，一部分加盖东阿县印，上贡朝廷，一部分由官府馈赠或高价售于达官显贵。

明代福州长乐人谢肇淛任工部侍郎时，视河务至东阿，观监制贡胶之举，赋《阿井》诗一首，展现了一幅官府督造、驿骑送贡胶的图景。

济水伏流三百里，迸出珠泉不盈咫。
银床玉甃开苍苔，余沥争纷青石髓。
人言此水重且甘，疏风止血仍祛痰。
黑驴皮革山柘火，灵胶不胫走邮函。
屠儿刲剥如山积，官司催取如飞檄。
驿骑红尘白日奔，夭扎疲癃竟何益？
我来珍重劝封闭，免适业钱充馈遗。
任他自息仍自消，还却灵源与天地。

诗中描述熬制贡胶时，胶还没有制好，皇王官家索求贡胶的频频催促就像插上羽毛的征讨命令一样火急。胶刚刚制好，专为官家传送物件的驿站士卒就骑上快马，带着贡胶疾驰而去，隐没在马蹄腾踏扬起的黄红色烟尘中。为了制胶，胶工、驿卒日夜奔忙，劳累得疲惫衰残，甚至短命而亡。作者提出应慎重贡胶之作，并封闭古阿井，免得吏胥假贡胶之名牟取钱财和馈赠巴结达官贵人，揭露了封建统治者逼取贡胶、借以渔利的卑劣行径。作为一个封建阶级的较高级官吏，自是难能可贵的。

清代阿胶仍为贡品。清道光《东阿县志》对贡阿胶亦有“本色阿胶于康熙八年奉文照依时价减去银一钱”的记载，可知贡胶数量不少（若少时“照依时价减于银一钱”，总减值不多，则无必要）。

清代贡胶亦不在古阿井监制，而是在官方监督下，由东阿城（今平阴县东阿镇）制胶作坊承制。清末承制贡胶者为邓氏树德堂。咸丰至光绪年间，树德堂业主邓发，经官方引荐多次赴京纳贡，受到皇封（御赐黄马褂、手折子和福字）。

同治十年（1871），皇帝载淳曾派一名四品钦差前来东阿镇邓氏树德堂，用洪范九泉汇集的狼溪泉水，烧九口大锅，在数九寒天连熬九天，监制阿胶极品“九天贡胶”（据《平阴县志·阿胶志》）。

从此，每年朝廷都要派钦差前来东阿镇监制九天贡胶，以专供皇宫受用。即由钦差监督购买纯黑健壮之驴，放牧于狮耳山上，饮狼溪河中的泉水，至冬宰杀前到东阿城永济桥上走三圈，魏家场上打几个滚后，再宰杀取皮，在树德堂内用桑木柴火、银锅金铲、洪范九泉汇成的狼溪泉水熬制成胶。历代封建统治者监制贡胶，似无意义，但是千百年来延续下来的这种活动，由于对制作的原料、工艺等均有严格的要求，从某种意义上讲，客观地保存了阿胶的传统制作工艺，保证了地道阿胶的质量。

阿胶的制备水源及产地随着东阿县城的变迁而变化。唐代以前的阿胶生产是在阿城镇一带，制胶用水不详；宋代时期的阿胶生产则用古阿井水。明代阿胶的水源及产地发生了转移。即产地已由古阿井周围渐移至明洪武年间新建的东阿县城（今山东省平阴县东阿镇），生产水源也由原来的古阿井水转移至了狼溪泉水。

明代的经济繁荣推动了阿胶的发展，阿胶在医药中得到了广泛地应用。李时珍在《本草纲目》阿胶项下曰："阿井，在今山东兖州府，阳谷县东北六十里，即古之东阿县也。有官舍禁之。"又"俱取生皮，水浸四五日，先刮极净，熬煮，时时搅之。恒添水，至烂，滤汁，再熬成胶。倾盆内待凝，近盆底者名坌胶，煎胶水以苦咸为妙"。

明代的阿胶生产地，已由阿井周围渐移至明洪武年间新建的东阿县城（今平阴县东阿镇）。这是因为历代多次黄河洪水侵袭，使古阿井淤塞，县城也被迫多次迁移。而明代新建的新东阿城地处丘陵，不仅可避黄河洪水，且有一条水源充沛的狼溪河穿城而过。随着明代经济的恢复发展，东阿城也日趋繁盛。明代人口增加，阿胶用量渐增，东阿业胶者增多。由于古阿井渐涸，不仅煮胶用水难以保证，且洗皮、浸皮所需大量用水难以寻求，这就迫使东阿业胶者另觅水源。

东阿城内狼溪河水源丰富，地处城邑，市井繁华，交通发达，销售、运输诸事多便，作为东阿县重要手工业的阿胶业自然先后聚集于此。

明末卢之颐《本草乘雅半偈》云："东阿井在山东兖州阳谷县，东北六十里即古之东阿县也。"东阿业胶者大抵已于明代中后期聚集在东阿城下，即由古阿井周围迁移到狼溪河附近，其制胶水源也由古阿井水转变为狼溪河水。

（一）清代阿胶的水源及产地

清朝时期的阿胶是在东阿镇，用狼溪河的水制备而成。清代张志聪《本草崇原》："……按古法，先取狼溪河水以浸皮，后取阿井水以煎胶。狼溪河发源于洪范泉，其性阳，阿井水发源于济水，其性阴，取其阴阳相配之意。火用桑薪，煎炼四日夜后成胶。"

清代医家、学者对东阿阿胶至为赞誉，并多有记载。如康熙时浙江山阴人金值《巾箱说》载："制阿胶之法，选纯黑健驴，饮以东阿城内狼溪河之水，至冬宰杀取皮，浸狼溪河一月，刮毛涤垢，务极洁净。加人参、鹿角、茯苓、山药、当归、地黄、白芍、枸杞、贝母共十味同入银锅。汲取阿井水，用桑柴火，熬三昼夜，漉清，再熬一昼夜煎成。胶色光如镜，味甘咸而气清香，此即真阿胶也。凡制者诚心诣井，一如其法，而勿吝重费，服之实有奇效，彼伪造者，徒射利欺人耳。于病奚益哉！”

又如清乾隆时江苏常熟人王应奎《柳南随笔·续笔二》曰：“山东兖州府有井，旧属东阿县，今又割属阳谷。其井之始也，或曰由于虎跑，如杭州定慧禅院泉井之类。或曰济水发源于王屋，其流伏而不见。神禹治水，凿地探之，后遂有井。其性下，其质重，用以煎胶，治痨瘵之胜药也。按：东阿城中有狼溪河，欲煎胶者，须用乌驴皮浸狼溪河内百日，刮净毛垢，汲阿井水熬之，火用桑柴，三昼夜始成。以麻油收者，其色微绿；以鹿胶收者，其色微紫。并光亮如镜，味甘咸，无皮臭。其真者如是止矣，他说皆亡。若今之货者，俱杂收败革，用他水煮之。若是济水，犹可用也。《本草》云：真者质脆易断，假者质软难敲。然以假者置石灰中，则软者亦脆，此又不可知也。”

清末民国时期医药家曹炳章，曾在其《增订伪药条辨》中对清代东阿城阿胶制作予以综述，谓：“阿胶出山东东阿县，以纯黑驴皮，阿井水煎之，故名阿胶。考阿井在东阿县城西，县志云：‘昔有猛虎居西山，爪刨地得泉，饮之久，化为人。’后遂将此泉为井，然此水实为济水之源。其色绿，其性趋下。东阿城内又为狼溪河，其水为漯水之源，乃洪范九泉之水所汇归。其性甘温。故合此二水为最善。再按定，每年春季，选择纯黑无病之健驴，饲以狮耳山之草，饮以狼溪河之水，至冬宰杀取皮，浸狼溪河内四、五日，刮毛涤垢，再漂泡数日。取阿井水，用桑柴火熬三昼夜。去滓滤清，再用银锅金铲，加参、蓍、归、芎、桔、桂、甘草等药汁，再熬至成胶。其色光洁，味甘咸，气清香，此即真阿胶也。”1935年前世界书局编《中国药学大辞典》在阿胶“辨伪”项下全文引用了曹炳章上述的此段记载。此段记述据东阿城阿胶传人称，即清代贡胶的制备方法。然后人缘其苛求，乃至有“神话传说”。其实，这正是东阿业胶者用料精良、工艺考究、注重质量的真实写照。

明清间有关东阿阿胶的文献记载均言阿胶是取阿井水煎制，其实，这仅是对传统的追溯。前述东阿业胶者聚集东阿城的主要原因，即是阿井水逐渐干涸（至民国初年已彻底干涸，现今阿井是新中国成立后疏浚重建的）。明末清初《本草崇原》即称“阿井水不易取”。且阿井西距东阿城三十余公里，中有大清河相隔，又需高价贿赂监井者才能取得。故东阿城熬胶用水，早已改用狼溪河水。狼溪河水不仅水源丰富，且水质清澈甘美，特别适用于熬制阿胶。然为照应传统起见，清代又有：阿井水性阴趋下，狼溪河水性阳甘温，合此二水制胶最为善之说。实际上是：在清代时，一些业胶者即使取来一些阿井水，也只是在阿胶近煎成时，取少量兑入锅中，即东阿阿胶传人所称“阿井水为引”。所谓阿井水煎胶之说，早已名存实亡，仅系对传统的追溯和装潢门面的象征或点缀罢了。

从上述可以看出，阿胶的制备水源，由原来的阿井水，逐步被狼溪河水所替代。千百年来，由于历代本草对阿井的神化，向为东阿业胶者必恪守。清代以来，阿井被官禁，阿井水甚不易取。至晚清，阿井水日见干涸，渐变咸苦，有时甚至无水可取。而狼溪河水却源源不尽，取之煮胶，亦符好胶者。时日既久，纵千古惯例，面对现实亦难固守。更加前代贡胶也有不以阿井水煎煮者。于是，取狼溪河水日多，取阿井水日少。狼溪河水就成为东阿城煮胶的主要水源。

其实，东阿镇阿胶闻名于世，除制胶用水外，重要的是千百年来东阿业胶者造就的纯熟的制胶技艺以及东阿镇纯正的原料驴皮。

东阿镇是阿胶的集中产地，而且有世代煎胶的习惯。这里的阿胶制造业，世代相传，盛产不衰。据有资料可查，在东阿镇历代有煎胶技术的农民，以农产品换回驴皮，利用冬春农闲季节，先以个体，后以互助合作的方式，熬胶换物或售卖。

自北宋开宝二年（969），东阿县城由阿城迁城到东阿镇一带之后，相继出现了阿胶作坊，加之阿井水渐涸，阿胶制作中心遂由阿城转移到东阿镇。至明末清初，阿胶业几乎达到"妇幼皆通煎胶"的鼎盛时期。当时规模较大的制胶作坊就有"邓氏树德堂"、"涂氏怀德堂"、"于氏天德堂"、"王氏景春堂"、"王氏林春堂"、"孙氏怀仁堂"、"安氏义寿堂"、"庄氏太子衡老药店"、"陈氏东岳衡药店"、"卢氏协裕阿胶庄"等十几家，这些店堂有的专制阿胶，有的前店后厂或行医兼制阿胶，诸家各有所长。这里渐成为闻名遐迩的"中国阿胶之乡"。

（二）外地阿胶的生产及发展

清代中叶，除东阿镇外，在浙江、河南、济南等地出现了阿胶的生产。

清代中叶，社会相对稳定，经济日趋繁荣，我国人口迅速增长。人口的增长，带来了药品需求量的增加。尽管清代老东阿阿胶业较前有了大幅度的发展，但仍满足不了日益增长的需要。于是各地渐有阿胶生产出现。最早出现的是"浙驴皮胶"。据乾隆间赵学敏《本草纲目拾遗》记载："近日浙人所造黑驴皮胶，其法如造阿胶式，用临平宝庄水煎熬而成，亦黑色带绿顶，有猪鬃纹，与东阿所造无二，入药亦颇有效。盖阿胶真者难得，有浙胶则胜于用杂胶也。"其后，清道光年间，河南禹州、周口、山东济南等地亦有阿胶的生产。

清道光二十三年（1843），济南五龙潭泉群畔的东流水街附近，即出现了小型阿胶作坊，由东阿城人邀集济南士绅出资创办。后东阿城人又在东流水街相继设立魁兴堂、延寿堂、同兴堂、广城堂、宏济堂、德成堂、赵树堂、九鹤堂等。

同治年间，老东阿人刘春云、刘代云在东流水设魁兴堂阿胶庄，是为东流水阿胶厂店之始。光绪十年，东阿人司益臣也在东流水街开设了延寿堂阿胶庄。其后，赵树堂等五户出资成立了同兴堂阿胶庄。与此同时，济南广德药栈股东秦竹虚聘刘春云为经理成立了广城堂阿胶店。北京同仁堂乐家老店分支济南宏济堂乐镜宇，也于宣统二年在东流水设立宏济堂阿胶厂。各胶店相互竞争，致使有的被兼并，有的破产、倒闭。至辛亥革命前后，东流水的阿胶业已有数十年生产经营基础，胶店有同兴堂、延寿堂、广城堂、宏济堂阿胶厂四家，年产阿胶达2万斤……

1917年，济南德成公药栈在东流水增设德成堂阿胶庄。1920年赵树堂之孙赵西伯正式成立赵树堂阿胶庄。1937年，益华药店赵九皋开设九鹤堂阿胶庄。随着经济的发展，阿胶业之间的竞争，至1937年“七七”事变前，东流水阿胶业计有赵树堂、德成堂、宏济堂阿胶厂、同义堂（原同兴堂）、延寿堂、九鹤堂六家。固定从业人员四五十人，季节工六七十人，年产阿胶10万斤，已取代老东阿城成为全国的阿胶业中心。由于东流水业胶者多系由老东阿移来，随着东流水阿胶业的兴盛，根据1934年出版的《中国实业志（山东省第九册）》载：“……山东济南、东阿、阳谷三处共有专制阿胶店铺十三家，济南五家，东阿七家，阳谷一家。三处年产阿胶38700斤以上……”

日伪时期至新中国成立前，战乱频仍、交通阻塞、百业凋敝，又加日寇掠掳及国民党反动派横征暴敛，济南东流水的阿胶业同全国各地阿胶业一样，渐呈衰萎之势。

四、阿胶的研究及发展前景

（一）阿胶的生产规模及发展

1949年中华人民共和国成立后，人民政府扶持民族工商业的发展，使不少阿胶厂店得以恢复并扩大生产。济南东流水的阿胶业发展迅速。1950年在阿胶的原产地东阿镇（老东阿县城）建起了我国第一家国营阿胶生产企业——山东平阴阿胶厂（现山东福胶集团东阿镇阿胶有限公司)。随后于20世纪50年代后期在铜城镇建起第二家国营阿胶生产企业——山东东阿阿胶厂(现山东东阿阿胶集团有限公司)。改革开放后，在山东又相继建立了山东阳谷阿胶厂、山东定陶阿胶厂、山东滕州阿胶厂。其他省亦有阿胶厂的建立。据李进超《中国药厂便览》等资料收载，目前(1993)全国除西藏外，几乎各省、市均有阿胶厂，计有阿胶生产厂(包括专业生产厂和兼产阿胶的中药厂)六十余家，年产阿胶1600吨以上。其中主产区山东省的年产量占全国阿胶产量的80%以上。另据赵曦等主编的《阿胶的研究与应用》收载，至1994年全国就有阿胶生产企业(包括专业阿胶生产厂和兼产阿胶的中药厂)71家。

新中国成立以来，发展较快、规模较大的阿胶生产厂有济南宏济堂阿胶厂、山东平阴阿胶厂、山东东阿阿胶厂、山东阳谷古阿井阿胶厂、北京中药厂、天津中药六厂、上海中药制药一厂、无锡中药厂、安徽芜湖张恒春制药厂、杭州中药二厂、河南周口药胶厂等。其中最著名的为存在于20世纪五六十年代的济南宏济堂阿胶厂及现今的山东平阴阿胶厂、山东东阿阿胶厂。1968年山东省药材公司基于生产布局的考虑，将济南宏济堂阿胶厂(后改名为山东济南阿胶厂)的生产设备、生产任务移交给山东平阴阿胶厂(福·阿胶的生产权由山东平阴阿胶厂独家承担)和山东东阿阿胶厂。

进入20世纪90年代，特别是自1995年国家实施GMP认证制度以来，许多阿胶生产的车间甚至阿胶厂退出阿胶生产行业。阿胶的生产逐渐集中于山东、河南、河北、新疆、内蒙古、吉林、湖南等地，到2003年年底，全国阿胶生产企业(含车间)仅有50家，年产阿胶3000吨以上。而山东福胶集团东阿镇阿胶有限公司(原山东平阴阿胶厂)、山东东阿阿胶集团有限公司(原山东东阿阿胶厂)成为阿胶行业的两大巨头，两家的阿胶年产量占全国阿胶年产量的80%以上。

（二）阿胶的研究现状与展望

阿胶是中医临床上的一味常用中药，早在两千五百多年以前，我们的祖先就开始利用胶剂治疗疾病。近代，胶剂的药用发展迅速，在诸多药用胶剂中阿胶在临床上越来越发挥其独有的治疗作用。

阿胶，作为一味疗效确切的中药，是我们祖先千百年来医疗实践经验的结晶。近几年，阿胶的研究越来越引起医药科技工作者的广泛重视，尤其是在药用历史、制备工艺、质量标准、药理作用、系列产品的开发等方面做了大量工作，取得了可喜的成绩，这些工作为我们继承和发扬这一中药瑰宝奠定了基础，同时带来了良好的经济效益。阿胶研究的成就如下：

阿胶的药用历史得到考证。经考证，阿胶是随着以兽皮煎熬成胶的产生，而派生出来的产物。早期的阿胶是以牛皮为主要原料，兼用猪、驴、马等多种皮制成的，发源于老东阿（即今东阿镇）。胶的药用，始见于湖南长沙马王堆汉墓出土的古医帛书《五十二病方》，胶及阿胶的药用非常广泛。据考古专家介绍，《五十二病方》成书于战国或更早，说明胶的药用在我国已有两千五百多年的悠久历史。

阿胶的质量标准不断完善。1954年，卫生行政部门为加强对阿胶的管理，统一了阿胶的配方，规定所产的阿胶内一律不加药料，生产清胶，供内销和出口，此为阿胶质量标准之始。之后，国家对阿胶的原料、处方、制法、性状、质量检验、功能主治、用量用法、储藏等内容进行规范，制定了阿胶质量标准，自1963年开始收录于《中华人民共和国药典》至今（1977年、1985年、1990年、1995年、2000年、2005年、2010年各版药典均有收录，且不断完善提高）。1991年山东省卫生厅以（91）鲁卫药便字第179号文下发了“驴皮质量标准（试行）”，后又逐渐完善并制定了原料驴皮的质量标准，于1995年收载于《山东省药材标准》，2002年又对驴皮质量标准重新修定，收录入《山东省药材标准（2002年版）》，使阿胶的生产走上了标准化发展的道路。

阿胶的制备工艺日趋成熟。传统制胶技艺不断与现代制药技术相结合。阿胶的制备工艺经历了漫长的岁月，随着社会的发展和科技的进步，阿胶的制备工艺也得以不断改进，阿胶的产品开发硕果累累。阿胶是一传统中药，以其神奇的疗效被广大消费者所喜爱。但是阿胶长期以来作为一块状剂型，服用很不方便。为此，阿胶生产厂家和科研单位采用高科技对阿胶进行了剂型改革和系列新产品研究等阿胶的二次开发，取得了一定的成果。如山东福胶集团率先对阿胶这一产品进行改革，研制出纯阿胶制剂“速溶阿胶冲剂”、“阿胶胶囊”；复方阿胶制剂“山东阿胶膏”、“阿胶补血口服液”、“阿胶参芪酒”等；以阿胶为主要原料的保健品、食品“即食阿胶糕”、“阿胶枣”、“阿胶粉”、“阿胶浆”等。山东东胶集团也相继研制出纯阿胶制剂“液体阿胶”以及以阿胶为主要原料的“复方阿胶浆”等。块状阿胶剂型，有悠久的历史，“速溶阿胶冲剂”、“阿胶胶囊”及“液体阿胶”的研制成功，无疑是对千余年来阿胶制剂的一大历史性改革。

同时，许多含有阿胶的经方、验方，经历史的锤炼也研制成中成药，且收载于国家药品标准。目前已收载于国家药品标准《中华人民共和国药典（2010年版）》、《中华人民共和国卫生部药品标准（1—20册）》的含阿胶（包括其他胶类）的药品有181种，占国家药品标准中中成药方的4%，其中以阿胶命名的中成药占0.51%、含有阿胶的中成药占2.67%，从而可以看出阿胶品种之多。

阿胶的药理作用日趋明了。经过几十年的潜心研究，阿胶的药理研究已走出了可喜的一步，已清楚地知道阿胶的药理作用。药理实验表明，阿胶具有升高红细胞和血红蛋白量的作用，可促进造血功能；能升高白细胞、升高血小板、升高血氧含量；有扩张微血管，扩大血容量，降低全血黏度和降低血管壁通透性的作用；能增加血清钙的含量，改善人体内钙的平衡，使低钙血症趋于正常；并有止血、抗疲劳、抗休克、抗辐射、抗肌萎、耐寒冷、提高机体免疫功能、滋阴补肾、强筋健骨、利尿消肿等作用。在临床上既可单味使用，又可以配伍应用，还可以通过饮食疗法达到强身健体、延缓衰老、延年益寿的作用。

但应该看到这些工作还刚刚起步，有待于进一步深化。阿胶的研究中仍存在很多的问题，有待于我们去深入研究。这些研究的成果必将有利于阿胶为人类健康作出更大的贡献，甚至会起到推动中医药发展的作用。阿胶研究的路子还很长，还需要做出很大的努力。今后的研究工作可在以下几个方面拓展：

阿胶的原料替代研究：在药用历史的考证上可知，阿胶的原料在唐代前是用牛皮为主，兼用猪、驴、马等的多种皮胶，按照这种事实进行研究，阿胶的原料将是更广泛的。特别是现在阿胶的需求量日趋增加，而原料驴皮的供应日趋紧张，为此，利用马皮、骡子皮制胶的研究将成为目前阿胶研究者迫切的任务。用牛皮、猪皮所制得的胶（分别叫“黄明胶”、“新阿胶”），经研究与阿胶的成分相似，药效相近，已推广应用于临床。有研究证明，驴皮胶、猪皮胶、牛皮胶、马皮胶中游离氨基酸和总氨基酸的含量，与具有生理意义的微量元素含量比较相近，无显著性差异。这一研究成果若能获得产品开发的成功，阿胶的发展之路将会更加广阔。

阿胶的工艺技术研究：阿胶生产注重于传统工艺的继承和发展，在继承传统工艺的基础上，注重与现代制药技术的结合，加大新技术的引进推广应用。目前，阿胶的生产工艺尽管通过几千年不断完善，但仍以传统工艺为主导。如驴皮的前处理工艺还比较落后，晾胶周期还较长，擦胶、包胶大部分还是手工操作，等等，这将对阿胶的发展产生制约。目前，中药制剂技术发展迅速，如在中药前处理方面的超细化粉碎技术；在浸提方面的半仿生提取法、超临界流体萃取法、超声提取法、加压逆流提取法、酶法、旋流提取法等；分离纯化技术：近年来出现了一些分离和精制的新方法，如絮凝沉淀法、大孔树脂吸附法、超滤法、高速离心法、分子蒸馏技术等，是对原来常用的水提醇沉法（水醇法）、醇提水沉法（醇水法）、酸碱法、盐析法、离子交换法和结晶法等方法的改进和提高；浓缩干燥技术：近年来薄膜蒸发技术发展日趋完善，远红外干燥、沸腾干燥、喷雾干燥、冷冻干燥等技术不断地应用到中药生产领域。中药制剂技术的发展必将对阿胶的生产传统工艺带来冲击，新技术的引进必将推动阿胶的发展。

阿胶的剂型开发研究：中药制剂的剂型应用历史悠久，种类繁多，科学技术的进步，医药事业的发展，剂型随之改进和创新是必要的。据不完全统计，目前中药剂型有四十余种，常用的也有二十多种。中药剂型的发展为加快中药现代化的进程，推动中医药事业的进步创造了有利的条件。阿胶是一古老的传统中药，应用历史悠久，在人们的心目中，具有较好的质量信誉。但是几千年来，阿胶一直为单一的胶块制剂，服用很不方便，开发阿胶新剂型势在必行。目前阿胶生产企业和阿胶研究者通过努力，已开发出了口服液、颗粒剂、膏剂、胶囊剂、酒剂、片剂等多种剂型，但一些剂型如滴丸剂、软胶囊、注射剂、皮肤给药剂型等尚未开发应用，阿胶的剂型开发有较大的市场空间。

阿胶的质量控制研究：阿胶的质量标准较前尽管已有了很大提高，但是还不完善。如阿胶的分子量分布状态还不清楚，且到目前为止尚没有一个专属性的鉴别方法来鉴别阿胶的真伪。阿胶的有效成分还不能完全确认，并进行提纯与分离等。为此，阿胶的质量标准研究亦将成为阿胶研究者的重要任务。

阿胶的自然资源开发：阿胶生产的自然资源至今未得到开发和利用。目前山东福胶集团和当地政府正在着手进行阿胶综合资源的开发和利用。一是按照统一、规范、科学的原则建立原料驴皮的供应基地。将狮耳山及周边地区山地草场进行统一规划、开发和利用，建立小黑驴繁育场、养殖场，驴产品加工厂，保证阿胶生产有充分的原料驴皮供应。二是加强狼溪河水资源的保护和管理，切实保障阿胶生产的唯一水资源不受污染。由政府部门规划，由福胶集团实施对狼溪河及源头九大泉群进行规划管理和综合开发，包括山林绿化、河道疏浚、水源分配、旅游开发，保证福牌阿胶有地道、传统、正宗的品质。

阿胶的作用机理研究：目前，大多运用蛋白质理论和微量元素理论来解释阿胶的作用机理，并得到普遍认可。国际上公认的对人体有益的必需微量元素有16种，但必须指出，大多数微量元素在体内数量过大反而会造成毒害作用。同时对阿胶作用机理研究与探讨又是阿胶全面发展的一个重要环节。阿胶的疗效是哪一个元素在起作用，作用于人体的哪一部位，通过何种方式吸收、分布与排泄等，目前仍处于研究状态。阿胶作用机理的研究将是一个长期的系统工程，需要大家的共同努力才能完成。

进入21世纪，阿胶的研究进入一个崭新的阶段。采用基因工程、分子学、细胞学等现代高科技手段破解阿胶的补血止血、抗衰老、抗休克、抑制癌细胞的生长，预防癌细胞发生、增强免疫力、促进钙吸收和贮存等广泛的临床医疗保健功能，确定其相关有效成分和作用机理，推进阿胶中药现代化的研究，将是科研工作者及阿胶生产企业首选课题，使阿胶的研究与生产发展到一个新的里程碑。

阿胶是一传统的中药，有病治病、无病强身，具有升高红细胞、升高白细胞、升高血小板、升高血氧含量和扩充血容量的作用，是名副其实的治疗血液病的药物，可称为固体代血浆、血液的“保护神”，以其独特的质量和疗效深受广大消费者的喜爱，千百年经久不衰，畅销海内外。随着人民生活水平的不断提高，人们的保健意识将会大大增强，对阿胶的需求将会大幅度提高，阿胶将对人类的健康事业作出积极的贡献。特别是随着加入世界贸易组织及阿胶产品二次开发的深入，阿胶的消费群体将会产生根本性的转变，阿胶不只是为中国人保健事业作贡献，而且将会成为全人类的健康之友，阿胶消费的全球化指日可待。

第二章

阿胶的正宗产地

第一节　东阿的历史变迁

明代李时珍《本草纲目》记载："阿胶本经上品。弘景曰：出东阿，故名阿胶。"

本章记载，阿胶出东阿，故名阿胶。此处所说的东阿是指历史上的老东阿县，现全国唯一的"中国阿胶之乡"东阿镇。历史上，东阿镇为老东阿县县城，1948年根据战事需要，改变老区划，以黄河为界划分，黄河以西为东阿县，县城设在铜城镇；黄河以东归平阴县，作为老东阿县城的东阿镇，地处黄河以东，归平阴县。阿胶的正宗产地应为东阿镇。

一、东阿镇概述

东阿镇，古名谷城，位于山东省济南市西南65千米的平阴县境内，隔黄河与阳谷县的阿城镇相望。自明洪武八年（1375）为东阿县县城，它历史悠久，有丰富的灿烂文化，自古以来，商贾云集，是这一带的文化商业中心。它北临黄河，东、西、南青山环抱，上游（城镇南）有洪范泉、书院泉（东流泉）、丁泉、狼泉、白雁泉、扈泉、拔箭泉、墨池泉、长沟泉、天池泉、日月泉等十余处泉水。此处山峦起伏，沟壑相连。泉水有源自山坡，有源自山

证书
兹命名
山東省平阴县東阿镇为
中国阿胶之乡。

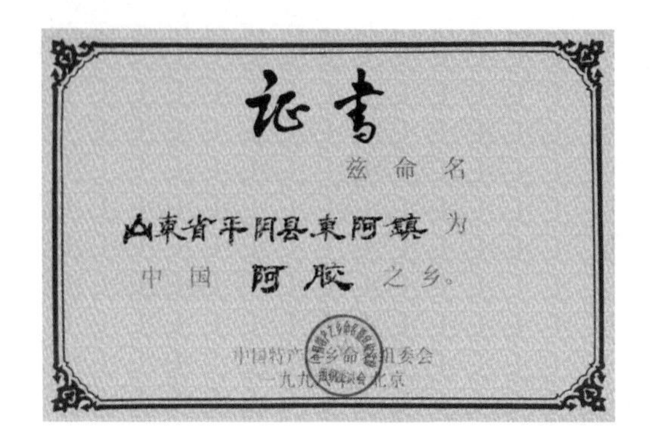

中国阿胶之乡证书

顶，均经地下沙砾层层过滤涌出汇成狼溪河。狼溪河水清澈碧绿，宛如一匹清绸，穿城而过，将东阿镇自然分成东西两半。

城西南1.5千米处，即狮耳山，此山山势陡峭，草茂林丰，中草药繁多，驴食则体壮肉肥，毛色乌亮，皮质特别适宜熬胶。城西南25千米处是闻名遐迩的古阿井（历史上归老东阿县管辖），其水色绿，性趋下，质重。东阿镇拥有如此得天独厚的自然条件，故阿胶生产世代相传，经久不衰，1996年被国家命名为“中国阿胶之乡”。东阿镇的特色产品（三黑一白，即黑阿胶、黑酱菜、黑蜜枣、白豆腐）之一：黑阿胶，即福牌、东阿镇牌阿胶闻名海内外，成为东阿镇、平阴县乃至济南市、山东省的支柱产业，2003年福牌、东阿镇牌“东阿镇阿胶”获国家“原产地标记注册”认定证书。

东阿镇一带具有得天独厚的自然条件，当地农民世代传袭在此熬制阿胶，阿胶作坊遍布东阿镇。目前，在东阿镇境内仍保存有古阿胶作坊等文化遗址12处，成为远近闻名、童叟皆知的“中国阿胶之乡”。

二、老东阿八景

东阿镇为历史上的老东阿县县城，曾有东阿八景，为老东阿的象征。它们是归台遗井、黄石仙踪、鱼山闻梵、大嶝出云、狼溪春水、虎窟秋风、扈泉涌雪、洪范浮金。

（一）归台遗井

三归台遗址位于东阿镇西，东阿老城南门外，南新庄北。

“兖州续志春秋谷城杜予曰，小谷城中有管仲井，亦谓之夷吾井，又井侧相传为三归台遗址，石碣尚存”。有诗云：

> 小谷城边古井留，三归台与共千秋，
> 佐济霸业今何在，剩有荒凉土一邱。

（二）黄石仙踪

位于东阿镇西北1000米处的黄石山顶。山顶有黄石，传为秦末授书给张良的圯上老人所化。山下有黄石公祠，山上有黄石公洞及雕像，故名。

“黄山即谷城山，注曰，山在济北谷城县西，即张良在圯桥为老人纳履受书处，山前里许，黄石公祠在焉”。有诗云：

> 道骨仙风遇合奇，谷城山下有荒祠。
> 圯桥进履怀前事，一卷素书可帝师。

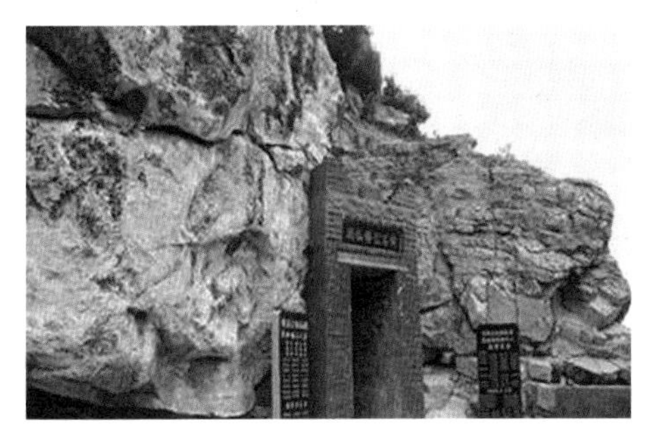

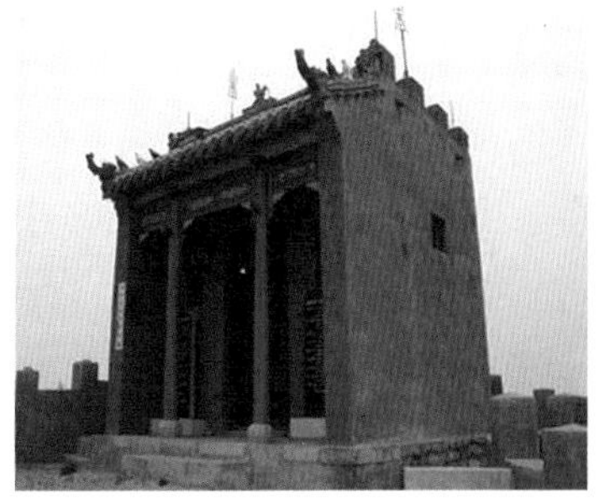

黄石仙踪

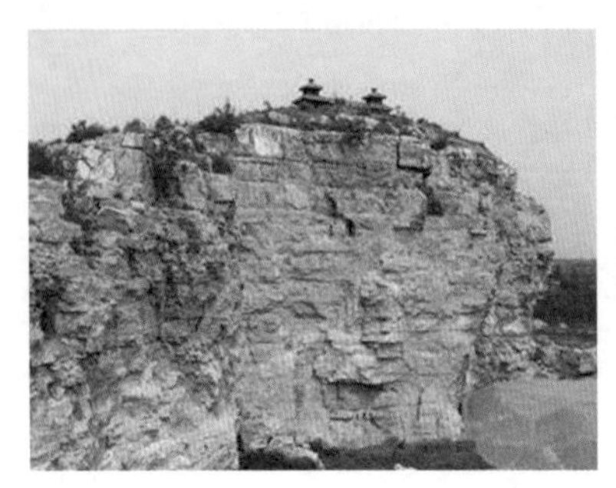
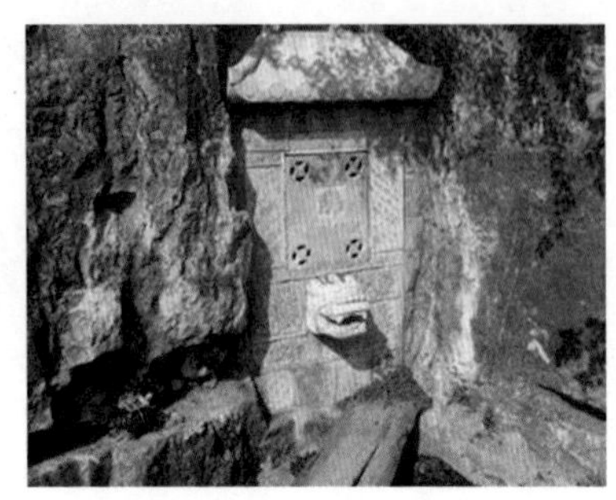
鱼山闻梵

（三）鱼山闻梵

在东阿镇西黄河西岸的鱼山（今属东阿县）。

“鱼山即吾山，上有东阿王墓，下有祠。吴苑记云，陈思王游鱼山，闻岩里有诵经声，清远嘹亮，因使解音者写之，为神仙之声”。有诗云：

宣房既塞吾山平，上有思王古墓横。
万籁息时仙梵动，宛然空谷自传声。

（四）大崦出云

位于东阿镇东南6000米的洪范池镇东的大寨山上。大寨山旧名大崦山，主峰北侧有一陡峭山峰与山崖裂开近1米的缝隙，雨前阴云从石缝中喷出，景色独特，故曰崦山出云。

“崦山水经，所谓大崦山也，雨岩之南有天门观，北岩削成之侧石乳悬焉，又北其绝顶有天井，云出其中，亭亭如华盖，则雨大降”。有诗云：

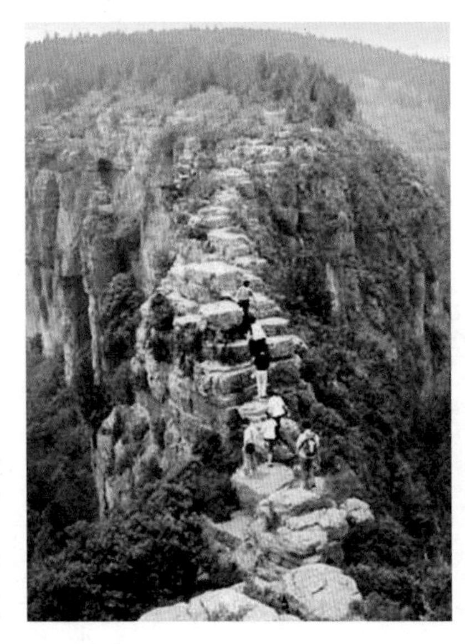
大崦出云

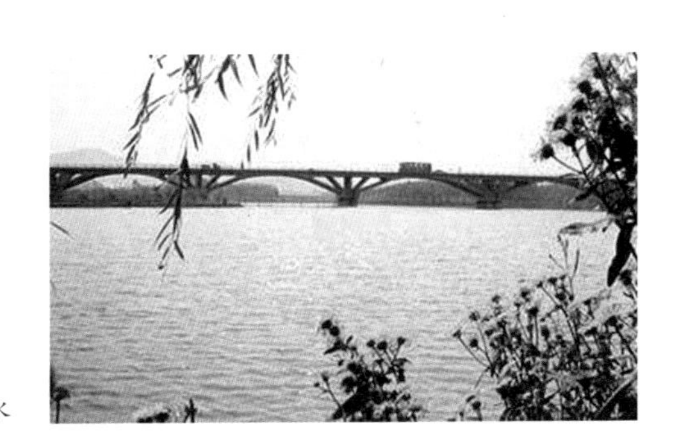
狼溪春水

嶝山绝顶有天井，信是银河一线通。
云似亭亭华盖出，崇朝雨遍亩南东。

（五）狼溪春水

指狼溪河流经东阿镇东老城区，永济桥上下河段。狼溪河汇洪范九泉之水，绕山穿谷西北而行，穿东阿老城而过。老城东西之间有永济桥相连，以通来往，春时云树低垂，流波荡漾，风景甚美，故名。

“一名龙溪汇东南山中诸泉水，绕西山北流，穿城而过，至旧城之南入大清河，两城之间有永济桥临于其上，以为往来孔道，春时云树低垂，流波荡漾，风景甚美”。有诗云：

旧城对峙古东阿，中有狼溪一水沱。
画出桥边好风景，两行云树拂春波。

（六）虎窟秋风

在东阿镇西1500米的狮耳山上，狮耳山又名虎窟山。山腰有观音堂，观音堂东侧山腰处山崖下有二洞，一曰八仙洞，一曰三仙洞。由八仙洞下，东行30米的山崖上有一直径0.6米的天然石洞，洞深3米，里端细小，最里端成直径约0.2米的小口，深不可测，蹲在洞内，可听到“咚咚”的声响，由洞内发出，似水击石，

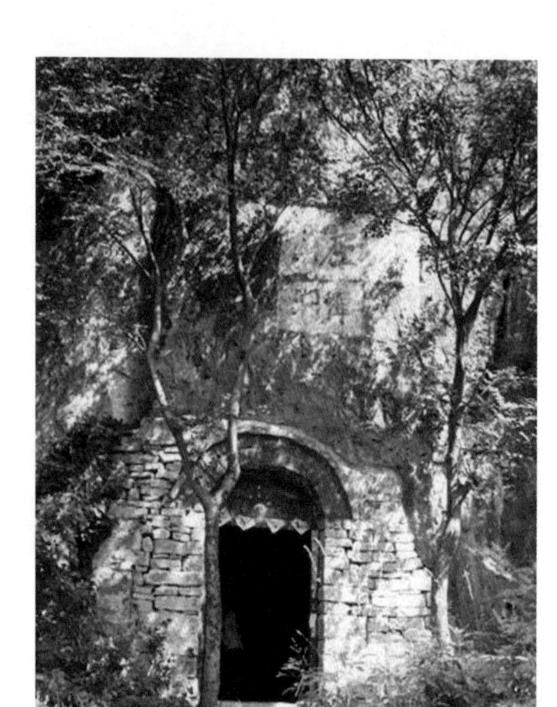

虎窟秋风

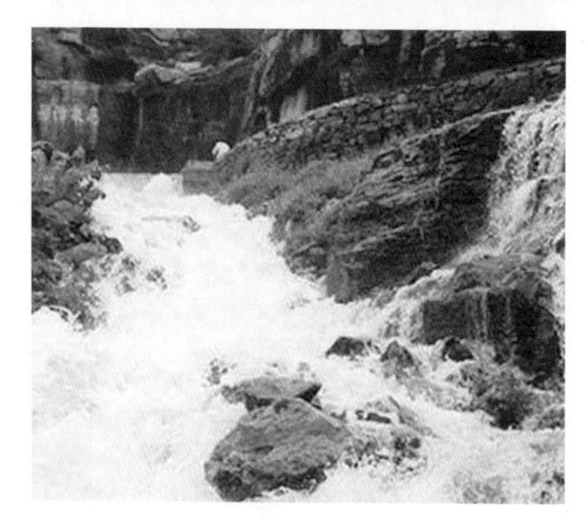

扈泉涌雪

又如敲石磬，一声跟着一声，经久不息，故名虎窟秋风。

“山有二洞，北向者白虎洞也，西向者大可数丈，谓之夕阳洞，洞口悬崖丈许，崖下有泉，其旁故多林木，风声飒飒，不秋而寒生焉”。有诗云：

由来虎啸便风声，况复此山虎窟名。
冽冽守飔迷洞口，訾传无处不秋声。

（七）扈泉涌雪

在洪范池镇南的云翠山东北山麓，有扈泉在石崖下。

“泉在扈山北峪岩下，有坎如井，泉从井中涌出，触岩抵石，声闻数里，溅起水花如雪，人从悬崖注下，有瀑布之观，石壁上镌‘扈泉涌雪’四个字”。有诗云：

冲崖上出有飞泉，倒泻争如瀑布悬。
触石觞岩喷似雪，胜他玉碎又珠圆。

（八）洪范浮金

在东阿镇东南7500米的洪范池镇，此地突地涌泉，甃石为池，长宽各7米，水深6米，清澄见底。游人掷钱入池，飘摇旋转不能直下，阳光照射闪闪发光，故名。

“池在城东南十五里，甃石为池，方十丈，深三仞，澄清见底，游人掷钱其中，飘摇旋转不能遂下，盖泉上之气盛矣”。有诗云：

方池十丈水之浔，洪范锡石称到今。
戏掷一钱清澈底，随波荡漾似浮金。

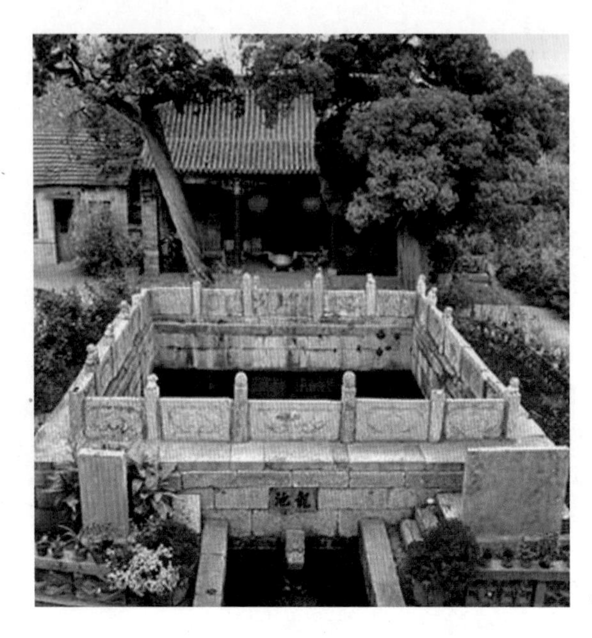

洪范浮金

三、老东阿城考

阿胶，源出东阿。因县治多变，致使对阿胶的传统产地众说纷纭。其实，现阳谷县境的阿城镇（阿井在此）、平阴县境的东阿镇（狮耳山、狼溪河在此），历史上都曾是东阿县的县城。

论及东阿历史沿革，夏、商、周及远古时代无文献可考。以东阿命县，始于秦。春秋时期为齐国柯邑，后改为阿邑，秦时始称东阿，汉置东阿县。此时，东阿、谷城二邑并建，各据一城。东阿城在今阳谷县境内的阿城镇，谷城在今黄石山下的东阿镇。自北齐谷城入东阿。北宋时东迁，明时迁今东阿镇，1948年迁城到铜城镇至今。

东阿城历史悠久，地处冲要，历来志家每多艳称。“城头黄石，瞰狼水岩之，渡口清河贯鱼山浩之”（《山东通志》）。旧《东阿县志》载：“东阿古之名邑也。今盟争战，废垒遗墟，见经史者不一而足。东阿为南北冲瞿，四通八达，东负南山，西北距河，为自

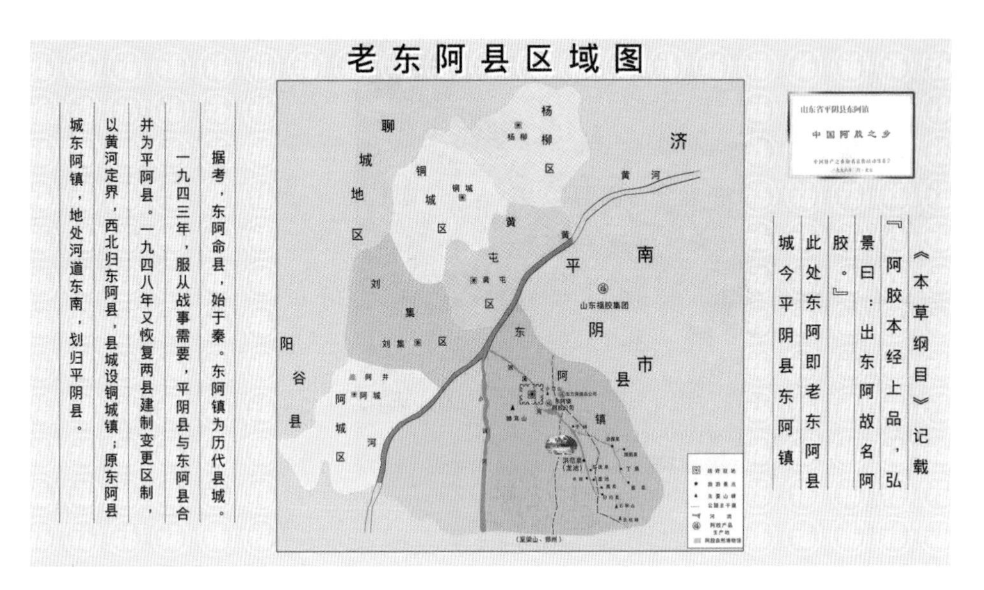

老东阿县区域图

古必争之也。”

东阿，古称“柯”或“阿”。名称含义和来历，源于地处古代齐、赵两国之边境。古济水在境内入大清河（《齐乘》、《山水》）。东流与黄河平行入海。河曲形成大陵，古曰“阿”。战国时阿有二，分别在赵、齐两国。西在赵者名西阿，东在齐者名东阿（顾祖禹《读史方舆纪要》），乃根据当时地形特点与方位得名。一说“阿”即山坳，山窝也。但命名的确切含义和年份，史籍缺乏记载。丁锡田《山东县名溯源》载：“《尔雅》云：大陵曰阿。按东阿即齐阿邑。”王先谦云：西阿属赵，即葛城（《史记》）。赵与燕会阿是也，今直隶安州。言东者，别无西也。《项羽本纪》：大破秦军于东阿，则秦时已加东字矣。

据清人所纂《古今地名大词典》载：“（东阿县）春秋齐柯邑，（春秋庄公十三年）公会齐侯盟于柯。［杜注］‘今齐北东阿，为齐之柯邑。犹祝柯今为祝阿也。’后为东阿邑。秦时谓之东阿。汉置东阿县，故城在今山东阳谷县东北五十里，即今阿城镇，宋徒废；

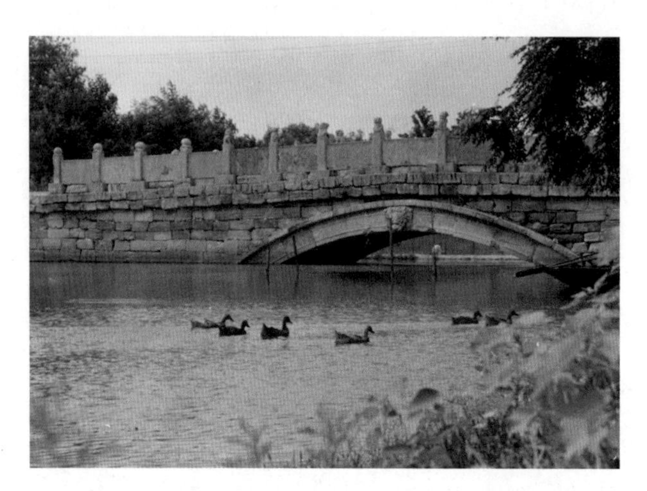

永济古桥图

春秋齐谷邑；后汉古城县；宋移东阿县至南谷镇，在今东阿县南十二里。以移利仁镇，亦在今县境。金徒新桥镇，在今县北八里，明徒今治。清属山东泰安府，今属山东东临道。产阿胶，为补剂上品，名著全国，商标有东阿县印。”

旧《东阿县志》、《山东通志》载：汉时，东阿、谷城二邑并建，也是各据一城，均属东郡，东阿城在今阳谷县境内的阿城镇，谷城在今平阴县境黄石山下的东阿镇。自北齐省（去）谷城入东阿，谷城遂不置，城已成墟。宋朝开宝二年（969），河水为患，东阿县城迁南谷镇（现东平县境的旧县乡）；太平天国二年（977）迁城至利仁镇（今东平县境的大吉城）；绍圣三年（1096），山水环城，县令耿居正迁城于新桥镇（即今旧城村）；明洪武八年（1375）知县朱真，为避黄河之患迁城东阿镇。当时，旧镇重修，为防洪水之患，于少岱山（在东阿镇）西麓狼溪河东岸又筑新城，开东门和东南门，即东西两城五个城门。西城无囚地，县衙、监狱、城隍、土地两庙均设在东城，按八卦反其义而用之，南方丙丁火设“龙王庙”，北方主癸水建火神庙而镇之，于是东阿大活，此说也属无稽。

那时，筑土城，城周围四里一百三十步有奇，高一丈八尺，池

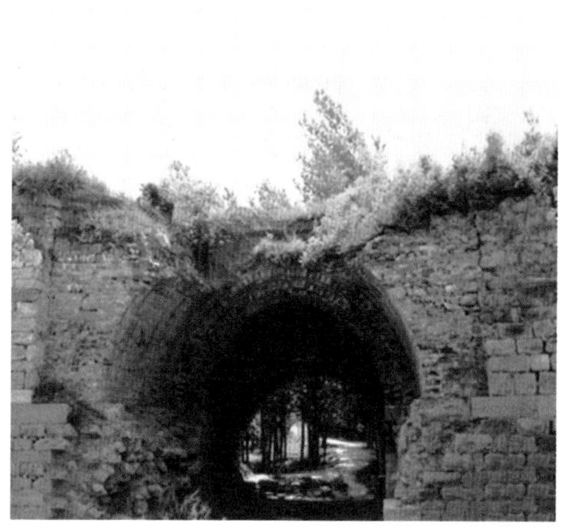

少岱门（东门）

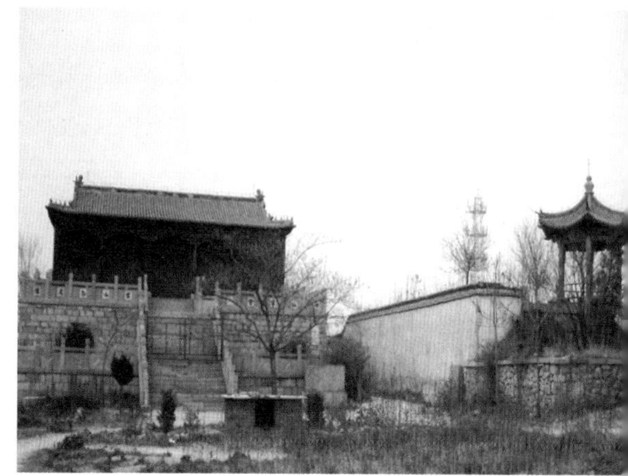

少岱山

阔一丈五尺，深一丈。城楼五座，东门门楣书“少岱”，为“少岱门”；西门为“安平门”；南门为“聚宝门”；北门为“清溪门”；东南门为“天池门”。天池山在城东南书院村。弘治十二年（1499）知县秦昂增修楼堞，更甃砖石，开拓闵廂，深鑿隍堑，从那渐次壮丽。明万历年间（1573—1620），知县田乐、白栋相断增修。城内有狼溪河贯流其中，将东阿县城自然分成东西两半，为方便交通，在河上建弓桥一座，桥的东西两头建门楼各一，以司启闭。清康熙五十一年（1712）知县张楷重修南北两门。康熙五十四年（1715），知县郑迁瑾修东门。乾隆五十七年（1792），知县张晋奉文兴修，至五十九年（1794）峻工，城垣楼堞焕然一新，并于桥上西头汲水处建成栅栏门一座。嘉庆八年（1803），黄水漫溢，狼溪河水不能宣泄，冲刷河东崖城墙四十余丈，知县杨希坚重修加固，民国时期亦有补修城墙和重修大桥东西两门痕迹。

1943年因战事需要，抗日民主政府将平阴县与东阿县合并为平阿县。1948年恢复平阴、东阿两县制，改变旧区划，以黄河为界，黄河以东归平阴县，黄河以西归东阿县，在铜城镇设立新东阿县城（即现址）。作为老东阿县县城的东阿镇，在黄河以东划归平阴县。

因战事和水患，加之东阿县县城由谷城（东阿镇）迁铜城镇后，东阿城已成废墟，城中居民全迁于老城以东高坡处。目前城中只有东门城楼残址、多处阿胶作坊旧址，余阳辉映存有一幅古意。两城中间的那座大石桥（永济桥）傲然屹立，任山洪冲击、黄河水侵害，仍健在无恙。它是古代劳动人民艺术的结晶，是东阿城的标志，是历史的见证。

在东阿镇（老东阿县）城内，跨狼溪河上，该桥将东阿县城分为东城、西城两部分。东阿镇民谣中毛驴在“永济桥上遛三遭”中“永济桥”即是该桥。

第二节　阿胶的历史文化

阿胶有悠久的历史文化，这些文化无不与东阿镇的山山水水等自然条件密切相关。山东以“一山一水一圣人——即泰山、泉城水、孔圣人”闻名天下。东阁大学士于慎行曾诗“泰山岩岩，海水泱泱，文有孔孟，武有孙姜（指孙膑、姜太公），山东山水人物数第一”。平阴县东阿镇在山东省也是以“一山一水一‘圣’人”而闻名遐迩。一山，指狮耳山；一水，指狼溪泉水，一“圣”人，指东阁大学士于慎行。

一、狮耳山

狮耳山，又名虎窟山、死儿山、龙凤山，海拔250米，位于平阴县东阿镇政府驻地西南1500米处。东居狼溪河，西临黄河，是古时东阿镇（老东阿县）城内阿胶作坊熬制阿胶用原料驴的放养

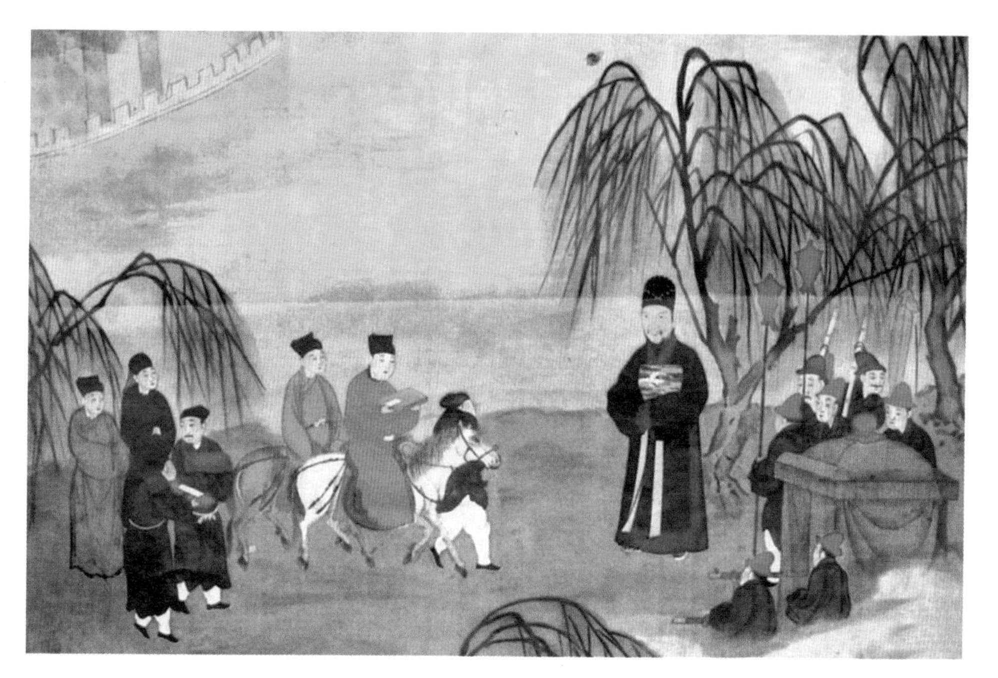

于阁老讲学（选自明代画册）

地。狮耳山之名，缘于其形，远望此山，形似狮耳，耸立于天地之间。

狮耳山，建有虎窟山观。观内有观音堂、虎窟书屋、虎窟禅洞、三仙洞、八仙洞、白虎泉、槐底泉等。观东北有奉国寺，山顶有圣人庙等。此处清幽奇绝，风景殊佳。

虎窟山观坐落在狮耳山主峰北侧山崖下，南依山崖，北西两侧用石砌堰垫成平台。观门为一石砌三间二层建筑，北侧高约8米，突然陡立，令人悚然。底层中间为进观通道，迎面的石壁上书有“虎窟山观”。山门的二层为虎窟书屋，传为明朝进士赵邦彦读书处。

观音堂与虎窟书屋相对，坐南向北，东西三间9米，南北4米，中间一间宽5米，檐高3米，灰瓦覆盖，脊上饰雕砖螭吻、禽兽等。殿内有三尊石观音坐像，初步认定为宋代石像，宋代石像在

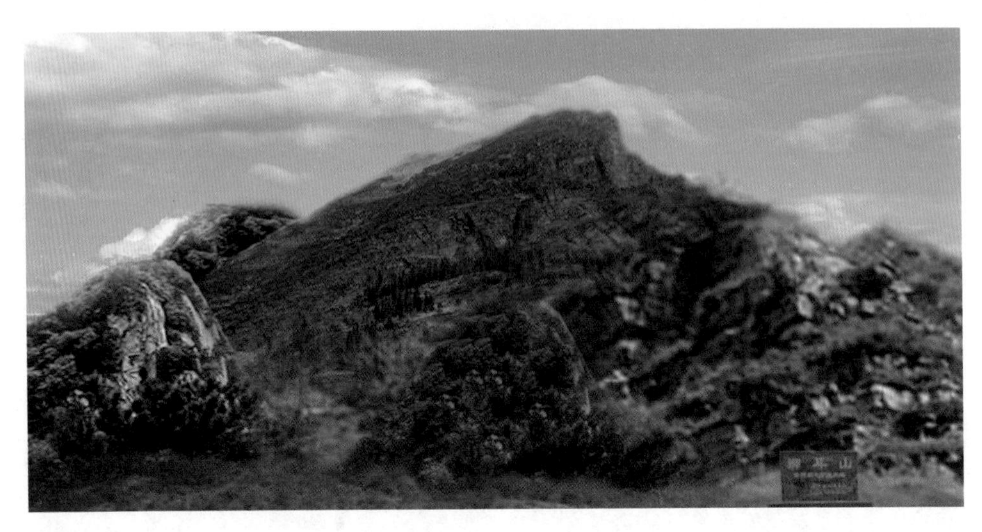

狮耳山

县境内发现较为少见。

观音堂南的石崖下有虎窟禅洞，山洞外树木葱郁苍翠，风声飒飒，不秋而寒。洞内有清末翰林朱名炤诗刻。洞口西的石壁上有明嘉靖十年邑人刘泽沛、陈琨撰刻的摩崖石刻，曰“云门碑”。碑高4米，宽1.2米，风雨剥蚀，字迹较难辨认。观西的石崖下有两泉池：一曰白虎泉，水自石缝中流出，流入石崖上凿出的长方形水池；一曰槐底泉。

观音堂东山崖下有两个天然溶洞，一洞曰三仙洞，传说有道姑在洞中修炼成仙得名。此洞向东十余米又有一洞，曰八仙洞，内有4个口约半米的小洞向深入延伸，深不可测。洞门的石壁上有明嘉靖十五年（1536）题刻的诗文：“山腰禅阁俯人群，乱石虚中喷白云……”

八仙洞下，古东阿八景之一的“虎窟秋风”即出于此。

观音堂东北约1500米是奉国寺。寺在崖下，崖上有泉从石洞中涌出，绕寺流淌。寺内有明朝东阁大学士于慎行读书处。

山顶为平坦的石坪，坪上有建于清朝圣人庙及修庙的石碑。登顶远望，西南东平湖水如镜，西望黄河如带，绕山而过，绿水青山，景色如画。

狮耳山草茂林丰，中草药品种繁多，是一座天然的中药宝库。据考，山上有几十个科属几百种中草药，如枸杞、蓍草、北沙参、白薇、地黄、野菊花、紫花地丁、甘草、远志、益母草、败酱草、天门冬等皆有生长，尤以滋阴补肾的枸杞子为多。古法中放驴于狮耳山饲草，亦有一定的道理，如枸杞子含有甜菜碱、胡萝卜素、烟酸、维生素等成分；蓍草中含有十几种氨基酸，其中必需氨基酸有六种。《中国药学大辞典》载：蓍草作为阿胶制剂配伍的药物之一，为健身强壮和健胃剂。驴饲中草药（特别是枸杞子、蓍草等）后可增强体质，毛色乌亮，皮质含胶高，提高阿胶的质量及出胶率。在此山中放养的驴，其皮是制作阿胶的最佳原料。在虎窟山观南侧的山崖下，发现了两面针这种植物群落。两面针本为灌木，

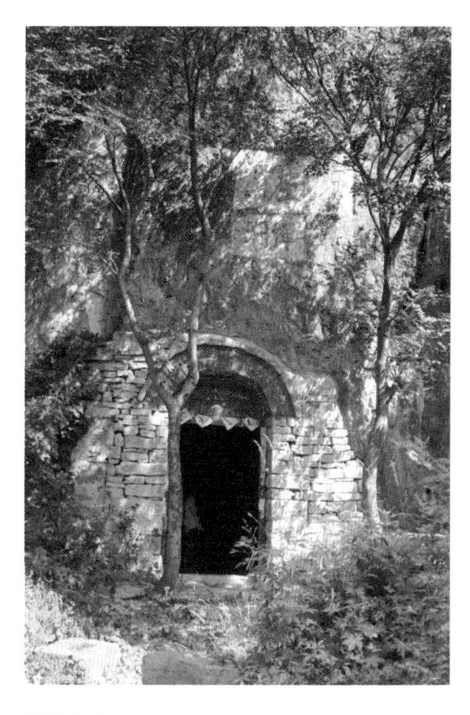

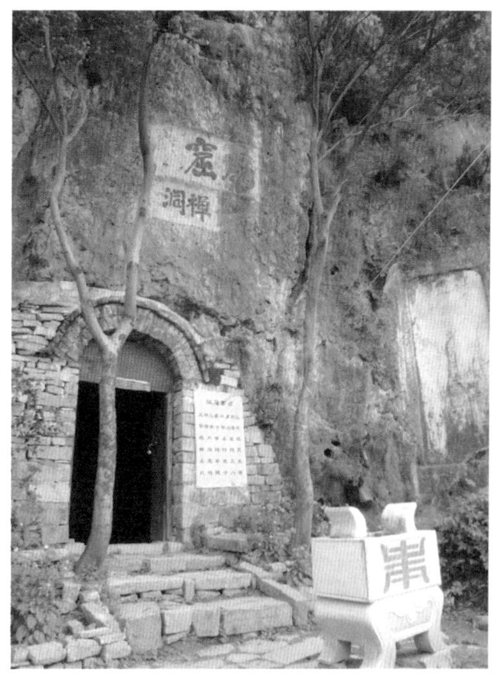

虎窟山观

以叶两面生针而得名，但在此处山崖下却长出了高4—5米、胸围0.4米左右的高大乔木。

古时，东阿城内每年购纯黑无病健驴，牧于狮耳山上，驴食狮耳山之草，皮厚体壮，其皮是熬制阿胶的上等原料。清代，东阿镇城内熬制的阿胶上朝进贡，受到皇封。

清朝同治年间，皇帝载淳曾派一名四品钦差亲临东阿镇，监督购买纯黑毛驴（12头），牧于狮耳山上，饮用狼溪河的水，至冬宰杀取皮，监制九天贡胶，送往京城，专供皇宫享用。其后，每年朝廷都要派钦差来东阿镇监制九天贡胶，以保证贡阿胶的品质纯正。

东阿镇气候四季温和，雨量充沛，生态环境保持良好，无污染，具有得天独厚的毛驴养殖条件。当地政府特别重视东阿镇阿胶的生产及原料基地的开发和利用，正在着手规划狮耳山一带“福胶毛驴养殖基地”及“狮耳山及洪范九泉旅游景点”的开发，即中国阿胶自然博物馆的开发。不远的将来，一个全新的中国阿胶自然博物馆将会展现在人们的眼前。

二、狼溪河

狼溪河，又名龙溪、狼溪，发源于洪范池镇的南部山区，由洪范九泉之水汇聚而成，流经洪范池镇、东阿镇，经山东平阴阿胶厂（现山东福胶集团东阿镇阿胶有限公司）厂前穿东阿镇而入大清河。狼溪河全长26千米，宽30—50米，流域面积118平方公里，最大流量为159 m^3/s，枯水流量为0.5 m^3/s，是平阴县镜内主要河流之一。

据清代道光年间《东阿县志》载：“狼溪源于巘山东麓之狼泉，故名狼溪。”又“龙溪即东南山中诸泉水也，城在两山之间，诸泉会于楮村并西山北流穿城而过，至旧城之南，入大清河，以其或出狼泉，故名。明代朱令以其名不雅改曰龙溪”。《水经注校》：“狼

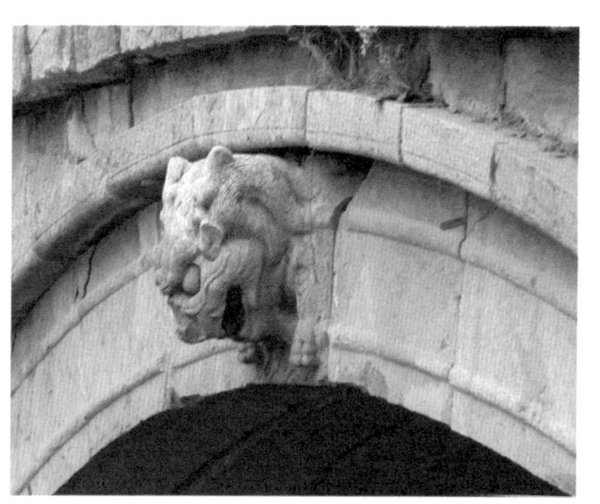
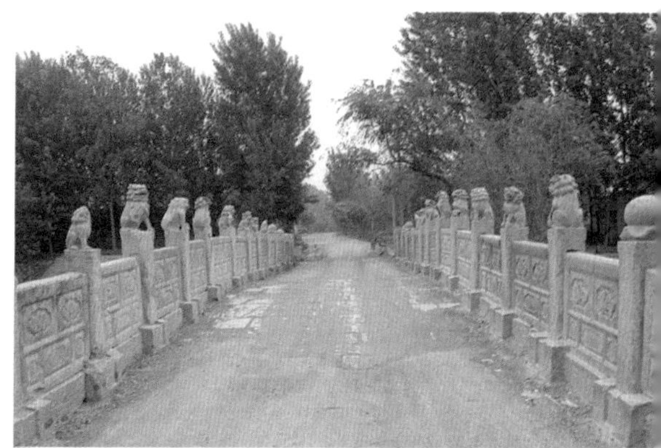

永济桥

溪水出东阿东南崦山下。”崦山即大寨山，在洪范镇政府驻地东南2000米，而狼泉便在它的东麓，因为狼泉和其他的泉水比较近，所以，是狼溪河的最上源头（注：现在，因为狼泉已干涸，洪范泉水成为狼溪河的源头了）。狼泉汇洪范泉、东流泉、扈泉、墨泉、丁泉、白雁泉、拔箭泉、长沟泉等九泉之水汇成的河流名曰“狼溪河（古称狼水）”，向北穿越东阿古城（即今东阿镇）而入大清河（现在的黄河）。

旧志载：“狼溪河与大清河、运河相连，航运货船能直通南（江南）北（河北）和海边（利津），黄河夺清后，漕运不通，黄水倒灌，河道淤积，山洪泛滥。清光绪三十年、三十一年（1904、1905）和民国十年（1921）旧官府曾数次对下游河道疏浚。”狼溪河汇集了各具特色的泉水，各泉虽形状不一，却各有风韵，景色佳妙，形姿称奇，常年清水长流。如今的狼溪河如同一串用硕大珍珠穿成的项链，把平阴的西南山区装扮得闪光耀眼，吸引了无数游人到那里去游山玩水，赏泉观鱼，陶情养性。狼溪河将东阿镇自然分成了东西两城，狼溪中流，著名的永济桥横跨溪上，以济车马行人。永济桥桥型非常雄伟，南北望去横卧如虹，远近驰名。

永济桥原名狼溪桥，距今已有五百多年的历史。据《泰安府志》载：狼溪桥明弘治十三年（1500）修建。当时垒石为三孔，因水冲毁。嘉靖三十三年（1554）改建一孔木桥，高四丈，更名“永济桥”。隆庆三年（1569）重修，稍减其高。现存桥为明万历四十二年（1614）所建。

狼溪春水被称为古东阿八景之一。民国《东阿县志》有“旧城对峙古东阿，中有狼溪一水沱，画出桥边好风景，两行云树拂春波”之美誉。

狼溪河是古时毛驴饮水和泡皮熬胶的水源，也是现存唯一的传统制胶水源。狼溪河水清洌甘甜，水质优良，比重、硬度适中，无有害杂质及重金属，含有多种对人体有益的微量元素，取之烹茶，色泽碧澄，香溢远清，饮之明目清神、满口生芳。自古以来人们就用它制备阿胶，用之熬胶减少原料的污染，阿胶的灰分低，质量易于控制，保存时间长。同时，又因狼溪河水含有丰富的微量元素，与阿胶中的蛋白质结合形成有机盐，从而使阿胶具有广泛的治疗效果。因此，自古至今，狼溪河水成为东阿镇制胶得天独厚的自然条件。

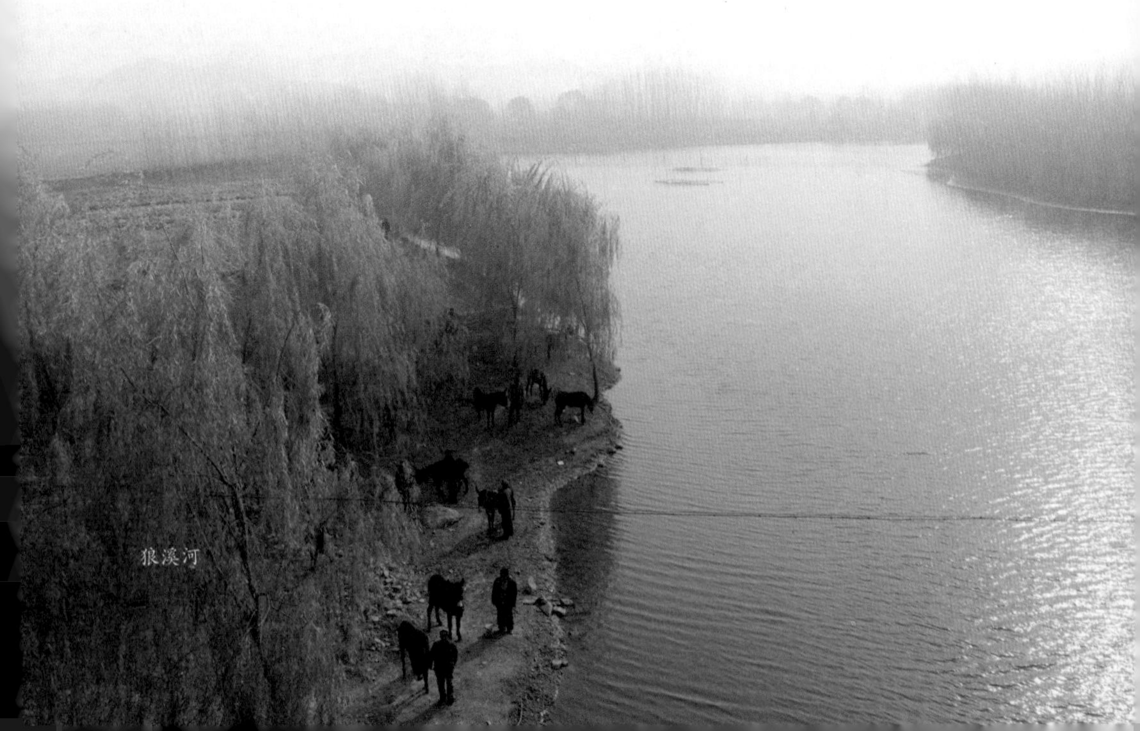
狼溪河

狼溪河因自古以来就作为阿胶的制胶水源，所以它也与阿胶一样为历代医药学家所重视，被历代本草所记述。特别是到清朝时期的阿胶生产更是对狼溪河水情有独钟。

清代曹炳章《增订伪药条辨》云：“阿胶出山东东阿……考阿井在东阿县城西……然此水实为济水之源。其色绿，其性趋下。东阿城内又为狼溪河，其水为漯水之源，乃洪范九泉之水所汇归。其性甘温。故合此二水为最善。”《巾箱说》载：“制阿胶之法，选纯黑驴皮，饮以东阿城内狼溪河之水，至冬宰杀取皮浸狼溪河一月……煎成。”清代王应奎《柳南随笔》曰：“按：东阿城中有狼溪河，欲煎胶者，须用乌驴皮浸狼溪河内百日，刮净毛垢，汲阿井水熬之，火用桑柴，三昼夜始成。”《中国药学大辞典》则记载：“（张隐奄）按古法，先取狼溪河水，以浸黑驴皮，后取阿井水以煎胶。考狼溪河发源于洪范泉，其性阳；阿井发源于济水，其性阴，取其阴阳相配之意。”以上记述均说明狼溪河与阿胶结下了不解之缘。

三、汇成狼溪的九泉水

平阴县境内泉池甚多，洪范山水为一方甲秀，在数十平方公里的层山叠翠之中，狼溪河上游汇集了多处独具特色的泉水。汇成狼溪水的泉水有洪范泉、狼泉、东流泉、扈泉、墨泉、丁泉、白雁泉、拔箭泉、长沟泉等。用洪范水熬制的福牌阿胶历经千年不衰，誉为圣药，驰名中外。

（一）洪范池

洪范池，又称“龙池”。洪范池命名的由来，原有《尚书・周书・洪范》为箕子所传。该池盖因水之洪大而规范故得其名。原《东阿县志》记载：“方广扣丈，深数丈彻澄澈见底。游人掷钱其中飘摇不能遽下，盖泉水上升之气盛矣。”曰“洪范浮金”，为古东阿县八景之一。据清道光十八年（1838）于万俊为重修洪范池撰写的碑记说，公元前11世纪商纣王的太师箕子按照大禹治水的方法修建了方广扣丈、余深倍之的洪范池，使规模宏大的泉水不再泛滥。人们取“洪水就范”之意，便称此池为洪范池。按这种说法，洪范池已有三千余年的历史了。

洪范池水水质优良，是制备阿胶的优质水源。此水为阿胶的生产创造了得天独厚的自然条件。1988年12月经山东省矿泉水勘察鉴定中心、山东省环境卫生监测站、平阴县水资源管理委员会及有关部门，经过一年多的分析勘察，鉴定为锶锂饮用天然矿泉水，被定为济南市洪范池饮用天然矿泉水。此水含有二十多种微量元素，其中，锶、锂、锌、偏硅酸盐等六项达国家规定标准，为国药瑰宝阿胶的生产创造了得天独厚的条件。著称于世的福牌东阿镇牌阿胶，系用此水泡皮熬制而成。

洪范池公园，又称“龙池公园”，占地约3000平方米，位于东阿镇东南7.5千米，洪范镇政府驻地之北约三十米，群山环抱的小盆地中。此地山清水秀，历史悠久，有雄姿峻峭的四大山脉环绕，东大寨山、南云翠山、西黑风山、近东天池山，有雄伟壮观的古建筑庙宇和形象逼真的石雕、文字记载的碑刻。附近山峦环绕，中间突地涌泉，泉水晶莹，四季恒温，旱涝如一，被誉为“风水宝地”。

洪范池泉水经地下涌出，四季长流，流量均衡，泉水水量约1000米^3/日，水清见底，在洪范池泉群中，最为著名。其独特之处，就是不以“旱涝而消长”，即旱涝如一，水位不受旱涝的影响，始终如此；不以“冬夏而温暖”，即长年如一，水温长年保持在17℃恒温，冬温夏凉。冬天会看到池水内热气腾腾，一片雾气，用手一试，热乎乎的；夏天则寒入肌骨，沁人心脾。该水是我国制备阿胶的水源——狼溪河水的源头，亦有“神水”之称。

池北有始建于金代的龙王庙，又称“龙祠”，为金代邑人侯挚督建。龙池与龙祠中间有一空心小过桥渠连接。龙祠是当时人们

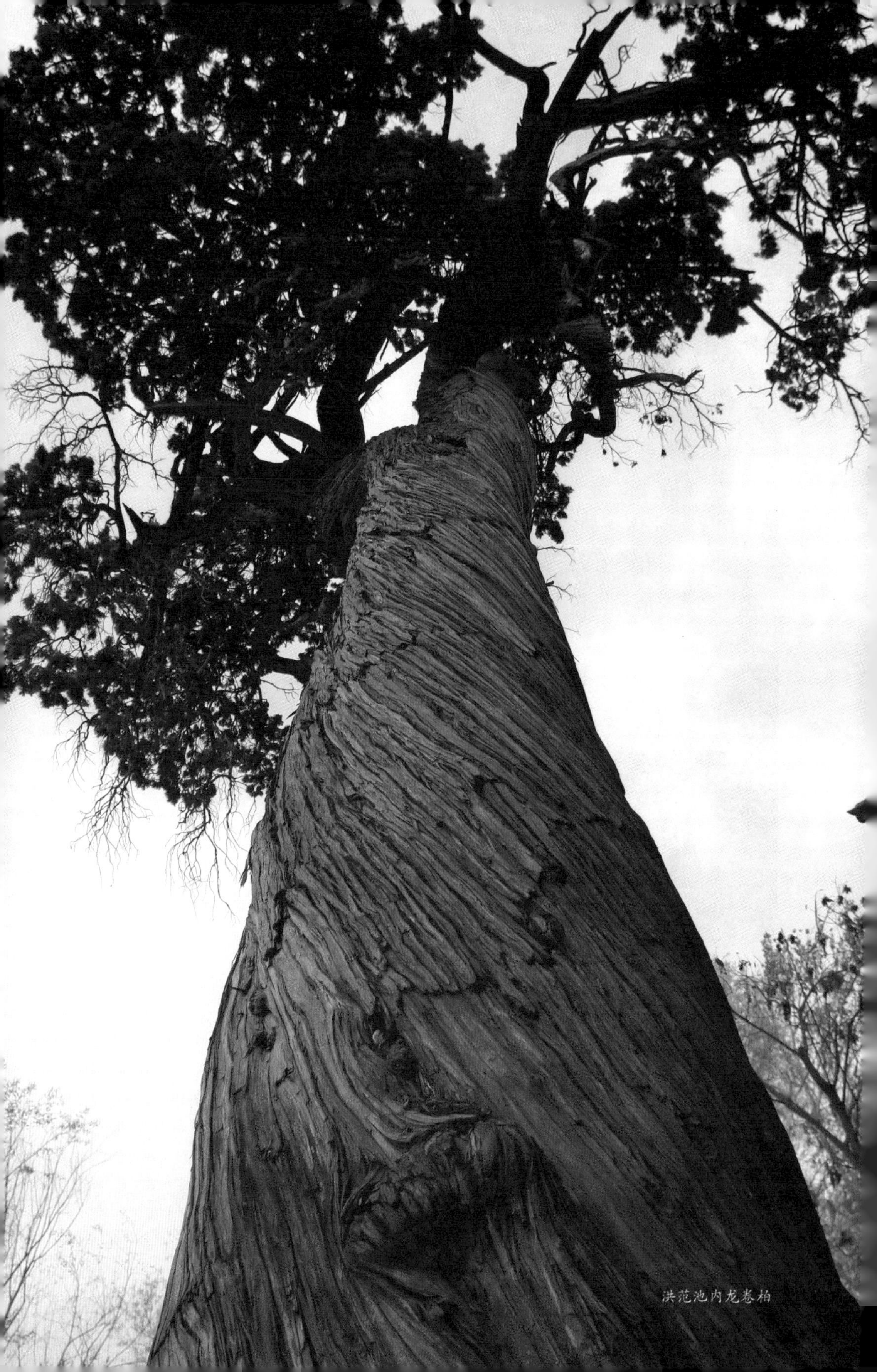

洪范池内龙卷柏

祈求风调雨顺，龙王保佑而建，门额书有“风调雨顺”四字。龙祠坐北朝南，硬山起脊，棕红柱，小青瓦，卷棚式抱厦，饰以吻兽，这种建筑方式在全国稀有（此样式全国仅有两处）。庙内塑有龙公、龙母神像，并有四龙蟠柱，栩栩如生。两侧上方各雕两龙，蜿蜒盘伸，着红、黄、蓝、白、黑、赭石、金七色，活龙活现。风神、雷神、雨神、闪神等各路呼风唤雨的神仙，均紧紧围绕“风调雨顺”这个主题来塑，表达了人们心中的希冀。

庙前有参天苍郁的古翠柏树两株，东边的叫“珍珠翠”，西边的叫“龙卷柏”，树龄均在千年以上。虬枝叶茂，滴绿泻翠，倒影池中，与龙池交相辉映，风景如画，构成了苍虬翻云之奇观。

池后，旧有姜女阁，姜女阁是当地的108位贤惠、孝顺的寡妇为纪念姜女而捐资兴建的。前建八角亭，后架屋四楹，知县李

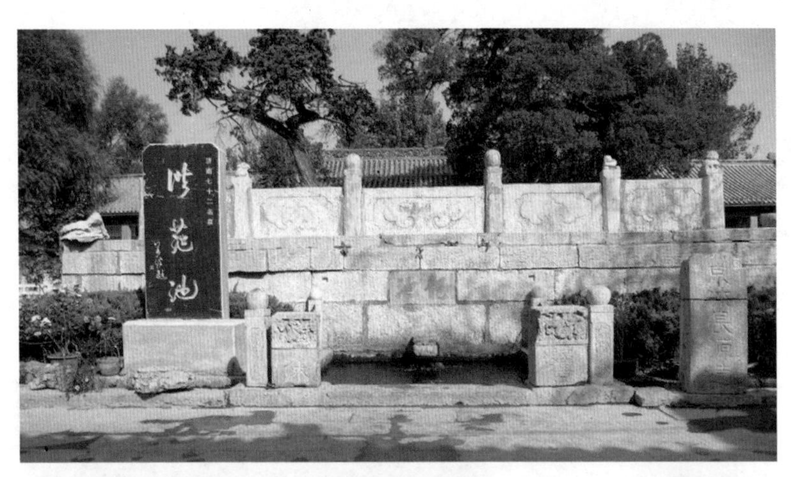

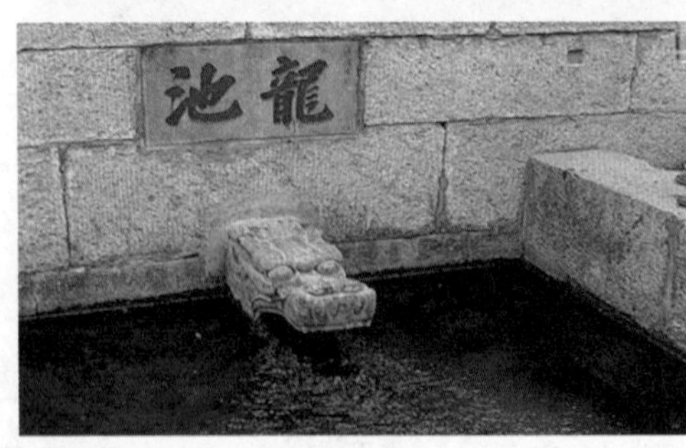

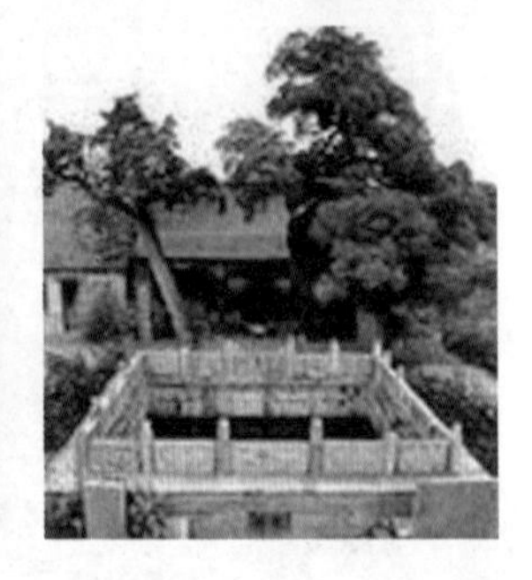

洪范池

贤书额之曰“雨化堂”。山色泉声，沁人心脾，游者多有题咏。知县吴怡集句云：“山色溪声自今古，天光云影共徘徊。”董元度云：“常将潭影照天地，不以消长随春秋。”池之西有重修姜女阁的清碑一通。

洪范龙池的西院原有建筑，先名雨化堂，后改为书院。书院中有一亭，名曰“生经亭”。亭壁上有清翰林院大学士萧培元题诗一首：寻游选胜到山家，洪范池清水亦雅；暑雨润发青柳荫，爽酒香送紫薇花；欣闻蝉琴鸣高树，乐汲龙泉煮名茶；欲解尘缨勤旧案，书斋落日话桑麻。

（二）狼泉

《水经注》云：狼泉出东南大巘山。东南是指东阿县城的东南，大巘山即现在的大寨山，位于洪范镇政府驻地东南，海拔494.6米，是平阴县最高的山脉。《东阿县志》：狼泉“北汇白雁泉，西经石淙，又西至孟姜墓，汇洪范东流诸泉水而为狼溪”。

狼泉，位于洪范池镇东麓9000米大寨山东面，大寨村北，丁泉村南，丁泉村和大寨村的交界处“马虎路”自西（大寨山）向东伸向沟里。因泉紧靠大寨山公园，森林中时有狼群出没，并到此饮水、洗浴，故名。狼泉常有涓涓细流，又因它是洪范诸泉中的最上泉头，所以洪范泉水所汇成的河流叫做狼溪河，因此名不雅后演化为浪溪河。由于狼泉被毁，水量渐小，故狼泉正在被人们所淡忘。现在狼泉已从大地上销声匿迹了。此泉已修入大寨村水库内。

（三）东流泉

东流泉，又叫书院泉，在洪范池镇东1000米外书院村内。系“泰山”向西延伸“大巘山”之脉脚，天池山下，似倚环抱、悬崖峭壁下突飞的一泉，清凉甜润，冬温夏凉，长年碧绿涌流，名为“东流书院泉”。大旱时少水，夏季雨连天，池南、东、西全都出水，

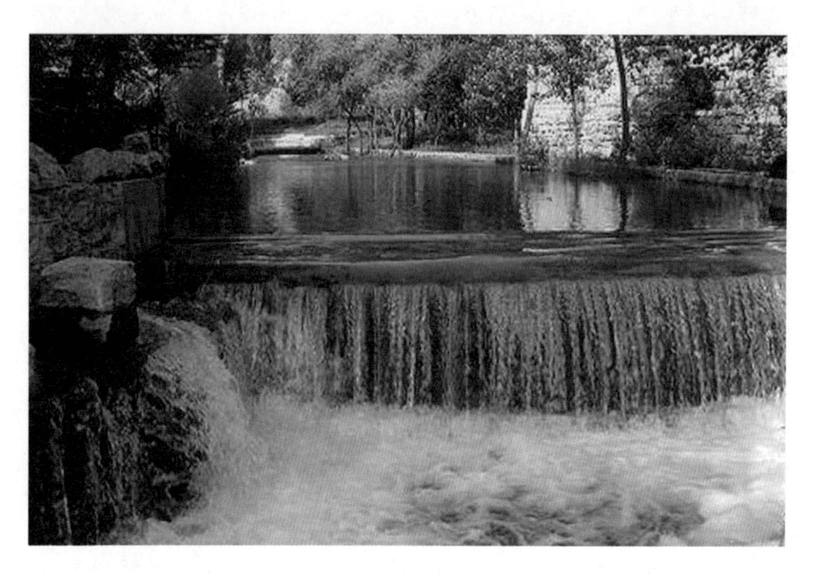

东流泉（又名书院泉）

灌入下游各个水库，汇入狼溪河，至黄河入海。

《水经注》曰："天池山下有泉，名东流泉。"东流泉，因其在洪范池之东1000米处，故名。又因明朝中丞刘隅在此建成书院，所以又名"书院泉"。

明代"文冠一时"的大文学家于慎行同好友朱维京等携手来游时，曾为东流泉留下诗篇："风雨鸣丹谷，林亭倚翠岑。一樽今日酒，千里故人心。树动三秋色，泉飞万壑音。夜凉横吹起，欲听水龙吟。"

书院泉不光山清水秀，风光幽雅宜人，而且池前沟壑溪旁杨柳依依，栩栩如生，隔云遮日，鹅鸭成群，畅游歌鸣，溪水流声作响。可谓："流觞曲水茂林修，家家户户泉水流。椅上观鱼任来去，又听百鸟唱枝头。"在明朝，朱可大和朱应毂两位尚书游览赞赏诗刻碑，仍立于池北。朱可大首诗："院傍三家市，屏开十里岑。石床云作幔，丹壑水成音。转树林正玉，冲波月散金。不知行役苦，但觉空人心。"朱应毂和诗："清流环曲径，翠色映徭岑，山静无人迹，林深多鸟音。雨晴云破练，月上洒浮金。千里来知己，同游惬素心。”书院可谓是家家走泉，户户流水，难怪人们传说这里人家，房屋之间泉水相通，饭菜从厨房可飘至堂屋，堂屋取出饭菜，空盘再飘回厨房。

书院村有小山环抱，泉水喷涌，环境清雅幽静，独具风姿。该地冬暖夏凉，山村水廓，小桥流水，自古就有“小泉城”之美名，乃避暑佳境。元代东平路兵马总管严实在此建有别墅。村中几乎是家家泉水，户户杨柳。再加上村内的“东流泉”，是洪范诸泉中流量最大的一处名泉，池的四周在雨季时遍地是泉，那潺潺流水，时刻让人看到一种江南风光，犹如一个世外桃源。村里的居民自古不掘井，不设水缸，也不用自来水。只是那纵横的泉水穿宅越户，日夜奔流，清澈甘甜，饮用延年。

（四）扈泉

扈泉位于龙池之南1000米处，南天观北侧的一个小山头上，云翠山之北侧的扈山山坳中，因其泉北便是扈国城旧址，为齐时邦国，故名。断崖根外有一个石牛，石牛头仰天卧着，口里喷着水，四季不断，“文革”时有人说牛头是不祥之物，于是就用锤子把牛头砸碎了，只剩下牛身子。后来东峪北崖村的人用火药把牛身子也轰没了，只剩下一个洞，洞里的水常年不干，尤其是夏季，只要下一点雨，出水的“哗哗”声方圆几里都可以听到，震耳欲聋。

扈泉源于一溶洞中，该溶洞口上窄下宽，呈等腰三角形，愈往里愈深愈小，内里直径1米，远望扈泉洞如一张开的大嘴。泉水从洞深莫测的天然溶洞中涌出，涌喷水响10000米都能听到。扈泉之口的悬崖陡壁上十几米高处，镌有明朝进士孟一脉所书的“扈泉涌碧”四个大字。

“扈泉”之扈，是因泉的附近为春秋战国的扈城，现为遗址。《春秋》有记：“鲁庄公二十三年夏，公及齐侯遇于谷”“十有三年，公及齐侯盟于扈。”（这里的齐侯，即齐恒公；谷，即春秋战国时的谷城旧址东阿镇；扈，便是指在扈泉之北的古会盟处——扈城商

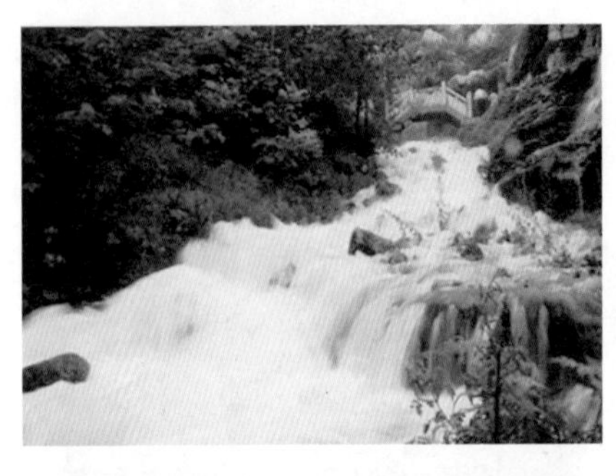

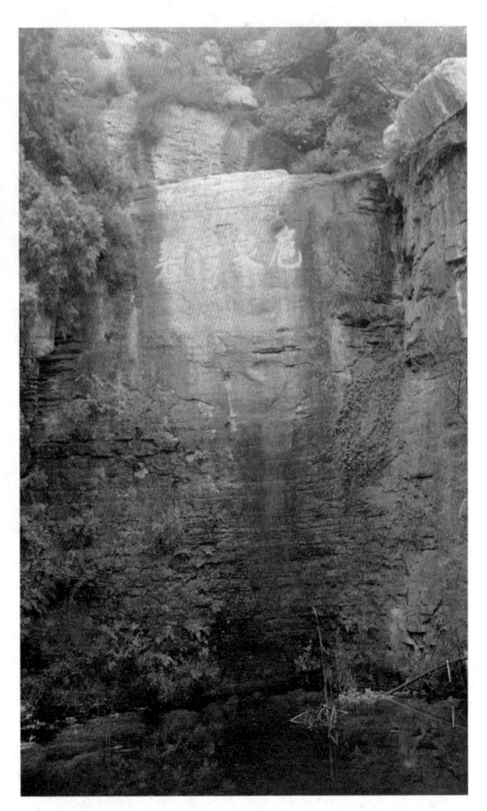

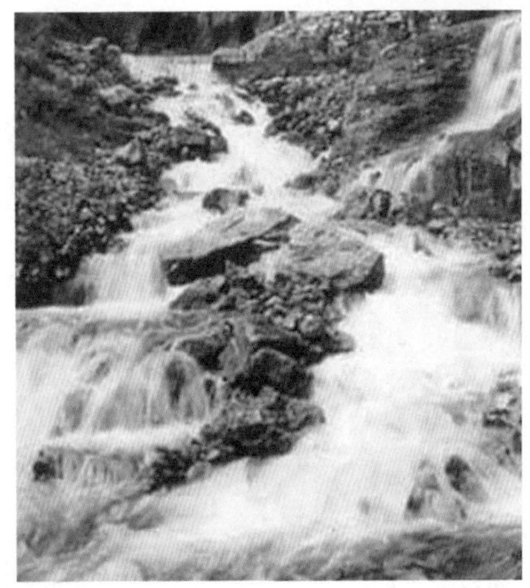

扈泉喷雪

遗址），由此看来，扈泉历史悠久。对于扈泉，县志记载为：“岩石有坎如井，深不可测，大雨时行则泉水从井中涌出，触岩低石声闻二十余里。散于乱石间，如跳珠飞雪，又从悬崖注下，有瀑布之观。”

另外雨后就听到水声如雷，抬头观望水流如瀑，从悬崖飞流而下，阳光一照银光闪烁，确如“跳珠飞雪”。散于乱石间的水流，像一条小溪顺峪而下，哗哗啦啦，如银铃脆响，群众称之为“扈口喷雪”。

“扈泉喷雪”为老东阿八景之一。因泉洞口古有一巨岩，塞其出水口，形似一巨大的牛头（后在“文革”时被毁），窟穴中激流经此石堵，遇大雨盛水时期，泉水从洞中由下而上喷涌而出，喷水如柱，浪花翻滚，触岩抵石，声闻数里，气势磅礴。泉水漫石而过，成瀑布状奔泻而下，如飞虹架空，似霜喷雪，其景蔚为壮观，引来古今文人墨客观瞻吟题。明万历时尉朱可大游此叹曰："噫予，游江南名山水众矣，奇无逾此者。"

（五）白雁泉

白雁泉位于洪范池东偏北4000米、于林东南村的白雁村，泉与村同名，居龙山之南坡。泉池在白雁村中，优质甜润的水供村民吃用。

据说，汉武帝刘秀当年带兵路过此地，时逢酷暑季节，将士们干渴难耐，四处寻不到水。此时，刘秀忽然发现一白雁降落在龙山坡下，汉王说：那个白雁落下的地方肯定有泉。于是，他便让一位士兵前去查看，果然不出所料，此处确有一泉喷涌，将士们一拥而上，痛饮起来。后来，人们便把此泉定名为"白雁泉"。

白雁泉泉水颇佳，四季涌流，日涌量850立方米，村民皆取此水饮用。泉池由重石块砌岸，长5米，宽4.7米，深5米。水呈碧绿，深不见底。水自池南壁龙头口中泻入一方形小池中，而后入

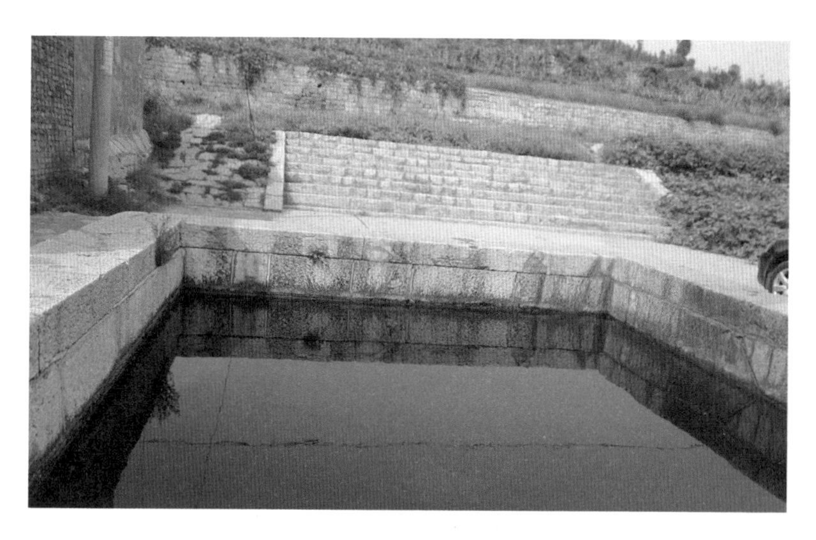

白雁泉

水渠，灌田浇园。白雁泉与其上游的丁泉一起成为狼溪河的另一源头。

（六）拔箭泉

拔箭泉位于白雁村东首高地上、白雁泉之东，当地人称其为“大池”，泉上旧有天平观，为元皇庆元年（1312）严实建，有石碑一通，元詹维高有记。

它的名字的来历和白雁泉出自同一处。据传，当刘秀在白雁泉饮过水后，他看到在此泉东北方向有一群白雁飞翔，于是便取箭张弓射去，雁未射中，受惊远飞，箭却插在了地上。士兵们前去将箭拔出，未料却随剑涌出一眼清泉，故而得名。

此泉水势极旺，常年不涸，而泉池大于白雁泉数倍，泉池颇深，呈正方形，边长19米，深约3米，石块砌成。池中砌一南北石墙，将泉池一分为二，左（东）池狭长而深，右（西）池面阔而水浅。池南壁分别留有溢水口，盛水季节，泉水由溢水口泻出，沿河渠进村和田间，供村民吃水，穿街过户，去兴灌农田，汇入狼溪河。

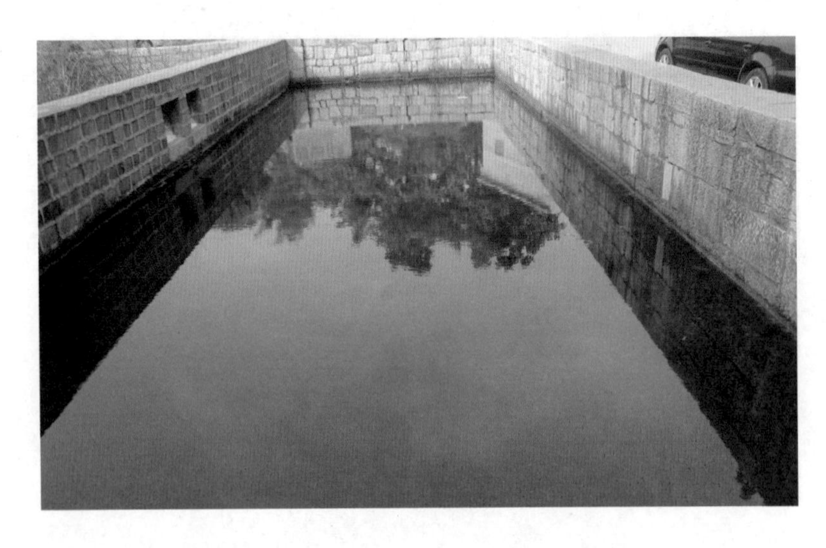

拔箭泉池

（七）墨池泉

墨池，又称墨池泉、子午泉。在扈泉附近一百余米处一平地中，泉池为边长各7米的石砌方池，甚深，水色如墨，故名。取之澄清透亮，清冽甘醇。此泉能随朝夕及月圆、月缺有潮汐，有“一日三涨潮”之奇观。因能在每日子午时准时涨潮，所以又名“子午泉”。此泉旱涝不涸。墨池有三个特点：第一特点，水黑如墨；第二特点，昼夜三潮起变化；第三为老农雨晴预告之先兆。传说为东海海眼，堪称奇观。

根据墨泉的特点有两首诗云：

诗一：

洪范一墨池，昼夜三潮起。
池水似墨玉，出池清如碧。

诗二：

天赐一墨池，灵显子午时。
雨晴它预告，耕种获收知。

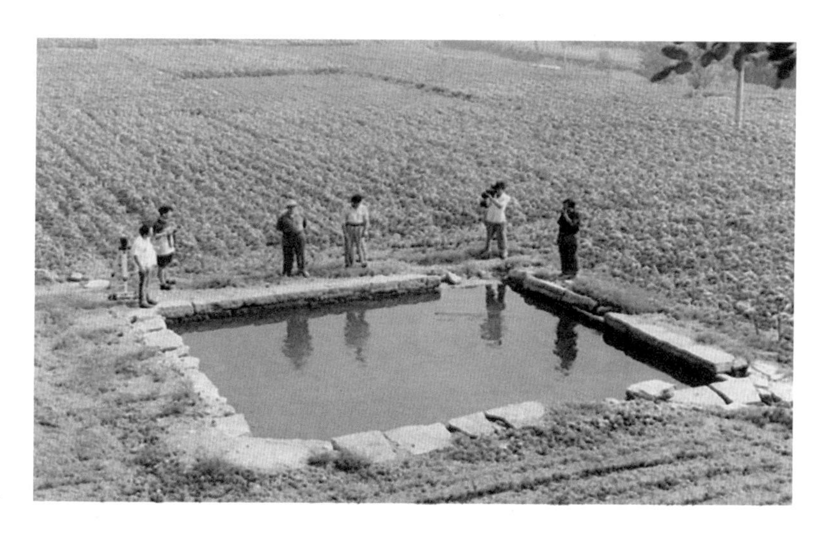

墨池泉

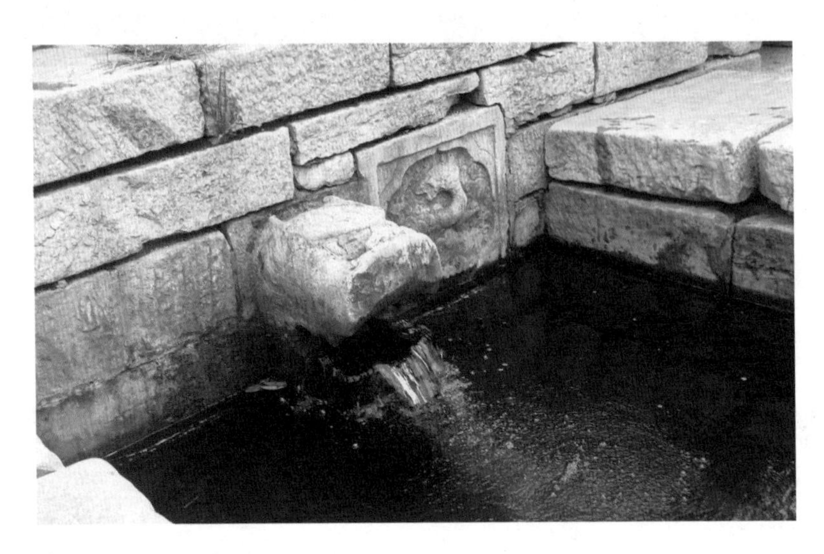

丁泉

（八）丁泉

丁泉，位于洪范池东麓7500米，大寨山东北1000米的丁泉村东首，华盖山（又名韩寨）西侧山脚下，又名丁兰泉。相传，此处为古代二十四孝之一的丁兰故里（刻像敬母的汉代孝子丁兰死后葬于泉边），故而得名。该村也以此为名，称为孝顺之乡。

泉池长9米，宽5米，深3.5米，以青石砌垒，水自岩缝涌出，汇于清池，澄清明丽；再由大池西侧石雕龙头口中跌入西偏北小池，常年不断，日涌水量为1400立方米，盛大时从溢口泄下，浪花四溅，沿街旁小溪漫流。大池池岸四周，围以0.8米高的石雕栏杆。石栏北侧嵌清乾隆七年（1742）《重修丁泉池碑记》，碑载：此池不知浚于何代，元至正年间已重修。现池水极为澄明，池底绿藻，清晰可见。该泉水势很好，长年不涸，可供全村千余户人吃水饮用。盛水季节，泉水从池西溢水口涌下，浪花四溅，沿街旁小河注入狼溪河。

（九）长沟泉

长沟泉在扈山西北，散落在一条长为6500米的深沟中。此沟直通南山，夏时随处有泉，秋冬不涸，北流至洪范池汇东流泉三水合而为狼溪，经谷城东北西注溪水不盈数尺，冷冷流石间清澈可玩萦回十余千米，两岸桃柳宛如书画。这条深沟起源于洪范池镇最南端的刘庄村，经李山头、任庄、陈庄、闫庄、侯庄、张海，顺势蜿蜒北至洪范池汇入水库。因沟之两侧皆系山峦，沟内随处有涓涓细流涌出，因而得名。尽管它的最上头源头已很难喷涌，但周围山泉之水仍能汇集沟内，聚成小河。

（十）天池泉

天池泉，又名“云泉”，也称“天池”，位于洪范池东的天池山顶（书院村的东流泉北的天池山上）。因其处在高山上，只有一池，不盈不涸，故名。

泉水从岩缝中涌出，汇入自然形成的泉池。池成长方形，南北长约1米，东西宽0.5米，深0.15米。天旱不涸，雨季外溢，从池西流下山坡。天池泉东的山坡上生长着茂密的柏树，青葱墨绿。泉西为荒坡，乱石遍地，杂草丛生，远看如群羊放牧山坡。泉西南的山崖有唐代摩崖像两龛4尊，像与人同高，面容丰满，雕刻精美，是极为少见的雕刻珍品。

“天池”之古在于山头突飞一泉，长年流水注入一石崖长2.5米、宽1.3米的石池里，满堰溢流荒山，旱涝不涸。所见诸泉都在沟壑间，唯独“天池”在山巅。

“天池”二字出于老东阿县城（现平阴县的东阿镇）东南门城门楼上，称东南门紧对“天池”山泉。也属谷城名景之一。“天池”前有“仙人足印”。泉水流出走仙人“足印”再入“天池”。

面对“仙人足印”，相传：一步到玄脸（周河村西周林上面大崖子石头上有一足印为一步）；二步下西山（玄脸南坡石崖上有一足印，为二步）；三步到旧县（意思是仙人常到“天池”洗浴饮水之地）。

有诗赞美之。

诗一：

天池吟
东南门对天池山，
幽雅独有凸突泉。
干旱不涸碧水虾，
昔时圣仙长游玩。

诗二：

八景与仙足
谷城八景天池山，
凸突涌水碧不干。
仙人游此留足印，
两步隔山到旧县。

（十一）日月泉

日月泉，又名天一泉、来复泉。位于洪范池镇南蜿蜒崎岖的云翠山腰南天观蓬莱仙院南端的回阳洞中。回阳洞又名长春洞、回阳来复洞，坐南朝北，宽3米，高2.5米，进深5米。南侧为山崖，为人工砌垒石洞。洞南半部中央有两泉池，即日月泉。月泉在南，日泉在北，两泉相邻而不连接，月泉用一块新月形中空石板覆盖，像弯弯的月亮；日泉用一块中为圆洞的石板覆盖，像圆圆的太阳，故得名。两泉口径均为0.4米左右，口下稍宽大。泉深约1米，大旱不涸，丰水时由地下暗渠引入观北水池备用。泉水在两孔间可以往复流动，几经曲折，最后从地下流入天一洞，所以又称“来复泉”。日月泉在全国罕见，独具特色。日、月两泉分别用两块巨石雕刻而成，水自石缝中滴入。无论是日泉还是月泉，其中间大小刚好容桶，水位不以旱涝而涨落，常年不涸，低头观看，碧水如

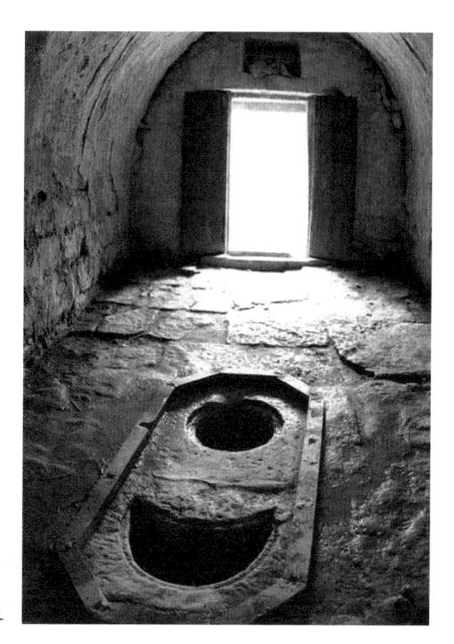

日月泉

墨、凉气逼人，取水饮之，清凉甘甜。

由此看来，想当初是根据日月泉幽雅水美、风景宜人建观修寺的。上有“丘子坪”。其弟子筑观于此，名为“南天观”。在当时是闻名全国的四大观之一。观内建筑有“长春阁”、“玉泉阁”、“蓬莱阁”、“三真观”、“北楼”、“镇武庙”、“龙美庙”、“土地庙”、“东戏台”、看台等。依山势而筑，掩映在苍松翠柏之间，秀景宜人。

今天的日月泉，又是每年六月六庙会上人们必去欣赏的一景。即每年的六月六日，是南天庙古会，远近的达官贵人、平民百姓相聚南天观，拜神灵听大戏。所到数万人，均饮用“日月泉”之水。传说饮用了日月泉的水，可以清心明目、健康长寿。男士饮用日泉中的水，可使男人更加血气方刚；女人饮用月泉中的水，可使女人更加漂亮。如果是婚后的新人喝了还会早生贵子。因而个个游客泉水饱腹。真是乘兴而来，凯旋而归。另传，饮了日月泉的水没有私心杂念，诚心修炼即能成仙。张半仙、莫河仙就是喝了这里的水，诚心修炼而成仙的。

（十二）天乳泉

天乳泉，位于大寨山海拔494.8米的高峰北大顶，在北大顶北头数丈高的悬崖下，一大旋石洞。空中突一乳头称“天乳泉”，旱涝不涸，长年滴水。在雨季天大泉“哗哗”喷流、“嘟嘟”作响，名为“天乳泉”，也叫“滴水盆”。因天乳泉水滴入石窝，似盆而得名。

夏天此处甚是凉快，接饮天乳泉水清甜可口，自觉美哉。冬天此地积滴水积冰，远看如瀑。有老人说：长饮天乳水，能长生不老。真乃世间奇泉也！

自2002年开始，平阴县人民政府把每年的农历六月六日定为泉水节，洪范一带因为泉水甚多，又被称为济南的小泉城。

四、古阿井

古阿井，在今阳谷县境内的阿城镇。因在历史上曾归老东阿县管辖，且用之熬制阿胶，故名“阿井”。相传，在很早以前，西山上有一只猛虎，用两爪刨地得到一泉，喝了之后，变化成人，后人把这个泉修成了井，并用井水熬胶。

据史料记载，古阿井北有一石亭，亭中有一石碑，碑文上写道：唐朝秦王李世民曾委任尉迟恭为钦使，重修此井。最后一次重修是在清光绪五年。以后长久失修，无人照管，石亭早已淤塞难辨。

阿井，似乎与阿胶结下了不解之缘。以往人们往往认为，是因为用了阿井的水制胶才有了阿胶，其实，应该是因为该井属于东阿县管辖而又用该井水制备阿胶，因而才得“阿井”之名。从以下“本草”记载中亦可以证明这一点。

北魏郦道元《水经注》即明载此事。谓：“大城西侧皋上有大井，其巨若轮，深六七丈，岁常煮胶，以贡天府。本草所谓阿胶也，故世俗有阿井之名。”足以证明阿井之名，是因阿胶而来。阿

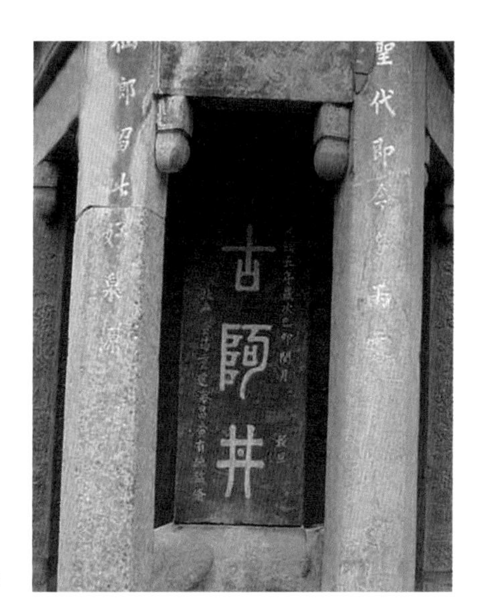

古阿井亭

胶著称于天下，并非因阿井之故，而是东阿先民的智慧和勤劳的产物，是万千次实践和无数汗水的结晶，是后人继承和发扬的结果。这才是阿胶出东阿的历史唯物主义结论。

（一）古阿井的归属

关于阿井的归属，由于行政区划的原因，目前的归属和历史上有所不同。阿井在新中国成立前一直归老东阿县管辖。新中国成立后归属于阳谷县。

阿井的地理位置一直就在阳谷县的阿城镇，阳谷县的阿城镇历史上曾为老东阿县县城，当时，老东阿县城因黄河多次泛滥改道，多次迁城，并于明洪武八年迁城到东阿镇。俗话说，迁城不迁井，事实上也无法迁井。但是，由于许多本草对阿井记载及传说，给阿井增添了许多神奇的色彩。《东阿县志》称："昔有猛虎居西山，爪刨地得泉，饮之久，化为人。"后将此泉为井。因有神化传说，老东阿人用此井水制胶。据传，东阿迁城后，老东阿县人为了用此井水熬胶，不惜用东阿城西八里、黄河东岸的"姜沟山"换取阳谷县阿城镇的阿井，此山归阳谷县管辖，改名“阳谷山”；而此井虽在阳谷县境内，却因用之制备阿胶，又归东阿县管辖，取名阿井。所以，历史上有阿井不在东阿县、阳谷山不在阳谷县的事实。

老东阿县用山换井后，由于黄河多次泛滥改道，致使阿井多次淤塞。据载，阿井于光绪年间做最后一次整修，于清末淤塞，民国年初彻底干涸。加之随着政治中心的转移，东阿镇狼溪河水逐渐成为制备阿胶的水源。阿井也因此被冷淡，以后长久失修，一直无人问津。直到新中国成立后，在阳谷县境内又重修阿井，但原来的古阿井已经不存在。

（二）古阿井与阿胶

历史上，许多本草都有对阿井的记载，唐代以前的本草记载：阿胶出东阿，并未言及制胶用水；宋代时期的本草则记载用阿井水；明清以后的本草则强调用狼溪河水和阿井水，取其阴阳相配之意。然谓取阿井煎胶，早已名存实亡，仅系对传统的追溯和装潢门面的象征或点缀罢了，到目前为止，历史上的传统制胶用水也只有狼溪河水了。

明人卢之颐《本草乘雅半偈》：“东阿井在山东兖州阳谷县，东北六十里，即古之东阿县也。”曹炳章《增订伪药条辨》：“阿井在阳谷县城西，东阿城内又为狼溪河。”

《中国药学大辞曲》记载：“（张隐奄）按古法，先取狼溪河水，以浸黑驴皮，后取阿井水以煎胶。考狼溪河发源于洪范泉，其性阳；阿井发源于济水，其性阴，取其阴阳相配之意。（曹炳章）阿井在东阿城西六十里（即古之东阿县也），此水实为济水之源，其色绿，其性趋下。在东阿城内又为狼溪河，其水为漯水之源，乃洪范九泉之水所汇归，其性甘温。古合此二水为最善。”

旧《东阿县志》中张志秋载：“阿井在古阿城中，其水不盈数尺，色绿而重。”《禹贡传》曰：“济水所经清冽而甘，汲出日久不变，煮黑驴皮为阿胶，可疗风疏痰。”《寰宇记》云：“东阿旧有大井，若车轮，深七八丈，汲以煮胶，每岁入贡即也。”（旧《东阿县志》卷之四七项）阿井淤没年月不详。黄河多次改道，现在的黄河是古济水和大清河的故道(《黄河考》)。

千百年来，由于历代本草对阿井的神化，甚至传云，阿胶必以阿井水煎煮方为真已是千古惯例，向为东阿业胶者必恪守。

清代以来，官府督造贡胶之举渐为民间业胶者的商品生产所取代。阿井虽有人督守，但以金钱贿监井者，亦可取水。然阿井水距东阿城三十余千米，中隔大清河，又加水源渐涸，而业胶取水者日多，得之甚难。尽管如此，每至熬胶之际，取水者或车载、或驴马驮、或人挑，在东阿城至阿井的大路上来往不绝。为取阿井水，人们不知挥洒了多少辛勤的汗水。阿井水甚不易取，狼溪河水却源源无尽。有脚夫取阿井水不慎倾于道而易狼溪河水，用以煮胶未见异者；有兼顾其义，以狼溪河水兑入阿井水煮胶，成胶亦美者；有惮其烦劳，经取狼溪河水煮胶，亦符好胶者。正如前述，东阿阿胶闻名于世，不唯在阿井之水，重要的是胶工们熟练的制胶技艺。时日既久，纵千古惯例，面对现实亦难固守。更加前代贡胶也不以阿井水煎煮者。于是，取狼溪河水日多，取阿井水日少。即医药家也不得不默认折中，谓：阿井水性阴趋下，狼溪河水性阳甘温，取阴阳相配之意，合此二水为最善。

至晚清，阿井水日见干涸，渐变咸苦，有时甚至无水可取，而外地煮胶业起，浙江临平及由东阿移往济南制胶者，均取当地水煮胶。狼溪河水已成为东阿城煮胶的主要水源。即使取来些阿井水，也只是在胶近煎熬成，去除浮沫杂质时兑入锅中。所谓取阿井水熬胶之说，至此名存实亡，仅成为装潢门面的象征或点缀罢了。

（三）古阿井的水质

明代李时珍《本草纲目》：“阿井，在今山东兖州府阳谷县东北六十里，即古之东阿县也。有官舍禁之。郦道元《水经注》云‘东阿有井大如轮，深六七丈，岁常煮胶以贡天府’者，即此也。其井乃济水之所注，取井水煮胶，用搅浊水则清。故人服之，下膈疏痰止吐。盖济水清而重，其性趋下，故治淤浊及逆上之痰也。”陈修道称：“此清济之处，伏行地中，历千里而发于此井中，其水较其旁诸水重十之一二不等，人之血脉宜伏而不宜见，宜沉而不宜浮，以之制胶，正为血脉宜也。”据报道，古阿井水中钙、钾、镁、钠等矿物质含量极为丰富，故色绿质重，每担古阿井水比普通河水或井水重1.5千克左右。

经现代科学分析认为，阿井水中含有丰富的微量元素，同时也含有较多的重金属离子，水的总硬度较高。若在制胶过程中使用该水质，必须经过软化处理，否则制备阿胶的灰分、重金属等超过《中华人民共和国药典》“阿胶”项下的标准。经处理以后的水质也就无什么微量元素存在了。现已有人对李时珍《本草纲目》中制胶水以苦咸为妙的说法提出疑议。而古时本草为什么将阿井说得那么神秘呢？据几十年的实践经验以及老阿胶作坊的一些资料记载，古阿井水在阿胶制作史上曾立下了汗马功劳，但只是在提沫工序而不是整个制胶过程，整个制胶过程要用硬度低的狼溪河水。古阿井水只是在提沫工序发挥独特作用。在提沫过程中，含有重金属离子的水加入胶汁中，胶汁中的杂质与金属离子结合成比重较小的络合物漂浮被除去，达到精炼的目的，此即所谓的“阿井水为引”。可见，古代医药学家强调须用古阿井水熬胶有一定的道理。然而，现阿胶的提沫工序已逐步被先进的过滤技术所代替，而古阿井也已不存在，现在的阿井水与古阿井水水质已发生了变化，因此，当今对阿井水的评价应一分为二。

第三节　东阿镇的制胶作坊

东阿镇是阿胶的集中产地，此地生产阿胶已有两千五百年的历史，在东阿镇有得天独厚的自然条件，而且有世代煎胶的习惯。这里的阿胶制造业，世代相传，盛产不衰，始产年代无从考证。据资料可查，在这里历代有熬胶技术的农民，以农产品换回驴皮，利用冬春农闲季节，先以个体，后以互助合作的方式，熬胶换物或售卖。

自北宋开宝二年（969），东阿县城由阿城镇迁城到东阿镇之后，相继出现了阿胶作坊，加之阿井水渐涸，阿胶制作中心遂由阿城镇转移到东阿镇。至明末清初，阿胶业几乎达到了“妇孺皆通煎胶”的鼎盛时期。规模较大的制胶作坊就有“邓氏树德堂”、“涂氏怀德堂”、“于氏天德堂”、“王氏景春堂”、“王氏林春堂”、“孙氏怀仁堂”、“安氏义寿堂”、“庄氏太子衡老药店”、“陈氏东岳衡药店”、“卢氏协裕阿胶庄（卢协裕钱庄）”等几十家，这些店堂有的专制阿胶，有的前店后厂或行医兼制阿胶，诸家各有所长，各领千秋，但以邓氏树德堂、涂氏怀德堂为最。

东阿镇（老东阿县）城内的狼溪河，汇东南山中洪范九泉之水，穿城而过，入黄河。城中众多阿胶作坊、阿胶厂均到此汲水泡皮熬胶。

一、邓氏树德堂

邓氏树德堂业主，祖籍东阿镇，始产阿胶的年代无从确考，但树德堂的有考历史已有三百多年，如今其第五代传人邓世祥尚健在（为山东福胶集团东阿镇阿胶有限公司的技术顾问）。“邓氏树德堂”从事熬胶兼行医，借助于临床经验，不断对阿胶的制作工艺进行改进，逐渐总结出一整套熬胶的经验，其秘方世代相传，所

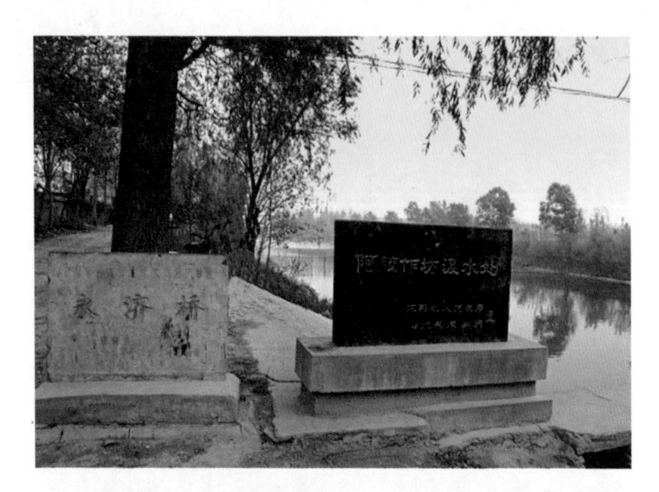

古阿胶作坊汲水处

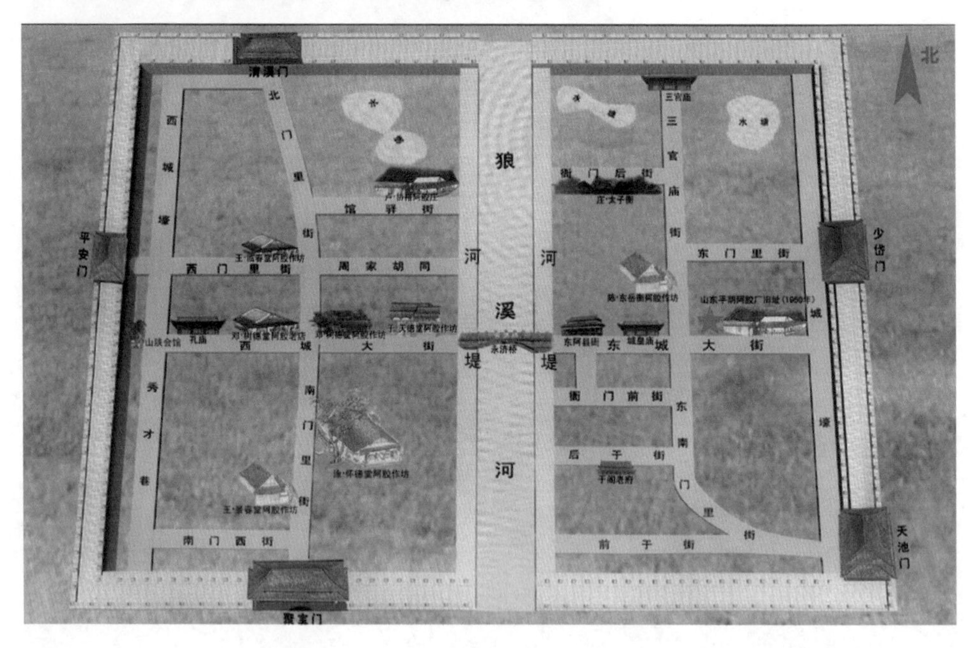

★为1950年在东阿镇（老东阿县）城内建立的中国第一家国营阿胶厂——山东平阴阿胶厂旧址。山东平阴阿胶厂即山东福胶集团东阿镇阿胶有限公司的前身。

产阿胶色质俱佳。至邓世祥先生的曾祖父邓发主业时，所产阿胶冠众家之首，遂放弃行医，专营阿胶。咸丰年间至慈禧执政期间，经当地官府引荐，多次赴京进贡。

清咸丰年间，叶赫那拉氏服用邓氏树德堂的阿胶治好血症，病愈喜得龙子。同治十年，皇帝载淳派四品钦差到邓氏树德堂，监制阿胶极品“九天贡胶”（《平阴县志·阿胶志》）。

从此，邓氏树德堂生产的阿胶被封为“贡胶”，树德堂成为专熬“贡胶”的作坊，成为唯一制作皇宫用胶的药店。邓氏遂放弃行医专营阿胶，生意十分兴旺。产品除纳贡外主销于南方诸省及东南亚地区。

邓发去世后，其子邓元麟主持树德堂。当时在自家院内安放6口锅，雇用9人，加上自己家3人，12个人每年可产阿胶五百多千克。1935年以后，邓元麟之子邓文芳主业，买下10间瓦房作为生产作坊，家中不再生产。店里又增加了人，阿胶年产量达七百五十多千克。邓氏树德堂阿胶店生产规模曾达到：有特号胶锅12口，技工、杂役二十余人，年产量一千多千克。

抗日战争爆发后，树德堂被日寇占领，熬胶设备、工具毁坏，阿胶生产被迫停止。后来邓文芳顶住日寇压力，保住了民族气节，不为日本人生产阿胶。

邓氏树德堂所产的阿胶，因上朝进贡被称为贡胶，其包装特别讲究。邓氏阿胶包装系绢裱盒装，古朴典雅，古香古色，赏心悦目。图案为一花瓶，口插三枝方天画戟，并盖有东阿县印。胶片上印有福字。这福字，是在树德堂上朝进贡时，咸丰皇帝赐予树德堂“福”字后，树德堂即把“福”字作为商标，并将“福”字印在胶片上，以及在树德堂堂店上悬挂，作为该堂店的招牌。

邓氏树德堂所产阿胶，之所以独树一帜，得益于重视质量，遵古炮制。在阿胶的生产过程中，邓氏强调在泡皮、刮毛、焯皮、化皮、靠汁、打沫、过滤、沉淀、出胶、切胶、晾胶、翻胶、擦胶直至包装等几十道工序上都严格按规定程序操作。要求达到形、

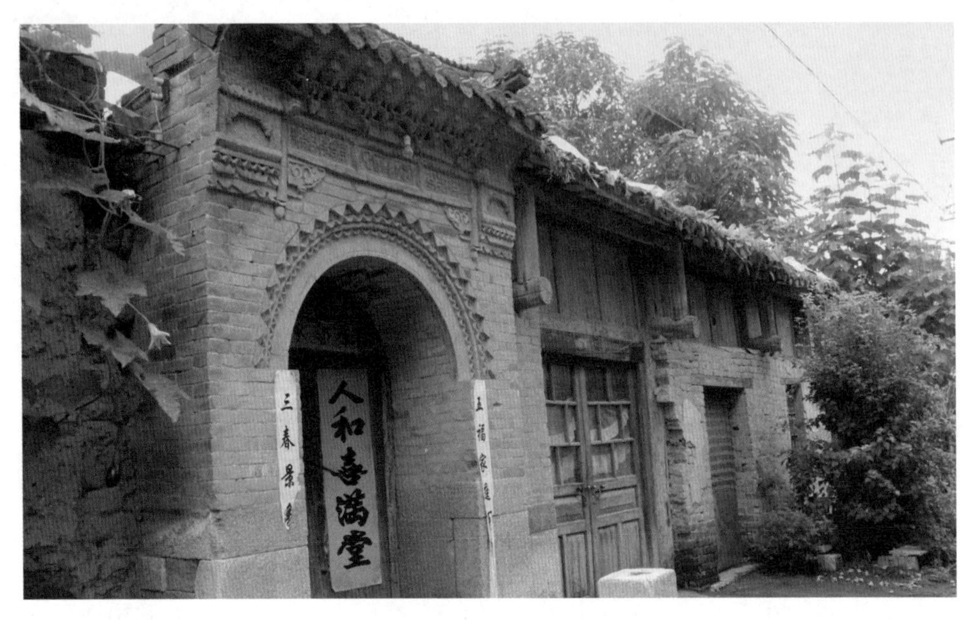

东阿镇（老东阿县）城内现存邓氏树德堂阿胶老店旧址，清代以产“贡胶”而著名。

色、味、效俱纯的标准，也就是“色如琥珀，光如翳漆，质坚而无异味，夏天不软，阴雨天不变形，遇风不焦碎，服之有神效”。阿胶的生产达到了炉火纯青的程度。1914年参加山东省物品展览会获山东省褒奖证书和最优等金牌，1915年获巴拿马万国博览会金牌，1916年获农商部博物产品评比一等奖。1922年获山东历史博物展览会甲等奖证书，1923年在南京医药展览会获一等奖状，1933年获全国出口货品超等奖状，同年又获国货陈列纪念会奖状。产品畅销海内外，至今许多海外侨胞及华裔购买阿胶仍唯识福牌商标。

现在咸丰皇帝赐给邓氏树德堂的三件宝物在哪里呢？

黄马褂已随邓发下葬。因为黄马褂是皇帝赐给邓发的，所以在邓发去世时，将黄马褂随他下葬了。

手折子珍存山东福胶集团。手折子用羊皮制作，由三折组成，文字用金黄色丝线绣成，正文有一百多字，位于中间一折，左右

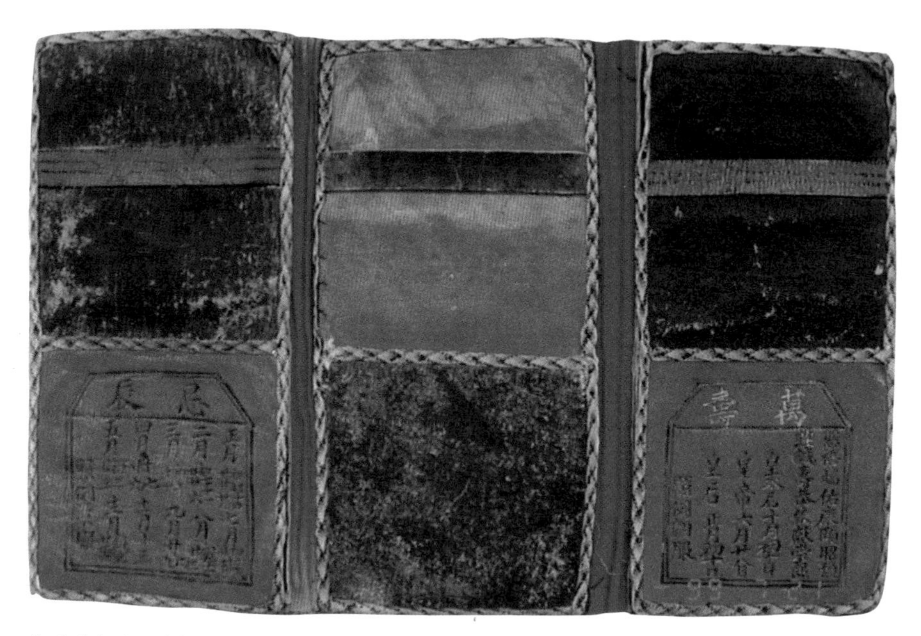

御赐手折子及贡阿胶

两折分别绣有“万寿”和“忌辰”四个大字，意思是在每年的皇家寿诞时，可以凭此折进宫，敬献阿胶。新中国成立以后的1950年，党和政府集东阿镇制胶精华于一体，成立了山东平阴阿胶厂，邓氏树德堂的第五代传人邓世祥先生带着手折子进厂当了技术顾问，这一历史文物，理所当然地成了代表福牌阿胶身价的无价之宝。

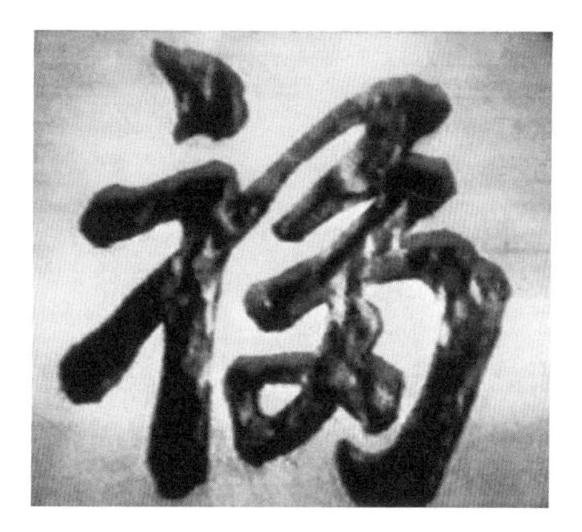

咸丰皇帝御赐“福”字及“福”商标图

东阿镇不仅是唯一的中国阿胶之乡，而且还是历代进贡阿胶生产地，上面是咸丰皇帝赐给邓氏树德堂的“手折子”（现珍存山东福胶集团）及贡阿胶福字已被注册为商标，由福胶集团独家使用。

1979年国家开始整顿注册商标时，山东平阴阿胶厂将“福”标记作为商标注册，1980年获商标注册证书，从而“福”作为山东平阴阿胶厂（今山东福胶集团东阿镇阿胶有限公司）独家专用商标，受到法律保护。福牌商标也是山东阿胶的出口商标，在东南亚一带及世界各地华人心目中享有较高的信誉。1992年、1997年、2002年连续与东阿镇牌商标双双获得山东省著名商标称号，2007年成为中国驰名商标。福牌阿胶原为邓氏树德堂进贡朝廷之胶，现为国家一级中药保护品种，销往香港地区及东南亚一带，占香港市场及同品种出口和地区销量的95%以上。“福”商标以显著的名牌效应为国家出口创汇，给企业带来效益。

“福”标记为清咸丰帝赐予邓氏树德堂阿胶老店，用在阿胶上作牌号使用。

二、涂氏怀德堂

涂氏怀德堂系东阿镇前店后坊兼行医之代表，其家族系世代医药名门，祖籍江西南昌。道光八年（1828）慕阿胶之盛名，全家迁往东阿镇，于实地研究制作阿胶，现仍健在的山东省平阴县中医院主任医师涂世铎先生之曾祖，名我梗，字澄清（1803—1871），博览医药书籍，医道颇深，名重一方，卒后封“中宪大夫”，晋封“通议大夫”。曾著《涂氏耐冬轩医案》一册，今佚。其祖名涂令照，字耀华（1845—1896），幼随父司医，经口授身传，深得其要，与我梗齐名，善治温病，甚有名望，卒后赠“奉政大夫”，晋封“中宪大夫”，著有《涂氏耐冬轩医案》二册，亦佚。

涂氏家族，贯通医学，精习经方，故深得阿胶熬制之奥妙，加之医案病例，临床施治，使阿胶研制如虎添翼。

涂氏在长期行医中进一步对阿胶的配方及制作加以筛选改进，提高了阿胶的功效。先后制作改进了“参茸阿胶”、“藏红花阿胶”、

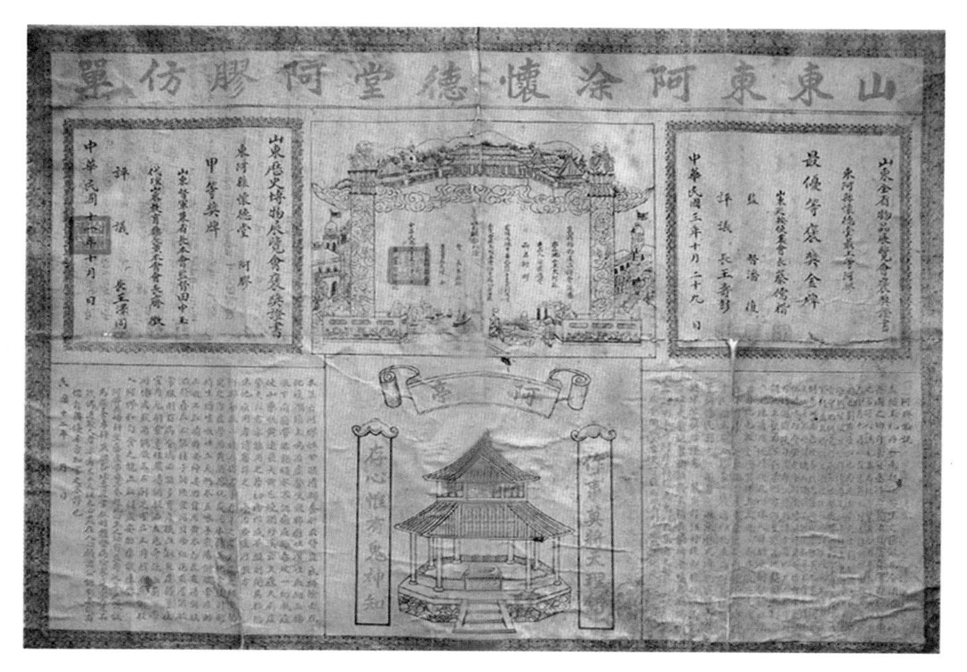

涂氏怀德堂阿胶仿单

“龟板阿胶”、“柏枝阿胶”、“尚清阿胶”等多种功能的阿胶，与邓氏树德堂阿胶齐名于世。1914年、1916年、1922年三次分别获农商部、山东物品展览会及山东省历史博物展览会之“一等”、“最优等”、“甲等”奖牌证书。

涂氏怀德堂阿胶包装，系深红色绢裱，双层盒。烫金“万”字图案，双层长方盒式包装，内盒为古琴式，典雅大方。其生产规模：有特大号煎胶锅10口，技工、杂役二十余人，年产阿胶五百多千克，产品销往南方诸大城市及东南亚一带。

从邓氏树德堂、涂氏怀德堂两例，可窥见新中国成立前东阿镇阿胶业之一斑。为继承和发扬祖国医药遗产，使阿胶这一珍品服务人民，平阴解放后，人民政府很重视阿胶生产，于1950年迅速组建了山东平阴东阿镇阿胶厂。由于原制胶作坊相继歇业，行医者转到医疗单位，制胶技术人员多数转到阿胶厂。自此，东阿镇的阿胶生产，由东阿镇阿胶厂（即今山东福胶集团东阿镇阿胶有限公司）独家生产。

三、于氏天德堂

清咸丰年间，于氏创办“天德堂”阿胶作坊。1933年“天德堂”资本3300元（银元），年产阿胶200公斤，产值2400元，销往山西、陕西等地。相传于氏天德堂阿胶以质优价廉深得百姓欢迎，这一信息在2008年山东福胶集团进行《东阿镇福牌阿胶制作工艺》国家非物质文化遗产保护普查时得到证实。从东阿镇于氏天德堂阿胶老店后人中征集到的清朝道光钦赐圣旨记载中，查证该圣旨是当时于氏阿胶作坊主人于万秀因进贡阿胶本可获封，但是他却将此机会要求给了自己的祖父母，所以朝廷就褒奖了其祖父母。整个圣旨历经百年，保存完好，是东阿镇传统阿胶制作鼎盛时期的历史见证物之一，成为研究阿胶历史文化、地域文化、阿胶皇家文化的重要文献资料。

同时，在文化遗产普查时，还征集到了于氏天德堂阿胶作坊生产阿胶贮藏中药材罐一件，清朝中期物品；清咸丰年间阿胶一件；真正阿胶发行牌匾一件。以上阿胶历史文物填补了于氏天德堂无历史记载的空白，同时还印证了东阿镇生产阿胶不但为皇宫、达官贵人专用，而且还有专为平民百姓提供平价阿胶的阿胶作坊。

四、陈氏东岳衡老店

陈氏东岳衡设在东阿古城官驿街路北，东阿城内知名阿胶老店之一。陈氏世居东阿直沟头庄，祖上世代行医，至道光年间始做阿胶，以做配方。咸丰年间，店主陈清瑞（一世）迁至东阿东门里制作阿胶，店门冲要，规模扩大，主产加药料的有“福字精制”、“禄字真正”、“寿字上品阿胶”和“禧字上品清胶”四大类，因其诚信经营、品质上乘，不仅作为东阿县衙向上之贡品，还远销江南诸省及海内外。

陈氏东岳衡老店陈氏世居东阿城内，始做阿胶源于业内同仁委托购买阿胶，每次为委托者购买阿胶后，唯恐买到假阿胶而对不住朋友，延误病人治疗，下决心设立陈氏东岳衡阿胶庄，制造阿胶。现珍藏于山东福胶集团阿胶博物馆内的《山东东阿县迁居城东北东直沟头庄东岳制胶厂仿单》记载："鄙人世居东阿城内，亲朋托以购胶者屡屡，阅手在安，识和璧之真，弗制造从心，恐有鱼目之混，兹特设协玉胶厂。"

陈氏东岳衡老店严尊祖训"济世活人"，在阿胶制造中："采佳料，诸良技，如法煎熬，惟期疗疾之有功，不敢欺人以骗世"，不断切磋琢磨，精益求精，其制作技艺更加精湛："先将阿产黑驴皮十八张，置于狼溪河内泡至四五日，捞出去毛割成方块，淘洗洁净，倒入锅内煮之，再煮数次注入阿井水，用桑柴火煮九昼夜，提出秽物泥土，六次将锅内所剩不化之皮毛取而弃之。每次注澄清液一次即精炼提一次后，熬汁一昼夜而胶始成，倾于模内，凝冷之，用制板切成条块，择清净室晾干即成。滋将主治之症与服用之法开列于后，以备检查。"

"七七"事变，东阿城内阿胶作坊纷纷停业或逃匿外地，唯独陈氏东岳衡老店回老家直沟头村，薪火相传，坚持生产阿胶，成为新中国成立前东阿城内最后一家制胶者。

第三章

阿胶的生产工艺

阿胶的生产距今已有两千五百多年的历史，在漫长的生产过程中，经数代医家及药物学家的潜心研究和实践，不断地弃其糟粕，取其精华，先后经过多次改革，生产工艺日臻完善，但受“遵古炮制”的限制，发展缓慢。近年来，由于新技术、新工艺、新设备的不断引进，阿胶的生产才有了较大的发展，但仍以传统工艺为主导。

阿胶的制备工艺经历了漫长的岁月，随着社会的发展、科技的进步，不断改进。由原来的桑木柴火直火熬胶（1958年前）、煤炭直火熬胶（1958—1975年）、蒸汽敞口锅制胶（1975—1977年）、蒸球加压滚动提汁（1977—2000年），到目前的蒸球静态提汁新工艺（2000年至今）、恒温恒湿晾胶（1985年至今）、微波干燥（自1990年至今）。这些工艺的改进，历时两千五百多年，且不断完善。

1958年：地处济南东流水的“宏济堂阿胶厂”，首次试用以煤炭代替桑木柴火，并获成功。在两千五百多年阿胶的生产史上第一次出现了“叛逆”，从而推动了阿胶生产的发展。将阿胶制备用火源由原来的桑木柴火改为煤炭，实现了阿胶生产史上的第一次改革。

1975年：将中药技术引进于阿胶的传统工艺中，采用了常压蒸汽制胶工艺。化皮时间由原来的9天缩短到2天，浓缩时间也有了较大的缩短，从而减轻了工人的劳动强度，提高了劳动生产率，减少了污染，提高了产品质量，结束了两千五百多年来阿胶采用直火熬胶的历史。阿胶的制胶用火源由煤炭火改用蒸汽制胶新工艺（敞口锅化皮），实现了阿胶生产史上的又一次飞跃。

1977年：阿胶业的专业人员，在取得蒸汽制胶经验的基础上，开始试验加压化皮新工艺，并获成功。阿胶的生产实现了蒸球加压滚动化皮熬胶新工艺，该项工艺的改进提高工效30倍，降低煤耗41%以上，降低主耗率13.6%，氨基酸总量增高7.6%，提高了阿胶的产量，大大减轻了劳动强度。阿胶的生产由手工操作进入了半机械化生产，为阿胶的机械化生产奠定了基础。

1985年：对阿胶切、晾、包工序的恒温、恒湿、半无菌操作的工艺进行研究，并获成功。将空调技术用于阿胶生产，实现了恒温、恒湿晾胶新工艺，从而结束了两千五百多年来因受自然条件限制仅局限于冬季生产（半年生产半年闲）的历史，实现了阿胶的常年生产。设备利用率提高了40%，全员劳动生产率比改进前增长4417元/人。内销阿胶晾胶周期由原来的阴干45—60天缩短到25—30天，出口阿胶晾胶周期由原来的280—300天缩短到75—90天。

1990年：将微波技术应用于阿胶生产，实现了微波干燥新工艺，大大缩短了晾胶周期，提高了阿胶的胶块平整度和生产效率，提高了阿胶的质量和劳动效率。

2000年：在原蒸球加压滚动化皮工艺的基础上，又试制成功了静态密封提汁新工艺，既节约能源，又使阿胶的质量易于控制。

总之，阿胶的生产工艺，由最传统的制胶工艺到目前生产工艺，几经改革，历时几千年，且日趋完善。

第一节　阿胶的传统工艺

一、阿胶传统技艺概述

阿胶远在东汉时期问世的我国现存最早的药物学专著《神农本

草经》中就有记载，其后历代本草均有对阿胶的阐述撰录。自清代以来，阿胶的生产工艺逐渐成熟，本草对其制备方法的描述也越来越全面，如清代王应奎《柳南随笔·续笔二》、清代张志聪《本草崇原》、清末曹炳章《增订伪药条辨》及1935年前世界书局编著的《中国药学大辞典》等均对阿胶制备方法有详细的类似的论述。《中国药学大辞典》载："按古法，先取狼溪河水，以浸黑驴皮，后取阿井水以煎胶。考狼溪河发源于洪范泉，其性阳，阿井水发源于济水，其性阴，取其阴阳相配之意，煎炼四日，而后成胶。"又"阿胶自山东东阿县，以黑驴皮，阿井水煎之……考阿井在东阿县城西，县志云：昔有猛虎居西山，爪刨地得泉，饮之久，化为人，后遂将此泉为井，然此水实为济水之源，其色绿，其性趋下；东阿城内又为狼溪河，其水为漯水之源，乃洪范九泉之水所汇归，其性甘温，故合此二水为最善；再按规定，每年春季，选择纯黑无病之健驴，饲以狮耳山之草，饮以狼溪河之水，至冬宰杀取皮，浸狼溪河内四五日，刮毛涤垢，再漂泡数日，取阿井水用桑木柴火熬三昼夜，去滓滤清，再用银锅金铲，加参、蓍、归、芎、桔、桂、甘草等药汁，熬至成胶。其胶光洁，味甘咸，气清香，此即真阿胶也"。真胶不作皮臭，夏月亦不湿软。

在道光八年东阿县知县李贤书撰写的阿胶仿单对其制作技艺进行了详细的记述："制胶法：春时选黑健驴，饲以狮耳山之草，饮以狼溪河之水，至冬至前一月，取皮投狼溪河内浸透、刮毛、涤垢，用桑柴阿井水熬七昼夜，滤极清，用银锅金铲再熬两昼夜，始收成胶。其色光亮，气清香，此真正阿胶也。"

在东阿镇传统阿胶作坊协玉阿胶庄制胶仿单记载："先将阿产黑驴皮十八张，置于狼溪河内泡至四五日，捞出去毛割成方块，淘洗洁净，倒入锅内煮之，再煮数次注入阿井水，用桑柴火煮九昼夜，提出秽物泥土，六次将锅内所剩不化之皮毛取而弃之。每次注澄清液一次即精炼提一次后，熬汁一昼夜而胶始成，倾于模内，凝冷之，用制板切成条块，择清静室晾干即成。滋将主治之症与服用之法开列于后，以备检查。”

古法制备阿胶十分强调自然条件。清咸丰年间东阿镇制胶作坊“邓氏树德堂”的阿胶，进宫治好了慈禧的血症，保住了龙胎，受到皇封。同治十年，皇帝载淳曾亲派一名四品钦差，前来东阿镇购买纯黑健驴十二头，派人放牧于狮耳山上，饮狼溪河里的水，至冬宰杀取皮，依法煎胶，带回宫中，为皇宫受用。之后，朝廷每年都要派钦差前来东阿镇监制九天贡胶。可见古代制备阿胶对制胶用水质（狼溪河水）、制胶用设备（银锅金铲）、制胶用火源（桑木柴火）、制胶用原料（啃狮耳山草、喝狼溪河水的驴之皮）等是非常讲究的。

关于阿胶制作技艺，在东阿镇一带民间广泛流传着“小黑驴白肚皮，粉鼻子粉眼粉蹄子，狮耳山上来啃草，狼溪河里去喝水，永济桥上遛三遭，少岱山上打个滚，至冬宰杀取其皮，制胶还得阴阳水”的民谣。其实，这正是东阿业胶者用料考究、做工精良、注重质量的真实写照。随着时代的发展，传统的生产工艺逐步被改进。但许多传统的工艺要点对现代阿胶的生产及产品的质量控制仍有重要的意义。

阿胶的传统制作技艺，历经两千多年来制胶业主以及历代医药名家的潜心研究和实践，不断去其糟粕，取其精华，日臻完善。长期以来，阿胶传统工艺仅以言传身教、以师带徒相传，无详细文字记载，精湛工艺更是密不示人，各传统阿胶作坊业主有传男不传女的祖训家规。

二、传统阿胶技艺方法

东阿镇福牌阿胶制作工艺分原料炮制、取汁煎胶、浓缩收胶、凝胶切胶、晾胶、擦胶、包装等工序。整个过程有49道工序，需要60—90天才能完成。

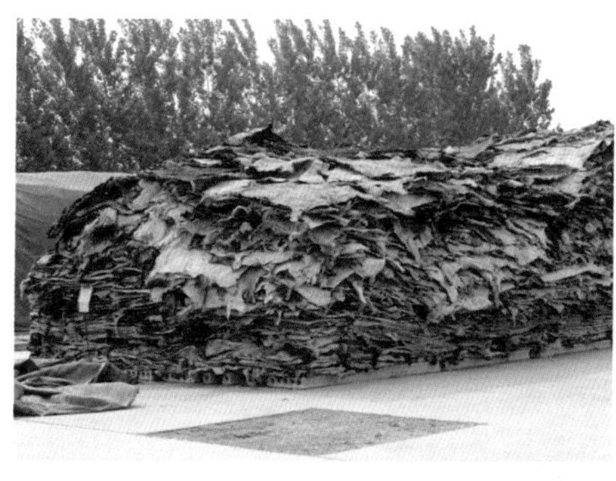
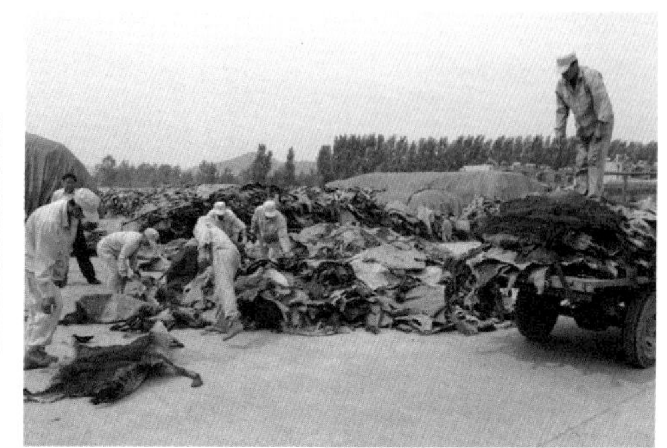
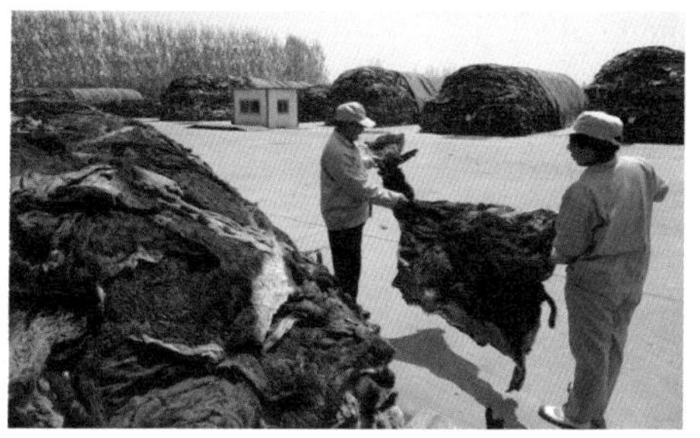
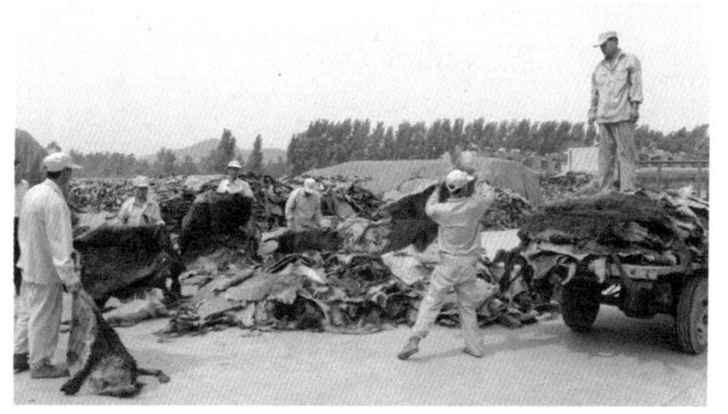

挑拣

（一）原料处理

1. 选料

首选狮耳山纯黑无病之驴皮；次选河北、新疆、内蒙古、西藏张大皮厚无虫蛀、无霉变、无腐败优质驴皮，备用。

2. 泡皮

将选择好的驴皮一次投入泡皮池内，加狼溪河水至高出驴皮10厘米为宜，每天换水1—2次，浸泡驴皮5—7天，至皮泡透。

3. 刮毛

将泡透的驴皮置于木凳上，先将里面的腐肉和脂肪除去，再将表面的毛刮掉。

4. 切皮

切皮也叫铡皮，刮毛后的驴皮，可以进行铡皮了，铡皮的要点是将去毛的驴皮切成40厘米左右的方块。

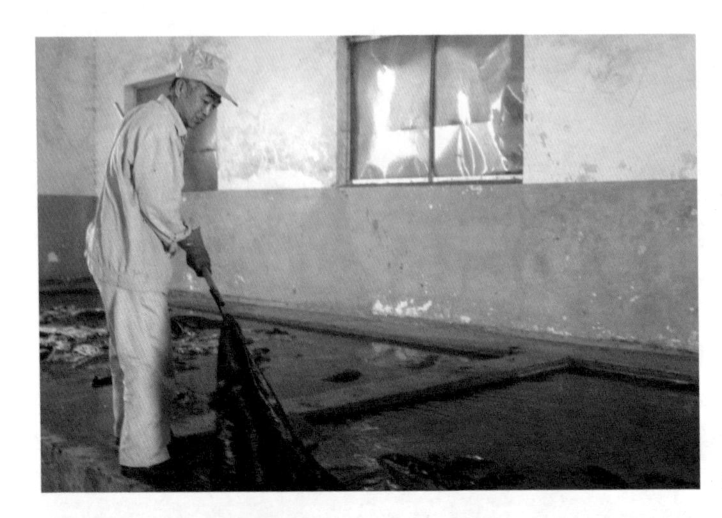

泡皮

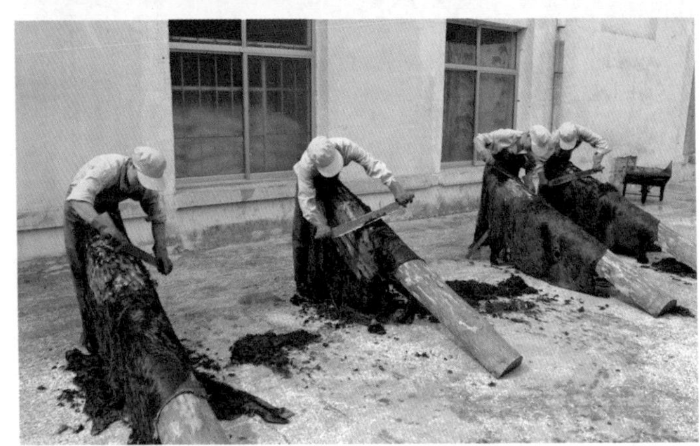

刮毛

5. 洗皮

把切碎的皮块倒入洗皮池内，加入清水，来回漂洗，重复7—10次。

（二）提取

1. 焯皮

将洗净的驴皮投入锅内，加水加热焯洗，至皮块打卷后取出，供煎胶用。

2. 化皮

化皮也就是煎取胶汁。先将驴皮置于锅内，加水没过皮面，用猛火加热，煮至沸腾，然后控制火力，文火保持煎熬，保持锅内微沸1—2天即可。

3. 提沫

又称打沫，当胶液达到适当浓度时，便兑入适量凉水，稀释后，用武火煮至沸，再用文火缓缓加热，这样胶液内的杂质便浮上水面。当杂质由锅边聚集到中央时，用打沫瓢或打沫刀将其取出。此操作称为“打沫一个”。一般一小时左右打沫一个。打沫的用水非常有讲究的，必须使用阿井水。提取时这样胶液内的杂质容易浮到上水面，当杂质由锅边聚集到中央时，就可以打沫。

4. 过滤

也就是每次所煎胶液，先用细筛滤过，然后用丝棉滤过。

5. 澄清

过滤后的胶汁加入明矾适量，搅拌混匀，静置沉淀，再过滤。由于胶汁黏度较大，其中所含杂质不易沉降，常常用沉降法或沉降、滤过二法合用。一般在胶液中加入适量的明矾（每100千克原料加入明矾60—90克，甚至120克），经搅拌静置数小时，待细小杂质沉降后，分取上层澄清胶液，或用细筛或丝棉滤过后，再置锅中用文火进行浓缩。

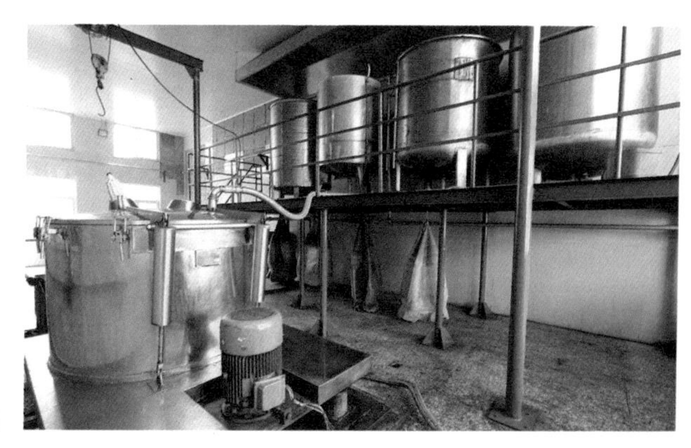
过滤

（三）浓缩

1. 初浓

胶液过滤并经澄清后，合并进行浓缩。把过滤处理的胶液浓缩至糖浆状后取出，静置24小时，待沉淀下降后，倾出上清液，将澄清的胶汁置于锅中以文火加热浓缩打沫，1小时左右打一个沫，其间要不断搅拌防止焦化。

2. 挂珠

当胶液浓缩至一定程度后，用胶铲挑起，胶液呈连珠状慢速流下，俗称“挂珠”，这个时候就要加入豆油。“挂珠”的作用是可根据胶液的流速，判断其含水量。

3. 砸油

加入豆油后，应进行“砸油”，即胶液中加入油类后，用出胶勺将加入油类的胶液舀起，再用力将其砸入锅中与锅中胶液混合，此时应用力将胶液搅拌，使油与胶液充分混合，使油分散均匀，以免胶内出现小油泡。

4. 吊猴

胶液浓缩至一定程度时，至出胶水分接近出胶，即开始“吊猴”（用胶铲挑起，胶液则悬吊于胶铲上形如猴状），搅拌加入黄酒。此时火力更要减弱，并强力搅拌，以促使水分蒸发并防止焦化。

5. 发锅

胶液浓缩至一定浓度，辅料加完后，用文火加热一段时间，胶液表面鼓起馒头状较大气泡，俗称“发锅”，此时应将胶膏停止加热，使胶液内的气泡自然挥散。

6. 醒酒

至“发锅”时就要“醒酒”，胶锅中出现“发泡”现象表示即将要出胶，停止加热，使锅内的热气自然逸出，这样胶液内就不会有油泡、气泡了，这个过程称之为“醒酒”。

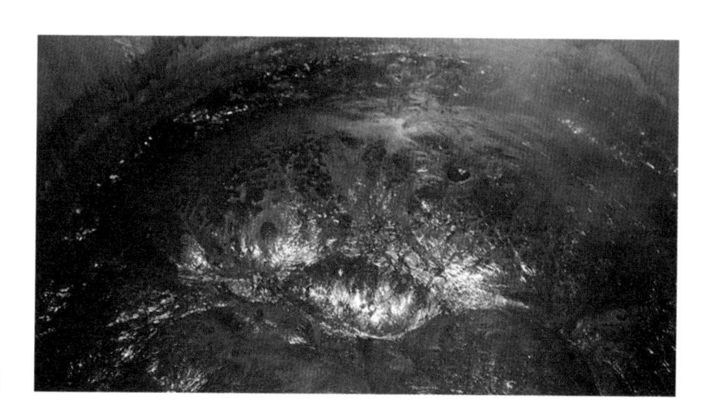

发锅

7. 挂旗

挂旗又称“挂铲”。胶液浓缩至一定程度时，用胶铲铲起，胶液黏附于铲上，呈片状，缓缓坠落。挑起“挂铲”时收胶，将胶液倾入凝胶盘内，至挑起胶液则黏附在棒上呈片状，而不坠落（也叫“挂旗”），胶液浓缩至无水蒸气逸出为度。浓缩程度应适当控制，水分过多，成品在干燥过程中常出现四面高、中间低的塌顶现象。

（四）凝胶

胶液炼成后，趁热倾入凝胶盘内自然冷凝，使胶液凝固成大胶块。此过程称为胶凝。

1. 凝胶盘整理

凝胶前将凝胶盘洗净、揩干，涂少量麻油或豆油。

2. 凝固

阿胶熬成后，趁热倾入已涂有植物油的凝胶盘内，使胶液自然凝固成胶坨。倾入热胶液后放置于室中（寒露—谷雨季节生产），经12—24小时即可凝成胶坨。

（五）切胶

1. 放大条

将胶坨用刀切掉边角，把胶坨修成整整齐齐的长方形，用刀切

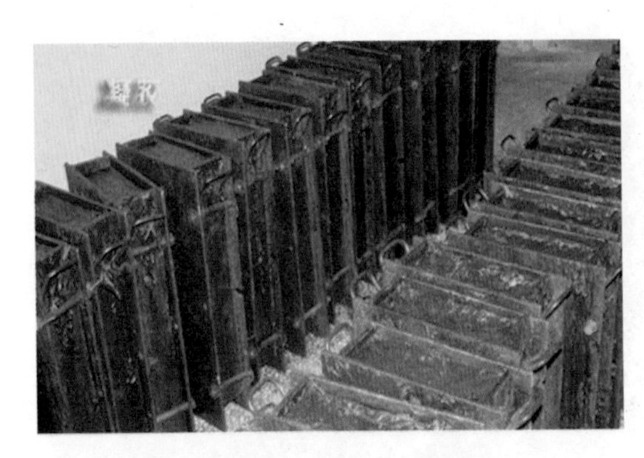

凝胶

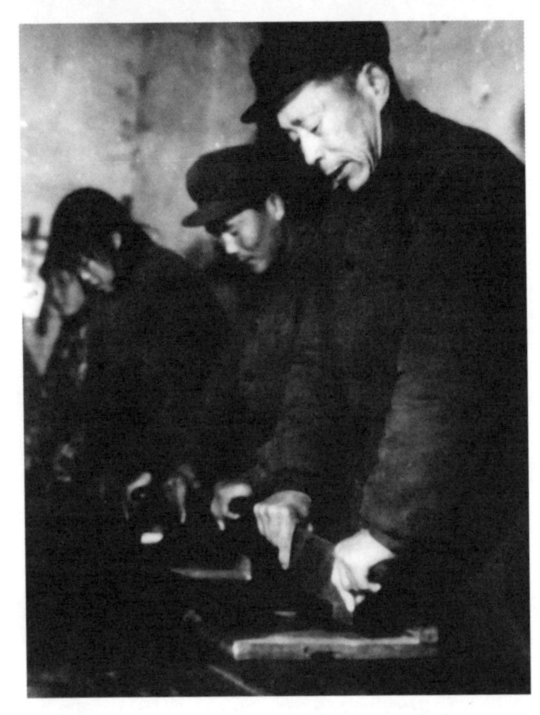

切胶

成规整一致的长条，叫做“放大条”。

2．开片

把大条分解成规范小条叫“切小条”，即得阿胶片，此过程也称“开片”。手工操作要求刀口平，一刀切过，以防出现刀痕。

（六）晾胶

胶片切成后，置于晾胶室内，放在晾胶木板床上，3—5天后转移到竹帘子床上，分层置于干燥室内，使其在阴凉的条件下干燥。一般3—5天将胶翻面一次，使两面水分均匀散发，以免成品发生弯曲现象。数日之后，待胶面干燥至一定程度，便装入木箱内，密闭闷之，使胶片水分向外扩散，称之“闷胶”，也有称之为“伏胶”或“瓦胶”。在闷胶过程中，还应不断地倒箱、立箱。2—3天后将胶片取出并用布拭去表面的水分，然后放在竹帘子上晾之。数日之后，又将胶片置于木箱内密封2—3天，如此反复操作3—4次，即可达到干燥的目的。阿胶的晾制工艺要求为三晾、三瓦：

1. 第一次晾瓦

将切制的鲜阿胶块置于板床上翻晾3—5天后，转于帘子床上晾制数日，拾起放到瓦箱内进行第一次瓦胶。

2. 第二次晾瓦

将第一次晾瓦后的胶块置于晾胶床上翻晾数日后，拾起装入瓦胶箱内进行第二次瓦胶，并不断地闷箱、倒箱、立箱。

3. 第三次晾瓦

将两次晾瓦的胶块置于晾胶床上翻晾数日后，拾起瓦入瓦胶箱内进行第三次瓦胶，直至达到水分合格。

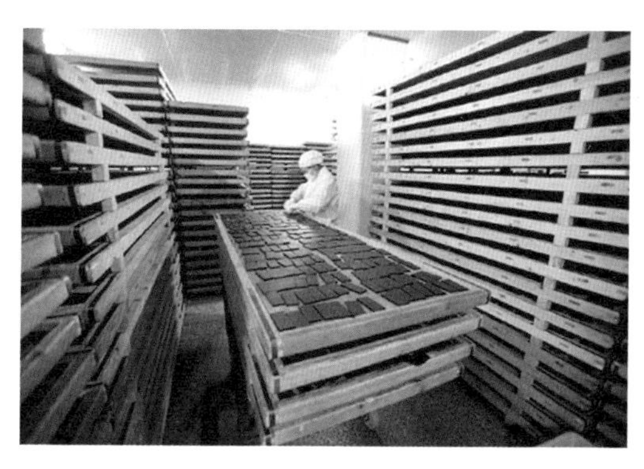

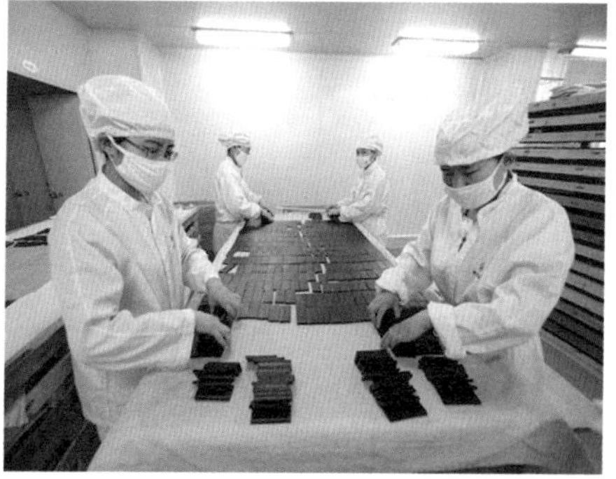

晾胶

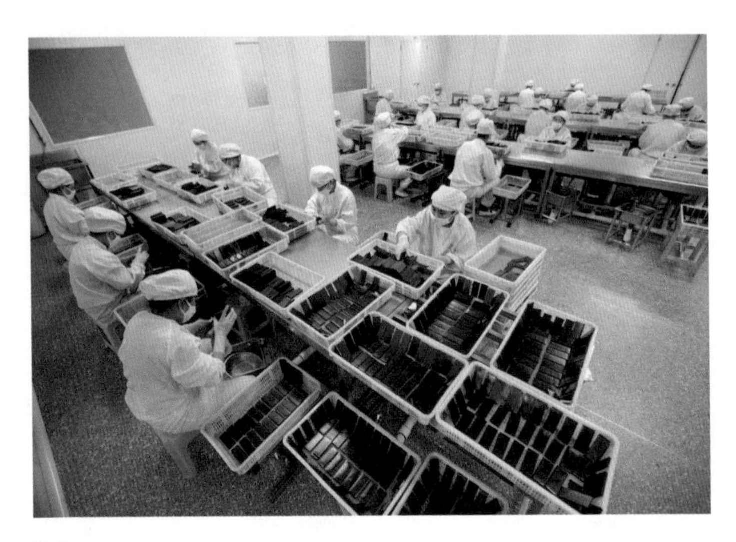

擦胶

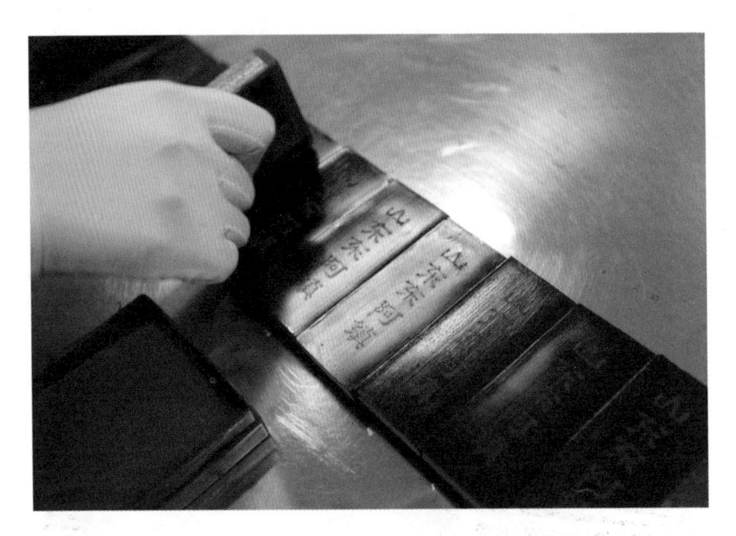

印字

（七）擦胶

胶片充分干燥后，用粗布蘸取擦胶水（擦胶水：先将水加热至沸腾，然后再冷却至适宜温度）拭其表面，使胶片六面光亮有光泽，有直而明显的粗布纹理。

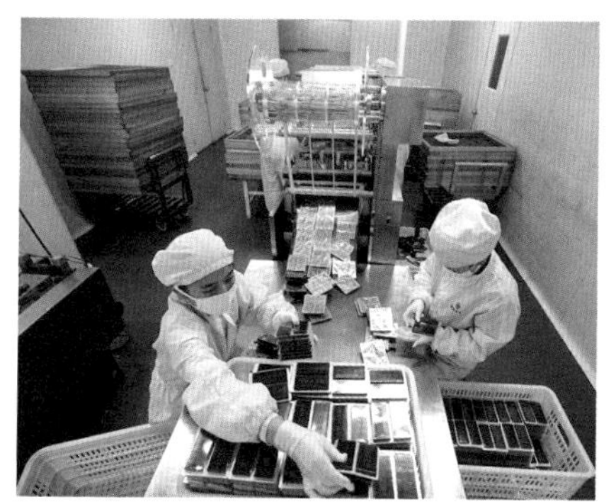
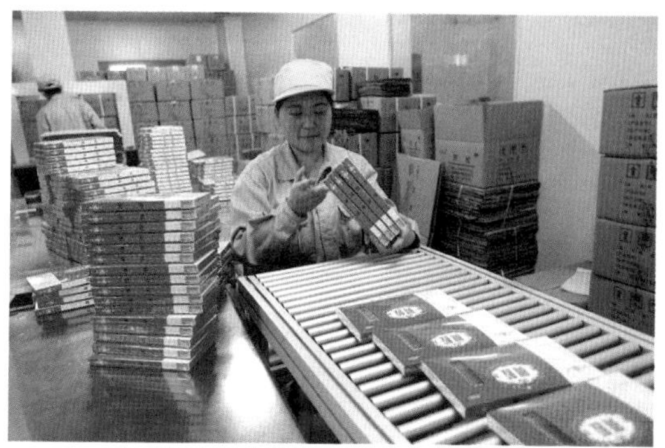

包装

（八）印字

用银珠在擦拭好的胶块上印上自己的字号、品名。

（九）包装

1. 内包

用洁净的防潮纸包装阿胶块，一块一包。后改用透明玻璃纸。

2. 外包

外包也叫包大皮，将内包的阿胶块装入盒内，一般一斤一盒或半斤一盒。

3. 装箱

将每盒阿胶装入大箱内，贮存于密封容器，置阴凉干燥处，防止受潮、受热、发霉、软化、粘连及变质等；但胶片也不能过分干燥，以免胶片碎裂。

三、非物质文化遗产保护

（一）项目概况

山东福胶集团东阿镇阿胶有限公司的东阿镇福牌阿胶制作工艺，于2008年列入国家第二批非物质文化遗产保护名录。东阿镇福牌阿胶制作工艺历经两千余年的实践，探索形成了一套独特的技术，制胶过程几乎包容了泡、洗、煮、熬、晾、瓦、擦、包等几十道烦琐工序，是我国中药传统生产工艺的典型代表，蕴含着博大精深的中医药文化。东阿镇福牌阿胶制作工艺历经千百年依靠以师带徒、言传身教，延续至今。由于现代化工业的发展，传统制作工艺部分要点、精华内涵将面临着消失，挖掘保护东阿镇福牌阿胶制作工艺势在必行。

东阿镇地处鲁西南，位于济南、泰安、聊城、菏泽四地市交会处。地域面积 95 平方公里，地势呈东高西低，东部属山区丘陵，西部属沿黄平原。东阿镇为历代东阿县城，东阿镇置县始于秦。旧《东阿县志》、《山东通志》均有记载。阿胶为国药精品，与人参、鹿茸并称“中药三宝”，因发源于老东阿（今平阴县东阿镇）而得名。东阿镇阿胶生产已有两千五百余年的历史，是国家命名的“中国阿胶之乡”。战国时成书的《禹贡》、汉朝《淮南子》对阿胶均有记载，我国现存最早的药物学专著《神农本草经》将其列为“上品”，《本草纲目》称之为“圣药”。

东阿镇福牌阿胶制作工艺凝聚着广大劳动人民的智慧和心血，是民族文化遗产的一笔宝贵财富，蕴含着中华医药博大精深的历史文化价值。福牌阿胶具有补血滋阴、润燥、止血、增强机体免疫力，有耐缺氧、抗辐射等作用，是广大患者的必备良药。

福牌阿胶以其正宗地道、疗效显著享誉海内外。海外华人唯认福牌，产品远销日本、韩国、新加坡、泰国、马来西亚、中国香港、中国台湾等十几个国家和地区。福胶集团在近六十年的改革发展中，为社会主义经济建设和人类身体健康作出了突出贡献。

（二）主要特征

1. 历史特征

汉代《伤寒杂病论》、《神农本草经》对阿胶均有记载；南北朝时期，梁代陶弘景《本草经集注》载："阿胶出东阿，故名阿胶。"明朝中后期，东阿镇阿胶业曾一度达到"妇孺皆通熬胶"的鼎盛时期，成为远近闻名的阿胶集中产地。清咸丰年间，邓氏树德堂阿胶被选为皇宫御用贡胶。1915年荣获首届国际巴拿马金奖，东阿镇福牌阿胶从此走向世界。1950年，平阴县政府集东阿镇众家阿胶作坊技术力量为一体，在东阿镇建立了全国第一家国营阿胶专业生产厂——平阴阿胶厂（现已改制为山东福胶集团东阿镇阿胶有限公司）。东阿镇福牌阿胶先后荣获国家质量评比总分第一名，国家金质奖章，"中国阿胶之乡"，国家原产地注册认证，中华老字号等荣誉称号。

2. 水源特征

正宗阿胶的制作，其制胶用水非常讲究，若水质不符合要求，则阿胶的质量和疗效就会大打折扣。明清时期有关阿胶的文献均言阿胶是取阿井水煎制，其实，这只是对传统的追溯。明末清初《本草崇原》中即称"阿井水不易取"，至民国初年已彻底干涸。实际上，自清代开始，一些业胶者即使取来些许阿井水，也只是在煎胶时取少量兑入锅中，即"以阿井水为引"。所谓取阿井水煎胶之说，早已名存实亡，所以狼溪河水是现存的质量最传统制胶用水源。《中国药学大辞典》记载："按古法，先取狼溪河水，以浸黑驴皮，后取阿井水以煎胶。考狼溪河水发源于洪范泉，其性阳，阿井水发源于济水，其性阴，取其阴阳相配之意。"狼溪河水为地下岩层过滤而出的山泉水，不仅水量充足，且水质清冽甘甜，特别适宜煎胶。据有关部门鉴定，狼溪河水比重、硬度适中，无有害杂质及重金属，含有多种对人体有益的微量元素。用之熬胶，可减少原料污染，阿胶的灰分低，夏季不黏软，冬季不碎裂，质量易于控制，易于长贮保存。水中含有丰富的微量元素，与阿胶中的蛋白质、氨基酸结合成有机盐，从而使阿胶具有广泛的治疗效果。

3. 原料特征

优质纯正的原料驴皮是生产阿胶的关键。许多本草均强调用吃了狮耳山的草，喝了狼溪河的水，体壮膘肥的黑驴皮制备的阿胶为正宗地道的阿胶。其实，东阿镇境内的狮耳山，草茂林丰，生有几百种中草药，如枸杞、蓍草、甘草、远志、益母草等，纯黑驴食用此山之草，则体壮膘肥，毛色乌亮，再饮用狼溪河之水，体魄更加强健。至冬季皮板最厚，含胶量最高时宰杀、取皮，及时熬制成的阿胶质量最好，出胶率最高，既无腐烂腥臭气，又能保存较多的有效成分，更有传统的质量特色和显著的临床疗效，产品自然上乘。目前，随着阿胶需求量的不断扩大，东阿镇一带的驴皮远远不能满足生产需求，原料产地遍及陕西、新疆、山东、河南、河北等地。

4. 工艺特征

传统的制胶技艺是保证正宗阿胶生产的关键。长期以来，阿胶的传统生产均系手工操作，靠以师带徒、言传身教的方式得以传承，有些关键的制备要点，很难用文字表述清楚。如原料处理、化皮、提沫、浓缩、凝胶、晾胶、擦胶等，都是几千年来的经验总结。1935年前世界书局出版的《中国药学大辞典》对此做了详尽记载:“按古法，每年春季，选择纯黑无病健驴，饲以狮耳山之草，饮以狼溪河之水，至冬宰杀取皮，浸狼溪河内四五日，刮毛涤垢，再漂泡数日，取阿井水、狼溪河水，用桑柴火熬三昼夜，去渣滤清，再用银锅金铲，加参、蓍、归、芎、桔、桂、甘草等药汁，熬至成胶。其色光洁，味甘咸，气清香，此即真阿胶也。”以上记述正是东阿镇业胶者用料精良、工艺考究、注重质量的真实写照。

对原料的选用及处理极其关键。所谓“银锅金铲”，不过是铁锅铜铲的美称。“熬炼三昼夜，去渣滤清”，则是确保驴皮化解，尽量除去胶中杂质。至于“阿井水、桑柴火”则是对传统的追溯，当时未必能够做到。由此可见，阿胶的传统制备工艺确属典型的非物质文化遗产。

5. 产品特征

东阿镇福牌阿胶源自邓氏树德堂制作工艺，历史上曾受皇封，称“贡胶”。包装盒上的“福”字标记，即为御赐专指。福牌阿胶“色如琥珀，光如翳漆，质坚而无异味，夏天不黏软，雨天不变形，遇风不焦碎，服之有神效”。各药典对阿胶的性状描述为：“为长方形或方形块状，黑褐色，有光泽。质硬而脆，断面光亮，碎片对光照视呈棕色半透明状。气微，味微甘。”

除此之外，珍品阿胶还表现出传统的质量特色，（1）击之易碎：将胶片置于手心，用锤子轻轻敲击，胶片随即碎裂；（2）摔之即碎：使胶片于高出地面1米处自然落下，胶片即碎裂成数块；（3）布纹明显：将胶片置于明亮处，胶片的六个层面均有明亮光泽且有显而易见的粗布纹理。

（三）主要价值

1. 历史价值

阿胶是胶的派生物。新石器时代，随着陶制烹煮器的出现，而产生了“胶”这种物质。在长期的社会进化和人类实践过程中，胶逐渐成为一种药物，至汉代时胶已成为医家常用药物。我国现存最早的药物学专著《神农本草经》将其列为“上品”，明代医药学家李时珍所著的《本草纲目》称之为“圣药”。阿胶历经两千五百余年的发展历史，凝聚着广大劳动人民的智慧和心血，是中华民族文化遗产的一笔宝贵财富，蕴含着中华医药博大精深的历史文化价值。

2. 药用价值

阿胶的药用功能主要是补血滋阴、润燥、止血。用于血虚萎黄，眩晕心悸，肌萎无力，心烦不眠，虚风内动，肺燥咳嗽，劳嗽咯血，吐血尿血，便血崩漏，妊娠胎漏。药理学研究表明：阿胶具有明显的补血、止血、增强机体免疫作用，有耐缺氧、耐寒冷、耐疲劳、抗辐射、抗肌萎、抗休克、滋阴补肾、强筋健骨、利尿消肿等功能。东阿镇福牌阿胶又辅以党参、枸杞、黄芪等十几味中草药，疗效确切，作用迅速，服用方便，无毒副作用。是广大患者的必备良药。

3．工艺价值

东阿镇福牌阿胶制作工艺历经两千余年的实践，是中国劳动人民长期制胶智慧的结晶，严谨的制胶工艺是产品质量保证之所在，具有丰厚的技术内涵，经过精心研制、口传心授、祖辈流传至今，其工艺要点非短期内所能掌握。整个制胶工艺几乎包容了泡、洗、切、焯、熬、晾、瓦、擦、印、包等十几道烦琐工序，是我国生物制药的典型代表。

4．经济价值

长期以来，东阿镇福牌阿胶作为传统产业，在近六十余年的发展历程中，通过不断地改革发展，为社会和区域经济发展作出了突出贡献。在企业创造效益、增加国家税收的同时，阿胶产业的发展，解决了相当数量人员的就业问题，维护了社会稳定；阿胶的主要原料驴皮的消耗带动了毛驴养殖业的发展，促进农民增收；阿胶除满足国内需求外，东阿镇的福牌阿胶还销往中国香港、台湾和日本、韩国等十几个国家和地区，具有较强的出口创汇能力。

第二节　阿胶的现代工艺

《中华人民共和国药典（2010年版）》“阿胶制法”项下规定：将驴皮漂泡，去毛，切成小块，再漂泡洗净，分次水煎，滤过，合并滤液，用文火浓缩（加适量黄酒、冰糖、豆油）至稠膏状，冷凝，切片，阴干。具体可分解为：原料炮制→提取胶汁→澄清过滤→浓缩出胶→凝胶切胶→晾胶→擦胶印字→灭菌→包装入库。整个过程需要49道工序，计50—80天才能完成。

一、原料炮制

所有工业生产企业的产品为保证产品质量稳定，对其所用原料的质量都有一定的要求，阿胶也不例外，其生产用原料驴皮的质量标准，首次收载于《山东省药材标准（1995年版）》，各阿胶生产企业按驴皮质量标准的要求采购和使用生产阿胶。但是，驴皮的来源不同，驴的宰杀季节各异，即使符合驴皮质量标准的皮子，也存在着差异。因此，必须首先进行炮制处理，才能进行以后工序的加工生产。驴皮炮制处理的目的：使皮子均匀一致，以便于工艺操作条件的统一，保证产品的质量；将驴皮进行洁净处理，保证投料质量、数量的准确性；经切碎的驴皮，其规格均匀一致，以方便下几道工序加工过程，可根据皮料的厚度规格制定出最适宜的工艺标准；确定物料输送形式及设备，为提高产品的质量、缩短生产周期创造有利条件。

原料炮制是将驴皮浸泡进行前处理的过程，包括挑拣、称重、泡皮、去毛、切皮、洗皮、焯皮。

（一）挑拣、称重

挑拣：按照驴皮的质量标准，将皮料进行分类整理，并挑拣出其中的杂质，如木屑、铁器、石块、草根、树叶及杂皮等。将驴皮和杂质分类堆放、处理。

称重：把挑拣合格的驴皮进行计量、称重，按计划投料量将准确称重的驴皮投入泡皮池内。

（二）泡皮

泡皮：向投有驴皮的泡皮池中加入水，一般加水的量为高出驴皮表面10厘米以上（以淹没驴皮为度），浸泡驴皮5—7天，每天换水1—2次，至皮泡透。

泡皮的目的：一是将驴皮泡透，便于切制、清洁等工序的操作；二是在泡皮的过程中，通过换水，翻动驴皮，对原料进行预处理，使附着在驴皮表面上的土渣去掉，达到洁净的目的；三是通过漂泡可把驴皮在储藏过程中产生的部分挥发性碱性物质洗去，提高阿胶的内在质量。

此工序在操作过程中，应特别注意加水量、换水次数和浸泡的时间。加水量不足，会使驴皮泡不均匀，影响以下工序的操作；长时间不换水也会使驴皮腐烂变质。浸泡时间过短，驴皮泡不透，时间过长会使皮质发生腐败现象。

此工序的优点：一是用水作溶媒，安全，经济；二是不加入化学物质，保持原物质的特性；三是不需要复杂的生产设备，操作简单；四是成本低。缺点是操作周期长，工艺落后，生产环境差。

建议改进的方法：用浸灰法、浸酸法、浸盐法、浸酶法等。

（三）去毛

去毛：将泡透的驴皮置于刮毛架上，用刮毛刀将驴皮上的毛刮掉。目前，阿胶生产企业一般采用传统的刮毛工艺。

此种方法的好处是，保持了传统的阿胶生产工艺，但是在目前科技发展的社会里，此种工艺已暴露出明显的缺点：一是费时费力，劳动强度大，生产环境差；二是由于刮毛时只是将驴皮背上的毛刮掉，其他部位上的毛不易去掉，同时还会将驴皮上的胶质刮去而降低出胶率；三是此种工艺与现代化的生产设备格格不入，应及早改进。

建议采用以下方法：滤过去毛、酶法脱毛、灰法脱毛、盐碱脱毛、氧化脱毛等。

滤过去毛方法：系指将驴皮浸透、切块、洗净后，直接投入焯皮容器（如蒸球）内，加入规定量的碱面，加水加热焯皮，至驴皮打卷时，放出焯皮的碱液，加水洗至驴皮干净即得净皮。然后将净皮装入提取容器中加水加热提取，等胶汁提出后，通过过滤的方法将驴毛去掉。此种方法的优点：一是成本低，便于操作；二是不加化学物质，阿胶的成分没有改变；三是将驴皮带毛一起提取，较刮毛工艺易于滤出胶汁；四是没有刮毛现场，改善生产环境，提高文明生产程度。

酶法脱毛方法：系将驴皮浸没于约等量的1%漂白粉水溶液中，于30℃左右浸泡5—10天，至充分膨胀（腹部皮质较软，背部较坚硬，可分别处理）。取出水浸皮，洗净漂白粉，移入等量的1.2%氢氧化钠溶液中，在28—30℃浸泡脱脂1—2小时。脱脂皮用水洗到中性，移入带搅拌浆的容器内，加水约等量，必要时调节水的pH值至6.5—7.5，温度40—43℃，再按每50千克水加入4万U/克的1398蛋白酶300克，保温搅拌脱毛2小时。将去毛的驴皮洗净，切块，备用。酶脱毛法对驴皮损伤少，周期短，并可改善劳动和卫生条件，减轻劳动强度。

（四）切皮、洗皮

切皮：阿胶生产工艺中的切皮，是将泡透去毛的驴皮置于切皮架上，用刀将皮料切成边长为40厘米左右的方块。或将泡透去毛的驴皮置于切皮机内，用切皮机切成规格的小块。

将整张的大驴皮事先进行切碎的好处有：一是经切碎的驴皮，体积减小，利于提取透彻，可大大减少胶渣的比例，提高出胶率，降低皮料的主耗；二是由于驴皮表面积的增加，有利于物理作用（如吸水膨胀）和化学作用（如碱水焯皮）的进行，使反应速度加快；三是由于体积的缩小，为装卸搬运、提升运输及输送物料的管道化都创造了有利的条件；四是由于体积的缩小，原料的容量增加，而使生产设备如提胶罐的容量相应地减少，提高设备的单位生产能力。

但是皮块也不能切得太小，以免造成不必要的物料损失和增加单元操作的负担。

此工艺为传统工艺，目前，有些阿胶厂已对此工艺探讨改进。即将干驴皮进行切块后，再进行以后步骤的操作。但是由于干驴皮是比较坚韧的，需要锋利刃口的刀板才能将其切断、剁断或剪断。目前，在明胶生产企业，有已经成熟的切皮机，如圆刀纵向切皮机、剁皮机、纵横刀联合切皮机、卧式螺旋切皮机等。切干皮的好处有：一是切皮后驴皮体积缩小，便于贮存和保管；二是由于驴皮体积缩小，充分利用泡皮池，相对地扩大了泡皮池的生产能力；三是由于驴皮体积缩小，加快了泡皮的速度，提高了生产效率。缺点是：由于驴皮入库时已经被切碎，因而给药监工作带来困难，不利于药监部门对驴皮质量的监督管理，同时也会让一些不法生产者钻营，将杂皮购入、切碎，混入已切碎的驴皮中，以次充好，以假乱真。

洗皮：将切制的驴皮置洗皮池中，加水，洗涤，直至将驴皮洗净为止，捞出，备用。

（五）焯皮

焯皮：将泡透、切块、洗涤的驴皮，投入已清洁的焯皮容器（如蒸球）内，加入一定量的碱面和一定比例的水，通入蒸汽加热，至驴皮打卷时，放出碱液。然后，继续加水，清洗至驴皮洁净为止，备用。

焯皮的目的是将驴皮上带有的脂肪及驴皮上皮层的角质成分去掉，以保证阿胶的质量。驴皮结构中所含的脂肪层及角质层部分都不是阿胶的有效成分，因而在驴皮化皮提取前，应将其彻底处理掉。

脱脂，顾名思义是脱去脂肪的意思，但是为什么要将脂肪去掉呢？因为驴皮中含有少量的脂肪，脂肪对阿胶的生产有严重的危害，由于脂肪的存在，能使阿胶生产工艺过程的反应速度减慢，同时脂肪混入胶液内使之成为混浊不透明的乳浊液，使阿胶的理化指标受到影响，也会使胶内产生孔洞。因此，在整个生产过程中，必须把脂肪予以清除。

对于皮料的脱脂，除焯皮外，还可采用水力脱脂机进行。水力脱脂机是凭借水的涡流冲击及高速铁锤的打击作用，清除皮上层的脂肪污物，并能使皮纤维组织疏松、柔软，有利于在工艺过程中各种物理作用和化学作用的迅速进行，缩短处理时间，提高效率。水力脱脂时，原料和水同时进入脱脂机内，加料应均匀一致，不能忽多忽少。根据原料的性质、软硬程度及产品的质量要求，水力脱脂可进行一次，也可将几台水力脱脂机串联，连续脱脂2—3次。

二、提取胶汁

阿胶的制备过程是一个有机整体，上述原料的炮制，对原料进行挑拣、浸泡、去毛、洗涤、焯皮等处理都是为了使原料驴皮达到适宜转化为阿胶产品的条件，而提取胶汁则要求最大限度地将原料中的胶原蛋白提取出来，并使之水解成降解产物（即阿胶溶液）。由于此时阿胶溶液中还会有一些杂质，这些杂质的存在，将会影响到阿胶产品的质量，因此，还要经过一系列的后处理，诸如过滤、蒸发、提沫等过程。对于后处理工序则应保证阿胶产品质量有所提高，而不能下降，所以在阿胶生产中，如果说原料炮制处理是基础的话，那么提取胶汁则是关键的一环，而胶液的后处理则是对阿胶产品质量的保证。

提取胶汁的目的在于将驴皮进行分解，提出胶汁，将毛渣、角质层、脂肪层与胶原蛋白分离，便于下一步的阿胶制备。

提取胶汁的操作过程：将上述洗净的驴皮准确称重，投入提取设备容器内，加水加热提取两次，滤取胶汁后，置于蒸发锅内，提取完毕后出渣。

提取过程包括三个阶段，即投入原料提取胶汁阶段（提汁）、分离排放出胶汁阶段（过滤）、卸出残渣阶段（出渣）。

胶汁提取目前有敞口提取、密封提取等方法，两种工艺各有优缺点。

（一）敞口提取（静态提取）

敞口提取是用敞口锅常压提取。此方法是将切制的净驴皮置于敞口锅内，加入适量的水，加热化皮，提取胶汁，提取一定时间后，把胶汁滤出或撇出。

这显然是一种原始的方法，但由于设备结构简单，操作方便，因此至今仍有许多阿胶生产厂还在沿用。敞口锅制胶有两种基本形式，一种是自然对流型的，一种是强制对流型的。

自然对流型的胶锅，在锅内中部有对流筒，锅底设有蒸汽盘管，锅底还设有假底（箅子）以便排放胶液。该型锅是利用底部加热促使锅内溶剂和提出物的对流，由于自然对流是很缓慢的，所以，有人就直接将自然对流提取称之为“静态提取”。静态提取由于对物料和胶液都不给予外力的搅动，而让胶质自然溶出，这样提出的胶汁比较纯净，杂质少，易于后工序的处理，生产的阿胶透明度好，但是出胶慢，熬胶时间相应延长。

强制对流型胶锅，通常是用泵作为胶液的锅外循环，也就是利用泵通过锅外的加热器，将锅内的胶液再从锅上面淋回锅内，从而提高了相应的相对运动速度，加快了传质过程，因而出胶率可以加快，缩短提胶时间。

敞口锅提取一般是采用分道式提胶的方法，即先在胶锅内放入一定量的热水（温度一般不超过熬胶温度），并将已处理好的原料投放到锅内进行翻动搞松，同时皮料因受热而收缩。该操作过程称之为“焯皮”过程，待焯皮结束后放掉焯皮水，然后由锅底部进水管加入事先加热的熬胶水。在一定的温度下经过自然对流或强制对流，胶原便渐渐水解而溶于水中，这样经过几十个小时，当胶水达到一定浓度时即可放出第一道稀胶液，然后再向锅内加入热水，继续提胶，这样依次进行多次，直至将原料中的胶原全部提取干净为止。

（二）密封滚动提取（动态提取）

密封滚动提取是用容器加压提取，在提取过程中，容器始终是运转着的。此操作过程是将处理好的驴皮置于洁净的容器内，密封，加水、加汽，滚动提取。

上面提到的敞口提取，不论是自然对流还是强制对流提取，皮料在提胶锅内都是相对静止不动的。而密封滚动提取则恰恰相反，皮料在锅内始终是运动着的。它采用皮料与提胶热水的逆流运动，在固液两相之间，不断而又缓慢地运动中进行，传质与传热，使皮料中的胶原与水共热，而使胶原水解。当达到一定程度后，放出胶汁，卸出毛渣，从而完成整个提胶的过程。

此种方法的优点是：一是提高了工作效率。密封提取新工艺减少了一次次进水、加热、放汁等烦琐手续，缩短了提取时间，提高了工作效率，比敞口锅化皮提高工效30倍以上。二是降低了煤耗。密封提取新工艺和敞口锅化皮工艺熬制1千克阿胶分别需要耗煤7千克和12千克，前者与后者相比，降低煤耗率41%。三是节约了原料。敞口锅化皮历经几十个小时，仍不能将真皮层中胶原成分全部提尽，可从残渣中找到胶胨。密封提汁新工艺化皮提胶过程中容器在不断地转动，使皮料在提取容器内比较疏松，从而增加了固液两相的接触，有利于传热与水解速率的提高，可在较短的时间内将真皮层所含的胶原成分全部化为胶汁，提高了阿胶的收率。容器排出的残渣全部是毛渣、碎表皮、皮下层及碎肉。每熬制1千克阿胶，旧工艺需要毛皮2.5千克，新工艺则仅用1.9—2.0千克。四是改善了劳动条件。敞口锅常压化皮过程中，投料、焯皮、抢锅、压毛、出渣等均为强体力劳动，且车间内蒸汽弥漫，生产环境差。采用密封提汁新工艺后，除投料一项尚未实现机械操作外，其余工作都是通过容器转动完成的，工人只需看压力表、流量计，操纵水、气阀门，启动电钮，大大减轻了劳动强度，同时，车间的环境亦有较大改善。五是保证了产品质量。通过对两种工艺所生产成品的黏度、灰分、氨基酸测定对比，证明新工艺生产的阿胶与旧工艺熬制的阿胶质量没有改变。

缺点是：一是因为在提胶过程中提取容器一直在转动，这样会使胶液与杂质混悬在一起，因而给后工序的处理带来困难；二是由于该工艺是高压提取，若工艺条件控制不好，可能会影响到提取胶汁的质量，进而会影响到最终产品阿胶的质量。

（三）密封静态提取

密封静态提取是在密封动态提取的基础上改进而来。这种工艺方法是上述静态提取和动态提取的完美结合。基本方法是，利用动态提取容器，按照动态提取的部分工艺参数和条件提取胶汁，与动态提取之不同的是，将动态提取工艺时容器的不断转动，改进为间歇式转动或基本不转动；将密封动态提取的压力进行调整。这样既保留静态提取和动态提取的优点，又克服了两种方法的缺点，是目前阿胶生产最理想的提取工艺方法。

（四）影响提取的因素

提取时间、提取压力、加水量是提取工序的三要素，它们的变化将直接决定着阿胶的质量。

压力（温度）：一般地，温度越高，扩散越快，越有利于胶汁的提取。而且温度高，会使角质蛋白水解，降低胶液中的水不溶物。但是温度过高，会使阿胶中的部分氨基酸产生脱羧脱氨反应，生成游离氨、低链烃胺和芳香胺等小分子碱性物质，这些物质大多具有毒性和异臭味，是挥发性碱性物质的主要来源，使挥发性碱性物质增高。另一方面，温度过高，易使阿胶的黏度受到影响，使胶块碎裂等。

时间：一般地，提取时间与提取量成正比，即时间越长，扩散值越大，提取越完全，阿胶的出胶率越高；同时亦会降低水不溶物的含量，故在提取胶汁时，适当延长提取时间会提高出胶率，降低水不溶物；但当提取达到一定时间后，时间即不再起作用。此外，长时间提取，往往会使大量的杂质被提出；且时间太长，费时、费汽，亦会使生产效率降低，增加生产成本等。

加水量：一般地，加水量越多，越有利于提取，因为加水量多，与原料的接触面积增大，因而有利于提取。但加水量过多，会增加浓缩工序的工作量；同时，加水过多，加入的金属离子也越多，当水分蒸发后，水中的金属离子仍然保留在胶液中，它们是灰分的主要来源，因而会增加阿胶中灰分的含量。

胶汁提取是阿胶生产的关键工序，故在密封提汁操作时应特别注意以下几点：

必须排掉容器内的空气。假如容器内有空气存在，则压力计上所指示的压力是容器内蒸汽和空气的总和，虽然压力表指示出较高压力，但实际上达不到应有的温度，造成提取效果差。因为空气携带热的能力低于蒸汽，并且有空气存在时，穿透力亦降低，蒸汽不能很好地穿透皮料将之化开，提出胶原。

必须采用饱和蒸汽。提取时必须注意加入的水量应该比产生蒸汽实际所需的水为多。如果加水量不足，待液体状态的水完全用完后，再继续加热，即形成过热蒸汽。此时往往温度上升而压力不变，其作用只相当于一种高温的气体所产生的干热，失去了饱和蒸汽的性能。一般蒸汽的种类有三：湿饱和蒸汽、饱和蒸汽、过热蒸汽。

必须保证容器内的温度。随着提取的进行，在容器内会产生冷凝水，易使容器内的温度降低，所以在提取胶汁时，应随时补充蒸汽，才能保证所需的稳定的汽压。容器内冷凝水的量与加料量、加水量、提取时间、提取压力、汽温、排汽量等因素有关。一般来讲，加料量、加水量、提取时间与冷凝水量成正比，提取压力、汽温、排汽量与冷凝水量成反比。

三、澄清过滤

澄清过滤是将提出的胶汁，采用澄清过滤的方法将其内的杂质除掉的过程。通过澄清过滤进而达到澄清过滤胶液的目的。澄清过滤后的胶汁方可进入下一道的生产工序。

提胶工序所得的稀胶液是液相非均一的，或多或少地含有原料细粒、畜毛、脂肪等不溶性杂质，如不除去这些杂质，不但增加阿胶中的灰分、水不溶物等杂质的含量，而且还影响到胶的黏度、色泽和透明度，所以，应对胶液进行澄清过滤，除去杂质，才能保证胶的质量。除去这些杂质可用化学澄清法、离心分离法和过滤法等方法。

（一）化学澄清法

阿胶液的化学澄清，由于操作费用高，同时在处理过程中可能使阿胶的质量降低，目前，在阿胶生产中相对很少采用。

（二）离心分离法

用离心分离法对胶液进行初步澄清处理，能够分离出粗分散的颗粒和脂肪球。离心分离时有两种情况需要在实际操作中予以考虑：一是胶液形成泡沫，由于形成泡沫后表面积扩大，不仅阻碍着分离的继续进行，而且阿胶的质量也会受到影响。二是经过离心分离，当粗分散的颗粒被消除之后，某些中等的和微细的分离质点受到离心力的作用又产生，结果使原来的过滤变得更加困难。目前国内各阿胶生产企业一般采用离心分离法分离稀胶液中的脂肪等杂质。离心分离是利用两种物质的不同密度进行的。

阿胶液的离心分离是在高速离心机中完成的，常用的高速离心机有管式和叠片式两种，普遍认为以叠片式更适于阿胶的工业生产。叠片式离心机主要是由许多高速旋转的不锈钢碟片组成，稀胶液从中央加入，由碟片中几个圆孔流到每层碟片之间，受离心力的作用，油脂和沉淀物很快粘在碟片表面而与胶液分开，胶液则从转钵盖内四周向上从中心流出，一般离心机的转速在4000—8000转/分。粘在碟片上的油脂和沉淀物可用人工或自动定期除去。

离心分离操作中影响提高胶液透明度的几个因素：原胶液的透明度低：原胶液的透明度越低，离心分离后胶液的透明度提高越多；原胶液的黏度：胶液的黏度越高，越不易提高透明度；离心操作时的温度：离心操作时的温度越高，胶液的透明度提高越多；处理量：每台离心机单位时间内处理的胶液量越多，则透明度提高得越差；离心分离的次数：胶液经过一次离心分离后如再进行第二次离心分离，可使透明度进一步提高；原胶液的浓度和 pH 值：原胶液的浓度和 pH 值，与离心分离时提高透明度无明显关系，然而胶液在离心分离后透明度的提高与离心机内沉积在碟片表面上的油脂及杂质的多少有密切关系，随着油脂杂物在碟片上的沉淀，间距减少，流速增加，分离效果将逐渐降低。因此，操作到一定时间后，就应停止离心分离，进行离心机的清洗。

（三）过滤法

如果说化学澄清法用作前胶液的预处理，离心分离则主要用于胶液中微量油脂的除去，那么，胶液中大部分固体杂质则应该是用过滤方法除去的。过滤是应用非常普通的化工单元操作。过滤分为常压过滤、真空抽滤和压滤等。

过滤操作的基本原理是利用一种具有众多毛细孔的物质作为介质，使液体由小孔通过而将悬浮在胶液中的固体杂质截留。此种介质称为过滤介质。过滤介质主要有三种：粒状介质、纤维状介质、多孔陶瓷介质。在胶液过滤中，常用的过滤介质为过滤棉。

阿胶溶液是一种难以过滤的胶体物质，单纯常压过滤时，过滤的速率非常低，在工业生产中是不能应用的。为使胶液通过过滤介质时有较高的速率，需要增加过滤介质两侧的压差。工业上利用真空泵，使过滤介质一侧的压强低于大气压，以提高过滤速率称之为真空抽滤。如果在原胶液的一侧加压造成过滤介质两侧的压力差，从而提高过滤速率称之为加压过滤。加压—真空过滤则是在过滤介质两边分别加压和减压的一种过滤形式，然而在阿胶的生产中很少应用。

真空抽滤：真空抽滤是借助抽滤桶进行的，抽滤桶是一短圆桶，在桶内设有一个多孔滤板，在滤板上铺一层滤布，滤布上铺20—40厘米的过滤棉，在过滤棉上再覆盖一层金属丝网，过滤桶底部的清液排出口连接真空蒸发的真空系统。过滤棉是进行过滤的主要介质，金属丝网和滤布分别起到进入胶液时不致冲开和带走过滤棉的作用，未经过滤的原胶液自然流入抽滤桶，通过过滤介质将悬浮在胶液中的杂质截留后，清液用真空抽出。抽滤速度与胶液的黏度、浓度和滤棉层厚度成反比，和胶液温度成正比。

压滤：压滤大部分是利用板框过滤机进行的，根据过滤介质的不同，板框过滤机分为棉饼过滤机和滤布板框过滤机，胶液用齿轮泵加压注入过滤机进行过滤。普通的滤布板框过滤机是若干片滤板和滤框依次叠加在一起所组成的，在滤板上铺一层滤布，胶液自进胶管经滤框进入，通过滤布截留下杂质，然后沿着滤框的沟槽流入排出管。棉饼过滤机的每片板是一体的，但是分左板框和右板框，在左右板框内都装有过滤棉饼，然后一左一右，顺次叠加在一起，即可进行胶液的过滤，胶液自进胶管输入板框，穿过过滤棉，滤下杂质，清胶则从卸出管排出。

阿胶溶液中的混浊物，都是软性的呈扁形或纤维状的，过滤时不易搭桥，用滤布作过滤介质时，则开始时杂质几乎全部可以通过过滤介质，起不到过滤作用，然而一旦在滤布上形成柔软的甚至厚度还不到1毫米的滤饼时，滤布的孔眼就会被堵塞，使过滤速度降低，甚至完全流不出清胶液。因此，当采用滤布板框时需在胶液中加入适量的助滤剂，预铺到滤布上。助滤剂是一种性质坚硬、不可压缩的颗粒物质，如硅藻土、活性炭等。由于助滤剂表面有吸附胶体的能力，而且颗粒细小、坚硬、大小不可压缩，使滤孔不至于完全堵塞，因此，可以起到防止胶体微粒堵塞滤布孔隙的作用和作为过滤介质的作用。

利用过滤棉作为过滤介质，因其有较好的吸附作用，当胶液经纤维间隙时，蛋白性的呈微量油脂性的沉淀吸附在纤维表面，所以可使胶液透明度提高。

板框过滤机构造简单，制造方便，但也存在某些缺点。如过滤后期速率低，洗涤费时间，特别是洗涤过滤棉，既要对洗棉机清洗，还要用压片机将洗涤过的滤棉重新压制棉垫，装入过滤机，装卸费人工，劳动强度大。目前，有些胶厂采用市售滤板代替过滤棉，以减少过滤棉的清洗和重新压制，或采用装有不锈钢网的过滤罐进行过滤。

四、浓缩出胶

浓缩出胶：将上述胶汁进行初浓后，转入夹层锅中进行续浓，至一定浓度后，进行提沫除杂。加入豆油、冰糖、黄酒，熬至稠膏状，出胶，将稠膏状的胶倒入凝胶箱中，冷凝后，形成凝胶（胶坨）。

在此生产过程中，要对胶液进行初步的浓缩，去除细小杂质，并将稀胶液浓缩至规定水分含量，以便凝胶。此生产过程包括初浓、续浓、提沫、加辅料、出胶、冷凝。

（一）初浓（蒸发）

初浓（蒸发）操作是将已过滤放入初浓锅内的胶汁加热至沸，进行初步浓缩，放出胶汁，转至浓缩锅内进行续浓。

在阿胶生产工艺上，初浓又叫蒸发，即把从提取设备中提出的胶液进行初步浓缩，以提高胶液浓度的过程。

用蒸发的方式使胶液蒸浓谓之“浓缩”。在提胶过程中受提胶时间、温度、pH值等因素的影响，出胶浓度仅在4%—8%，显然这样的稀溶液必须进一步浓缩提纯才能进行下一步的处理。胶液随着浓度的逐渐增加，流动性越来越差，以致蒸发过程无法进行下去，因而蒸发浓缩工序只能是尽量提高胶液的浓度，以达到在节省能量的基础上对胶液进行初步浓缩。

蒸发是借加热的作用，使胶液中的溶剂——水汽化逸出，从而提高胶液的浓度。也就是说，蒸发有两个必要条件：一是热能的不断供给，二是汽化蒸汽的不断移去，缺一不可。

目前阿胶生产，蒸发时多采用常压蒸发。假定在大气压下使胶液沸腾，则沸点在100℃（当然由于有溶质的存在沸点可能会略有提高，但是胶液很稀，所以相差无几），此时胶液的蒸发速度慢，且室内弥漫大量的水蒸气，因而在部分真空的情况下，将沸点降低进行蒸发是必要的。这样有如下好处：在较低的沸点下蒸发可以保证胶液的质量；沸点降低后与加热蒸汽温度差（即 Δt）增加，使传热加速，蒸发时间缩短；由于有部分真空的存在，可利用二次蒸汽的排出促进蒸发效率；有条件利用低温蒸发热源。稀胶液在不同温度下的沸腾温度及其吸收的蒸发热是不同的。真空度愈高沸点越低，但是真空度太高，胶液的黏度增加，不易流动，这样不但使蒸发速率降低，同时还会造成胶液的局部过热。

目前阿胶初浓工序采用的设备很多，但是常用的有盘管式蒸发装置或三效浓缩器或真空浓缩器等。

蒸发时应注意的事项：一是浓缩过程应保持稳定的真空度。当真空度下降时胶液沸点升高，需要更多的热量才能使胶液沸腾，因此，在一定时间内将降低沸腾速度。当真空度骤然上升则胶液沸点突然下降，会造成高速沸腾形成大量泡沫被真空抽走。二是严格控制蒸发的各项工艺参数在规定的范围之内，以免浓缩过程的波动。这些参数主要有：加热蒸汽的流量及压力、胶液的浓度及流量等。三是蒸发器在使用一个阶段之后，要对设备和管路进行必要的清洗。

（二）续浓提沫

阿胶的续浓提沫是阿胶生产上又一关键工序，胶液在此工序进一步得到提纯，胶原蛋白进一步得到水解，并达到规定的要求。

续浓提沫的目的在于将胶液中的细小杂质进一步除去，将胶原蛋白进一步降解成脲、胨、肽、多肽、氨基酸等，并按一定的分子量分布状态分布。

续浓提沫的操作过程是将初浓后的胶液置浓缩锅内，通入蒸汽，徐徐蒸发，至一定浓度后，向胶锅内加入一定量的生水，然后使胶液在浓缩锅内保持一定汽压，徐徐蒸发，待胶液表面上浮出的浮沫杂质聚于锅中心时，将浮沫提出。如此反复操作，提至胶液表面泛起黄细沫为止，再将胶液转至出胶锅内。

目前，浓缩提沫的设备主要采用提沫机，因为在此过程中要将胶液中的杂质除去，所以在续浓提沫操作过程中应注意的事项有：蒸汽压力不宜过大，以锅边胶液微沸、锅中心不翻起沸腾波浪为宜；提沫时胶液的浓度要适当控制，不宜过稠，也不宜过稀，否则，不利于杂质的提出；提沫时应不断地加入生水，加水量应控制；提出的胶沫应回收，以减少胶汁的损失。

传统的提沫，一般用特制的提沫刀、提沫盆、提沫瓢等生产工具。用此种方法提沫时，胶沫中会带出部分胶汁，故应将提出的胶沫重新用水化开，提杂，回收胶汁。目前，阿胶生产企业亦采用真空抽吸提沫，改进传统的提沫方法，提高生产文明程度。

（三）加辅料出胶

加辅料出胶在阿胶生产过程中是至关重要的。主要操作过程为：当胶汁浓缩至用胶铲挑起挂珠时，在已浓缩提沫至净的稠胶液内依次加入豆油、冰糖、黄酒，再继续浓缩熬至稠膏状（挂旗时）即达到规定出胶水分，然后将稠膏状的胶液倒入事先涂有植物油的专用不锈钢凝胶箱内。

加辅料出胶操作过程的注意事项：一是胶液浓缩至糖浆状后应过滤，将过滤后的胶液再置锅中继续浓缩至一定浓度，即当胶液“挂珠”时，可加入豆油，强力搅拌至匀后，再加入冰糖。加糖后浓缩的时间不宜过长，以免糖转化过度，降低阿胶的硬度和透明度。二是加入豆油后，应强力搅拌，使油分散均匀，以免豆油不能均匀地分布在胶液中，形成油气孔。此过程在传统工艺上称之为“砸油”。三是加酒的时机。胶液加入油、糖后，应继续浓缩，使胶液内的含水量接近出胶（即吊猴）时，搅拌加入黄酒。加酒后，应强力搅拌，以尽量地将阿胶液内残留的腥臭味随酒的不断蒸发而蒸发掉。四是应保证“醒酒”的时间。加酒后，继续浓缩至胶锅内出现大泡如馒头状（即达到出锅的程度，待出锅前），应关闭热源，停止加热，将胶膏自然静止一定时间，使胶膏内的气泡完全挥散出来，以免使形成的阿胶内出现油气孔，影响阿胶的质量。五是浓缩收胶时，特别是从加豆油、冰糖、黄酒辅料开始，就应减小汽压，降低温度，以促使水分蒸发，并防止胶液焦化，应不断搅拌，如有泡沫产生，应及时除去。随着水分的不断蒸发，胶液的黏度也越来越大，这时应防止焦化。六是出胶时应控制出胶的水分。当出胶锅内产生较大的气泡，如馒头状，俗称“发锅”，挑起胶液则黏附在出胶铲上呈片状，而不坠落（也叫“挂旗”），胶液浓缩至无蒸汽逸出为度。浓缩程度应适当控制，水分过多，成品在干燥过程中常出现四面高、中间低的“塌顶”现象。七是出胶前，应将出胶箱进行处理，以便将胶坨易于取出。八是出胶时胶液流入出胶箱内的速度应均匀一致；装入胶液的数量不宜过多，也不宜过少，要充分利用出胶箱。

五、凝胶切胶

（一）凝胶

凝胶的操作过程：将装有胶液的凝胶箱送至冷冻房内，放置在规定位置，并使胶箱中胶液面保持水平，在规定的温度下冷凝至适宜硬度。使胶液凝固的过程叫胶凝，所得到的固体胶坨叫凝胶。具有一定浓度的阿胶液有固定的凝冻点，胶液在被冷却时，黏度在逐渐增加，流动性越来越差，在达到一定温度时，由液态的阿胶变为凝胶状态。

凝胶具有一定的强度，凝胶强度的大小与下列因素有关：一是胶液中胶含量的多少。实验证明，凝胶强度与胶液中的胶含量的平方成正比。二是胶液的分子量。胶液的分子量高，凝胶强度高，低分子量的胶凝甚至非常困难。三是凝胶时的冷却速度。快速冷却凝胶强度低。四是胶液的 pH 值。胶液的 pH 值在4—6之间，凝胶的强度几乎不受影响，如果超出了此范围，凝胶的溶点下降，凝胶时间延长，凝胶强度下降。

由于胶液浓度的不同，胶液的凝冷点略有差异，胶凝时间也不尽相同。凝胶的凝冷点、凝胶的强度关系到阿胶的切块及块重、干燥的速度和胶块的外观质量等。在胶液浓度一定的情况下，凝胶的时间及冷凝的温度是影响凝胶形成的重要因素。

凝胶操作过程的注意事项：在凝胶时，当出胶箱在冷冻室放稳后，应及时将出胶箱再进行一次调平，并将黏附在出胶箱周围的胶液刮下，这样可避免冷冻出的胶坨，因为出胶时胶液的温度过高，突然遇到温度骤降，胶液内的水分来不及蒸发，而上层胶液就被凝固封顶，使胶坨内产生较大的孔洞，影响切胶率。同时应控制冷凝的温度和冷凝的时间。

（二）切胶

切胶操作的过程：将上述冷凝所得的合格胶坨取出，称重，并按标准规格先用切大胶条机切成规则的大胶条后，再用刨胶机将大胶条四面刨平，刨成规格的胶条，然后用切小块机依据水分含量计算出下刀量，按规格要求切成规格的小胶块，将切好的胶块摆在晾胶板床上，即得。

切胶操作过程的注意事项：一是控制好切胶的下刀量。既要保证阿胶的块重，还要控制阿胶的单位成本。若胶块切得过重，将会使阿胶的成本增高；若胶块切得过轻，将影响阿胶的块重差异。二是控制好阿胶的装量差异。按包装规格的要求，控制好每一盒阿胶的重量，使之符合中国药典规定的要求。三是切胶刀的锋利程度。要经常更换切胶机上的小刀片，否则，会因为刀片不锋利，而使切出的胶块上留有刀印或刀痕，影响胶块的质量和切胶率。四是大胶条的刨制程度。大胶条是切制胶块的原料胶坯，如果大胶条切得过大，则会使切出的胶块块重差异不好控制；过小，则会导致切出的胶块块重差异不合格。五是不合格胶块的挑检。在切块操作时，应及时将超出块重差异范围的不合格胶块挑出，是保证下一工序能否生产出合格产品的前提，所以应特别注意挑检，加强阿胶外观质量的控制。

六、胶块晾制

胶块晾制简称晾胶，是将切胶工序切制的鲜胶块在一定的条件下进行晾制、干燥而达到一定水分要求的过程。

（一）晾胶干燥概述

阿胶的溶液或胶胨，在常温下或较高的温度下，仍会慢慢水解，当胶液或胶胨染菌之后，水解、分解腐化的速度就更快了。即使是切成的鲜胶块因含水量较高，在适宜的温度和湿度环境下，也会染菌变质。只有当胶块干燥至水分含量在15%以下时，才能长期保存。所以不仅要对胶液冷凝切片，进而还要进行胶块晾制工序的操作，即晾胶操作。

胶块的晾制一般在晾胶房内进行。与晾胶速度相关的因素有二：一是晾制的条件（外因），二是胶块的特性（内因）。

晾胶条件与晾胶干燥速度的关系：晾胶条件主要是指干燥介质（空气）的流速、湿度和温度等。空气的流速：空气的流速是指流过胶块表面的空气流的速度。在一定范围内风速越大，胶块表面水分蒸发就越快；反之就越慢。加大风速的作用：一是有利于将空气中的热量传递给胶块；二是从胶块表面周围迅速带走蒸发的水分，以促进胶块表面水分的不断蒸发。但是风速不宜太大，否则会使胶块表面产生裂纹或碎裂。空气的湿度：一般来讲相对湿度越低，胶块干燥速度越快，当空气的相对湿度达到100%时，由于胶块表面的水蒸气压力与空气中的蒸汽压力相等，晾制过程即停止。但在等速干燥阶段，相对湿度不能过低，否则，即使大大加快了胶块表面水分的蒸发，但也容易造成胶块表面的干燥结壳，影响内部水分的向外扩散。故晾制车间的相对湿度应按GMP要求及生产的实际情况来确定。空气的温度：在胶块不溶化的允许范围内，空气的温度越高，晾制的速度越快。对干燥用的空气进行加热有两个作用：提高胶块的温度，使其表面蒸汽压力提高，随之蒸发速度相应的提高；通过加热提高空气的温度，可降低空气的相对湿度，从而提高胶块的晾制速度。故晾制车间的温度应按GMP要求及生产实际来调整。胶块的翻动次数：胶块通过翻动可以加大与干燥介质的充分接触，从而提高胶块的干燥速度。故胶块在晾制过程中应定时进行翻动，以便提高晾制速度。胶块翻动次数多，则晾制速度快，反之则慢。但翻动次数过多，劳动量大，同时，特别是在近干胶时，频繁地翻动易造成胶块的破碎，故胶块的翻动次数应根据阿胶的规格及生产环境等适当掌握。

胶块的特性与晾胶干燥速度的关系：胶块的特性主要是指胶块的厚度、大小、含水量等。胶块的含水量：胶块含水量低，则晾制速度快；反之则慢。因为胶块本身含水量少，使晾制负荷减小，缩短胶块晾干的时间，提高了晾制的速度。胶块的大小及厚度：胶块小或胶块薄，胶块总的表面积增加，而且减少了胶块内部水分扩散的距离，由此与干燥介质的接触机会增多，提高了晾制速度；反之，晾制的速度则慢。胶块晾制的数量：晾胶房间内晾制胶块的数量少，则晾制速度快；反之，晾制速度则慢。

胶块晾制操作过程分为三个阶段：即等速干燥阶段、第一降速阶段、第二降速阶段。等速干燥阶段：即胶块晾制的初始阶段，也就是胶块表面水分的蒸发阶段。此时由于胶块表面水分多，水分的蒸发速度与蒸发温度、湿度、风速、胶块的数量成正比例，此阶段称为等速干燥阶段。等速干燥速度与胶的种类、含水量、厚度、大小无关。第一降速阶段：当表面水分蒸发完，表层附近的水分即扩散到表面来继续维持蒸发，此时蒸发速度逐渐减慢。第一降速阶段干燥速度的快慢，部分取决于蒸发的温度、风速、湿度等干燥条件，部分取决于胶块内部水分扩散速度。第一降速阶段实质上是由表面水分蒸发到内部水分扩散的过渡阶段。第二降速阶段：当表面接近完全干燥，而胶块内部的残余水分还要继续扩散到表面蒸发，此时水分扩散蒸发的速度极为缓慢，直到干燥为成品。第二降速干燥阶段中，水分在表面汽化的速度高于水分从内部扩散的速度，故干燥速度几乎与空气的湿度及流动速度无关，而与胶块的大小、厚度及温度有关。

（二）干燥介质——空气的处理

阿胶的干燥介质——空气，在质的方面主要有两项要求，即空气温湿度、空气的洁净程度。其中，前者是决定干燥正常进行的保证条件，后者则是保证产品质量的决定因素。为得到温湿度适宜的洁净空气，必须对空气进行除湿调温及净化处理。

空气的污染主要是由尘埃、有毒气体、烟雾、微生物等造成的。为了保证阿胶产品的质量，污染的空气是不能直接作为干燥介质的，所以干燥风应采取以下措施，以保证洁净度。

厂址远离污染源：厂址应设在自然环境和水质较好，大气含尘浓度较低，地形、地物、地貌造成的小气候有利于生产、节能的区域。应远离大量散发粉尘、烟雾、有毒害气体和微生物的区域，如机场、铁路、码头、交通要道等，并在污染源和全年主导风向的上风侧，且有一定的防护距离。设置有洁净室（区）的洁净厂房与交通主干道间距宜在50米以上。

厂区布局应合理：阿胶企业的生产、行政、生活和辅助区应相对独立。厂区地面应固化，如沥青、混凝土。道路应平整、通畅，宜形成环行消防车道。厂区道路应人流物流分开，以减少尘粒通过人体带入车间。厂区应绿化，尽量减少露土面积，绿化面积应达30%以上。厂区内宜种植草坪和不长花絮、绒毛的常青灌木，不宜种花，以防花粉污染。

厂房符合工艺流程：生产厂房应按生产工艺流程及所需要的洁净度等级进行合理布局。包括一般厂房和有空气洁净度级别要求的洁净厂房。一般厂房按一般工业生产条件和工艺要求设计，洁净厂房按《药品生产质量管理规范》对洁净区的要求进行设计。

空气要净化处理：凡进入洁净区的空气要净化，空气净化系统通过初、中、高效过滤器对空气进行净化。空气净化的目的：对空气过滤，调整空气的温湿度；调节新风比例，合理节省能源。空气净化通过合理的气流组织来实现。气流组织是合理地组织进入洁净室的洁净气流流动，使室内空气的温度、湿度、速度和洁净度能满足工艺和人们的舒适感的需要；气流组织合理与否关系着空调效果与能耗。气流组织、送风量与换气次数等按我国《医药洁净厂房设计规范》规定设计。一般采用非单向流组织形式；D级洁净室换气次数 $n \geq 12$ 次/小时；新风量为洁净室总送风量的10%—30%；洁净区与室外的静压差 >10 帕。厂房设计与装饰符合GMP要求。

制度要切实可行：阿胶生产企业应制定切实可行的管理规程、操作规程、清洁规程等。凡进入洁净区的人员、物料（包括容器具、洁具、维修器具等）及水等均应按规定的程序，分别通过人流、物流按净化程序进入，以减少污染。对环境卫生、厂房卫生、设备卫生等，均制定清洁规程及卫生查证制度，并按规定的周期进行清洁处理以减少污染。

目前，阿胶生产企业均按GMP要求组织生产。对进入出胶、凝胶、切胶、晾胶、擦胶、印字、灭菌、包胶等工序洁净室（区）的空气，均进行净化处理，使洁净室（区）达到D级洁净级别的要求。即洁净室（区）的尘埃粒子（≥ 0.5 微米）控制在1050万个/立方米以下，尘埃（≥ 5 微米）应控制在6万个以下，沉降菌应控制在15个/皿以下；噪声不超过60 分贝；温度18—26℃，相对湿度46%—65%；照度一般为300勒克斯。通过以上措施，确保干燥介质——空气的质量。

（三）晾胶工艺操作

晾胶操作过程：按晾制干燥的三个过程的理论，阿胶的晾制工艺要求为三晾、三瓦。第一次晾瓦：将切制的鲜阿胶块置于板床上翻晾数天后，转于帘子床上晾制数日，拾起放到瓦箱内进行第一次瓦胶；第二次晾瓦：将第一次晾瓦后的胶块置于晾胶床上翻晾数日后，拾起装入瓦胶箱内进行第二次瓦胶，并不断地闷箱、倒箱、立箱；第三次晾瓦：将二次晾瓦的胶块置于晾胶床上翻晾数日后，拾起瓦入瓦胶箱内进行第三次瓦胶，并报请质检部门检验，检验合格后转下一工序，不合格者继续晾制。

晾胶操作过程的注意事项：一是板床上晾胶的时间。当胶块切出后应先在板床上晾制数日，待胶块“挺身”后再转至帘子床上。若鲜胶块在板床上晾制的时间过短，即过早地将胶块转入帘子床上晾制，因胶块内水分含量过大，在帘子床上继续晾制时，胶块易产生搁坑及粘床等现象。二是晾胶车间的温湿度。随着胶块水分的不断蒸发，胶块内水分的蒸发越来越困难，为此，晾胶车间的温湿度应在晾、瓦工艺中适当调整。随着晾瓦工序的进行，湿度应不断降低，温度应不断提高，以保证胶块内水分的蒸发，使阿胶胶块达到规定的水分要求。三是瓦胶（闷胶）的时间。闷胶是晾胶工序的关键操作，通过闷润，使胶块内部水分向外扩散，同时还可达到整形胶块的目的。所以控制好闷润的操作是至关重要的。胶块闷胶的时间过长，一方面会使晾胶的时间延长；另一方面，因胶块在闷胶箱内闷润，由于胶块内的水分由胶心散发到胶块的表面，进而散发在闷胶箱内，使胶箱内的水分含量增加，加之瓦胶箱密闭而箱内温度相对增高，阿胶又是一天然的细菌培养基，给细菌的繁殖创造了条件，因而会使胶块长菌，产生霉变。

胶块闷胶的时间过短，胶块内部的水分不易散发出来，达不到阿胶规定的水分要求；同时，由于时间短，胶块得不到很好的整形，使胶块的平整度降低，影响阿胶的外观质量。四是胶块晾风的时间（胶块在晾胶床子上阴凉的时间）。晾风时间过长，会使胶块产生干裂，产生细小的裂纹，因为胶块在晾胶床子上晾制时，胶块表面上的水分很快蒸发掉，胶的表面上会形成一层膜，对胶片产生保护作用，阻碍水分的继续散发，此时应适时闷润。若不及时闷润，随着晾风时间的延长，胶块表面上的保护膜因水分减少而破裂，胶块内水分散发加快，胶片产生裂纹或碎裂。晾风时间过短，胶块表面上的水分尚未散发完全，就将胶块进行闷润，此时因胶块表面上有水分的存在，当胶块叠压在一起时，会使胶块粘结在一起，发生粘连。目前，阿胶生产企业仍采用传统的晾制工艺，但同时也将微波干燥等先进技术应用到晾胶工艺上，大大缩短晾胶时间，提高了生产效率，提高了胶块的平整度。

此工序是胶块外观形成的重要工序，控制不好，会影响胶块合格率，因此应控制无霉率、胶块平整度、边角齐全率、块重差异、水分等指标。目前，已有阿胶生产厂家，如山东的福胶集团、东胶集团等将微波干燥技术应用于阿胶的晾制工序，大大缩短了晾胶周期，提高了胶块的晾制质量。

七、擦胶印字

（一）擦胶

擦胶的目的，是通过擦胶擦去胶块在晾制过程中胶块表面上形成的油皮及污垢等污染物等，达到洁净胶块的目的；同时，通过此操作将胶块六面擦至光亮，且显现出直而明显的粗布纹理，保持传统阿胶特色。

擦胶操作过程：擦胶是指将在晾胶工序已经晾制好的胶块，用湿粗布擦拭胶块的六面擦至光亮，且显现出直而明显的粗布纹理，使之符合要求。

擦胶操作过程的注意事项：一是擦胶水的温度。擦胶水的温度要适宜，温度过高会因为过热的水对人的皮肤产生刺激，人的手无法接触到水，使擦胶无法进行。温度过低则使擦胶布达不到应有的热度，使胶块擦不出应有的粗布纹理，擦出的胶块不够光亮，影响阿胶的传统特色。二是擦胶布的质量。擦胶时要用粗布，这是阿胶传统生产工艺的特殊要求。擦胶时要求将胶块六面擦出直且明显的粗布纹理。若不用粗布擦胶，则擦不出布纹，生产出的阿胶就失去了传统的特色，影响到阿胶的质量。

目前，阿胶生产企业多沿用传统的工艺操作，以保持“粗布擦胶、布纹清晰、色如琥珀、黑如翳漆”的传统工艺特色。然而药品GMP要求，擦胶布应不脱落纤维，不对胶块产生污染等，故擦胶布的选择除兼顾传统特色外，还必须符合GMP的要求。

（二）验胶印字

验胶印字的操作：将擦好的胶块按工序控制标准进行质量验收，合格者用印字工具蘸取银珠液，在检验合格的胶块上面印上规定的字样。

印字操作过程的注意事项：一是朱砂的质量。朱砂应符合《中华人民共和国药典》“朱砂”项下质量标准的规定。二是银珠液的调配。首先将朱砂用“水飞法”制备银珠粉，或直接用药用银珠粉，然后再根据标准操作程序配制银珠液。三是银珠的替代。采用银珠印字，是阿胶传统工艺保留下来的一部分，用之生产的阿胶，经对重金属限量等检查仍符合规定。但随着科技的发展，加之加入世贸组织后各国的要求，有望对其进行改进。目前，已有生产厂家对此进行了改进。

八、胶块灭菌

在自然界里，有许多用肉眼看不见的，必须用光学显微镜或电子显微镜放大几十倍、几千倍甚至几万倍才能够观察到的微小生物，称为微生物。微生物虽然体积很小，但有一定的形态结构；在适宜的环境中繁殖迅速，分布极广，土壤、水和空气中以及人类、动植物体表及其与外界相通的腔道中，都有微生物的存在。自然界中的微生物，绝大多数对人类和动植物的生活是有益的和必需的。微生物在自然界物质循环中起着重要的作用。同时，在医药及工农业方面，愈来愈受到人们的重视。

但是，除了对人类有益的微生物之外，也有一小部分微生物对人类和动植物是有害的，能引起人类和动植物的疾病，具有致病性的微生物，称为病原微生物。微生物虽然种类很多，但根据其生物学特性，分为细菌、放线菌、立克次体、衣原体、支原体、螺旋体、真菌及病毒等。

细菌是原核生物中的一类单细胞微生物，其结构及化学组成比较复杂，在自然界中营自养、腐生或寄生生活，生长繁殖较快。细菌在自然界中分布广泛，是污染水源、药物、食物的主要原因。药物、食物被细菌污染之后，可变质或成为传播病原的媒介。因此，注射剂应无菌，口服药物、外用药物和食品等不能含病原菌。

细菌的体积很小，通常以微米作为计算的单位，但具有很强的繁殖能力和很快的繁殖速度。细菌最普通的繁殖方式是二分裂法，即细菌由一个分为两个，两个变为四个，如此继续下去。在适宜的营养和环境条件下，细菌每15—20分钟繁殖一代。细菌在新陈代谢过程中，可合成一些特殊的产物。在这些产物中，有的与致病作用有关。如毒素：细菌产生的毒素有内毒素和外毒素两类。内毒素存在于细胞壁上，即细胞壁中的脂多糖。当细胞死亡及菌体崩解时，内毒素才释放出来。外毒素是一种蛋白质，当其被合成后，即释放到菌体外。

药物被微生物污染后，在适合的条件下微生物生长繁殖，使药物变质，降低疗效，有的还可引起发热或发生传染。因而防止微生物引起药物的变质，在制药工作中是十分重要的。在阿胶的生产中，除采取防止微生物污染的措施外，还应对阿胶块进行灭菌处理，以保证达到中国药典“阿胶”项下微生物限度的要求。

用物理或化学方法，把物体上所有的致病菌和非致病菌的微生物以及细菌芽胞全部杀死，称为灭菌。常用于灭菌的物理因素有温度、辐射(可见光线、日光与紫外线、电离辐射、微波灭菌)、干燥、声波、渗透压和过滤等。

阿胶富含胶原蛋白，它具有被接种微生物分解的敏感性，是细菌的高级营养培养基。而阿胶又是内服中药制剂，不仅要求具有确切的疗效，而且必须安全可靠，便于长期保存。但如果不对阿胶产品微生物指标加以控制，致使阿胶被微生物污染的话，在贮存、销售和使用过程中，在适宜的条件下微生物就会繁殖生长，使阿胶变质、腐败，疗效降低或失效，甚至产生一些对人体有害的物质，服用后，不仅不能起到预期的治疗作用，还往往产生一些不良反应等。因此，在生产过程中应加强对阿胶生产的卫生管理，防止微生物的污染。

为了防止微生物的污染，使阿胶产品中不含或少含微生物，必须采取综合措施，对阿胶的生产过程进行控制，切实注意药品生产卫生，以确保产品质量，应采取必要的措施降低阿胶灭菌前的微生物污染及灭菌后的再次污染，因此，对阿胶产品进行灭菌仍是必要的。

阿胶生产中不加防腐剂，但是在出胶、凝胶时，因凝胶液的温度很高，且一直处于沸腾杀菌的状态，胶液内的微生物在凝胶前即已被杀死，故阿胶的灭菌一般是指胶块表面微生物的灭菌。目前阿胶灭菌一般采用紫外线灭菌法。其他灭菌方法，如辐射灭菌法、环氧乙烷灭菌法、微波灭菌法等正处于研究阶段。

（一）紫外线灭菌法

灭菌操作过程：将印字的胶块送入隧道式灭菌箱内用紫外线灯照射灭菌。或将胶块摆放于灭菌间，用紫外线对胶块照射灭菌，每面照射30分钟。

紫外线的波长范围为100—400纳米，其中波长为200—300纳米的紫外线有杀菌作用，尤以波长为253.7纳米的紫外线杀菌力最强。它作用于核酸蛋白质，使蛋白质变性而起到杀菌作用。也就是说，细菌吸收致死量的紫外线后，紫外线所含的能量使细菌细胞的物质分子发生了化学变化（紫外线对DNA可引起多种损伤，主要是核酸吸收了紫外线使DNA一条链或两条链上相邻近的胸腺嘧啶之间形成二聚体，从而干扰了DNA的复制），因而导致细菌死亡。另外空气受紫外线照射后产生微量臭氧共同起杀菌作用。一般认为，繁殖型微生物在紫外线下暴露3—5分钟即杀死，芽胞也可在10分钟以内杀死，紫外线对酵母特别是霉菌杀菌力较弱。

紫外线进行直线传播，其强度与距离平方成正比例减弱。紫外线对一般物品穿透力很弱，它的作用仅限于被照射物的表面，不能透入溶液或固体的深部，同时普通玻璃、水等也吸收紫外线，但较易穿透清洁空气和纯净的水，故紫外线主要用于空气灭菌和物体表面灭菌。灭菌操作间一般6—15立方米的空间安装30瓦紫外线灯一只，灯距地面应为2.5—3米，室内温度10—55℃，相对湿度在45%—60%之间，杀菌效果比较理想。每次照射30—60分钟即可。

空气中的灰尘或烟雾、蒸汽等易吸收紫外线，因而会降低杀菌力。因此，阿胶灭菌房间应达到GMP规定的洁净级别的要求，一般为30万级洁净级别。紫外线灯管必须保证无尘无油垢，否则辐射强度大大降低。紫外线对人体照射过久会发生结膜炎、红斑及皮肤烧灼等症状，故一般均在操作前照射1—2小时，操作时关闭。

各种规格的紫外线灯，皆规定了有效使用时限，一般为2000—3000小时，灭菌效果随时间的延长而减弱，故每次使用应登记起止时间，并定期进行灭菌效果检查。也可用照度计来测定辐射强度。紫外线灯使用到期后应及时更换。

（二）辐射灭菌法

本法是将最终产品的容器和包装暴露在由适宜放射源（通常用$^{60}C_0$）辐射的 γ 射线或适宜的电子加速器发出的射线中，达到杀灭细菌的目的。常用灭菌最小吸收剂量为25千戈瑞，使用其他剂量时应事先进行验证。当剂量小于25千戈瑞时，应在照射前后增加微生物检测，并用适当的化学和物理方法测定被测物质吸收的射线剂量，以确保该剂量是否适合。

放射性同位素放射高能量的 α、β、γ 射线均具有电离作用，可将物质原子或分子放出电子变成离子。如水被电离成 H+ 和 OH-，这些离子具有很强的还原性和氧化作用，它们直接作用细胞本身杀伤细胞。此外还与溶液中经常存在的分子氧结合，形成一些强氧化离子，如 O_2、H_2O 等，破坏细菌细胞中某些自由基，引起 DNA 解链、不饱和键氧化、某些组分发生聚合作用等，导致细菌死亡。电离辐射也可直接作用于微生物，当辐射线通过微生物时，放出一个以上的能量量子，能量量子导致包括 DNA 降解在内的微生物内部物质的分解，使细菌死亡或发生诱变。

辐射灭菌是应用 β 射线、γ 射线杀菌的方法，其特点是不升高药品的温度，大剂量照射时灭菌温度只升高约3.6℃，特别适用于某些不耐热药物的灭菌。γ 射线通常可由放射性同位素$^{60}C_0$产生，γ 射线波长极短在0.1—10纳米之间，被空气吸收也少，不但射程远而且穿透力强，适用于较厚的样品，可广泛用于各种液体、半固体、固体药物的灭菌；对已包装的产品也可灭菌，从而减少药品被污染的机会。β 射线由电子加速器产生，通常仅适用于非常薄和密度低的物质灭菌。这类电离辐射已为《英国药典（1969年版）》和《日本药局方》Ⅸ版收载。辐射灭菌法设备费用高，辐射后对药物产生什么影响应进行深入研究。

放射性同位素如$^{60}C_0$有良好的灭菌效果。如用$^{60}C_0\gamma$射线对维生素C和B等水溶液注射剂的灭菌，少量的照射剂量即可达到灭菌目的，且对药物的破坏极微。对耐热性抗生素、激素如促皮质素、可的松等使用后，有满意的灭菌效果。对磺胺类、多种抗生素制剂、生物碱类、血浆和抗血凝剂亦安全有效等。

但用核辐射方法进行灭菌，在中药材的养护特别是在阿胶的养护上并不多见。我们曾对山东平阴阿胶厂生产的阿胶进行了少量灭菌试验。试验证明，阿胶采用辐射灭菌方法，可取得较好的灭菌效果。但如果将辐射灭菌法用于阿胶的灭菌还有待于进行深入研究。

（三）环氧乙烷灭菌法

本法是将产品暴露在环氧乙烷的环境中，使之达到灭菌的目的。本方法适用于气体中稳定的物质，应用于阿胶的灭菌仍处于实验研究中。由于环氧乙烷本身具有毒性，且与空气以一定的比例混合时有爆炸危险，因而灭菌程序的控制有一定的难度。整个灭菌过程应在技术熟练的人的监督下进行，并有微生物试验的足够设备。应注意本方法仅适用于该灭菌气体适宜的供试品。

环氧乙烷的灭菌效果与气体浓度、温度、暴露时间、湿度以及物质性质有关，在灭菌过程中，待灭菌品在腔室中达到一定的温湿度平衡时，方可开始通入环氧乙烷进行灭菌。应监控腔室的温度、湿度、环氧乙烷浓度及暴露时间，并通过分布在物质周围的生物指示剂得以监控灭菌效果。

被灭菌物质暴露在环氧乙烷或带适量惰性气体的混合气体中完成灭菌后，应给以足够时间或采取适当措施使残留环氧乙烷和其他易挥发性残渣消散，并应采用适当方法对灭菌后的残留物加以监控。

环氧乙烷的分子式为C_2H_4O，沸点为10.9℃，室温下为气体，在水中溶解度很大，1毫升水可溶解195毫升（20℃，101.325千帕），易穿透塑料、纸板及固体粉末，暴露于空气中环氧乙烷就可从这些物质中消散。环氧乙烷对大多数固体呈惰性，但环氧乙烷具有可燃性，当与空气混合，空气含量3%（V/V）时即可爆炸，故在应用时，需用惰性气体——二氧化碳或氟利昂稀释。环氧乙烷吸入后毒性的大小与氨相似，无氨样的刺激臭味，能损害皮肤及眼黏膜，可产生水泡或结膜炎，故应用时要注意。

环氧乙烷的杀菌作用机理：环氧乙烷作用于菌体后，能使菌体蛋白质中的—COOH，—NH_2，—SH，—OH 基的 H，被—CH_2—CH_2—OH 所置换。对菌体细胞的代谢产生不可逆的损害。

环氧乙烷灭菌的一般程序：将待灭菌物品置于灭菌器内后，密闭灭菌器并抽出空气，在减压状态下输入环氧乙烷混合气体，保持一定浓度、湿度和温度，经一定时间后，送入无菌空气完全排除环氧乙烷。环氧乙烷的浓度为850—900毫克/升时，在45℃维持3小时。浓度为450毫克/升时，在45℃维持5小时。相对湿度以30%为宜，低于30%将大大降低灭菌效果。有人认为温度最高55℃，以求大幅度减少灭菌时间，温度每升高17℃，接触环氧乙烷的时间可缩短一半。

此法的缺点是灭菌时间长，费用高。

九、包装入库

（一）包装

包装包括包小块（叠合、印批号、生产日期、有效期）、装盒（装说明书）、封口贴签（贴封口签、贴防伪标志）、包大皮（叠箱、印批号、生产日期、有效期至等）、装箱（装箱单）、封箱、称重、待验、请验等。

包小块：是用药用复合膜或PVC板把灭菌合格的胶块按批包装指令包装成规定小包装（即把灭菌合格的胶块包严的过程）。把已灭菌的小胶块包在药用复合膜内，此工序可用手工操作，亦可用机器操作。

装盒：把包好的胶块按包装规格的要求装入已经备好的阿胶盒内，同时将阿胶说明书装入阿胶盒内。已备好的阿胶盒包括叠合、在盒上印批号、生产日期、有效期至、暗记等。

封口贴签：用封口签将阿胶盒两头封严，有防伪标签的还应在阿胶盒表面的某一部位贴上（电话）防伪标记。

包大皮：用已备好的玻璃纸将装有阿胶块的包装盒密封。目前，阿胶生产企业可手工操作用玻璃纸包封，也可机器操作用玻璃纸热塑包封。

装箱：按批包装指令将已包好的规定数量的阿胶盒装入已经准备好的大包装箱内，装入装箱单，印上规定内容。

封箱：用铁钥子或塑料钥子等将装入阿胶的木箱或纸箱封严。

称重：对已封好的胶箱逐一称重，并做好记录。

待验：将封好的阿胶，放于待验区待验。

请验：包装车间将包装好的阿胶，填写请验单，请质检部门检验。

（二）检验入库

检验入库包括取样、检验、报告、发证、领证、贴证、验收、入库等。

取样、检验、报告：质检部门接请验单后，按取样程序取样检验，发放合格报告或不合格报告。

发证：质量控制人员对阿胶的生产记录、检验记录、物料平衡及检验报告等有关内容进行审核，合格者发放合格证，不合格者按有关规定处理。

领证、贴证：由专人领取合格证，并将合格证由专人逐一贴于阿胶每一个包装箱上（也有将合格证装入胶箱内的）。

验收、入库：将贴有合格证的阿胶由仓库保管员验收、入库，即将合格的阿胶产品入成品库。包装车间、仓库保管员做好记录。

第三节　阿胶的制备机理

一、炮制工序制备原理

就驴皮而言，它由三层组成，分别是表皮层、真皮层和皮下层，其主要成分分别为角质蛋白、胶原蛋白及脂肪。胶原蛋白是制胶的主要成分，而角质蛋白和脂肪等都必须除去。在原料炮制处理过程中，漂、泡、焯、洗等都是除去上述杂质的主要手段。角质蛋白是水不溶物的主要来源，在制备过程中不易水解，但它可溶解于碱性溶液中，因此，用碱水焯皮可将其部分除去，降低水不溶物的含量。故焯皮过程就是利用了角质蛋白及脂肪不溶于水而溶于热碱性水溶液的原理。另外，驴皮（特别是驴皮内皮层的脂肪部分）易在细菌及酶的作用下产生腐败，发生脱羧脱氨反应，生成游离氨和挥发性低链烃胺、芳香胺，如三甲胺、尸胺、酰胺、色胺、甲吲哚、吲哚等小分子碱性物质，这些物质大多具有毒性和异臭味，是挥发性碱性物质的主要来源，服用后易引起恶心、呕吐等不良反应。此物质具有水溶性，通过漂泡、焯洗等处理，可不同程度地将其除去，降低阿胶中挥发性碱性物质的含量。

二、提取工序制备原理

组成胶原纤维的（胶原分子）是一个三链螺旋体，是由三条螺旋形的肽链相互盘绕而组成，并在肽链与肽链间，由氢键连接加以稳定的结构。另外，在肽链的螺旋体上还环绕分布着氨基、羧基、羟基和酰氨基。由于胶原纤维这种紧密固定的三链螺旋体结构（即紧密、固定的三股螺旋结构）而不溶于水，提胶时利用水作溶剂，使水分子进入胶原分子链间的空隙中去，这三股螺旋结构便松散开来，继之使胶原分子中的一些氢键断裂，从而使胶原分子变成明胶分子呈不规则盘曲的肽键结构，而溶于水（成为明胶溶液）。该过程称为水解过程，加热加速了这个过程的进行，但胶原的水解作用并不是在转变成明胶后就停止了，而是继续不断地进行，直到生成氨基酸为止。整个水解过程可用下式表示：

生胶原＋水（加热）→明胶原→脲→胨→肽→多肽→氨基酸。

目前，阿胶胶汁提取工序均采用高温高压工艺，在此工序中，若给以适当压力（温度）、时间及加水量，可使驴皮结构发生变化。首先，驴皮胶原蛋白中的肽键（—CO—NH—）部分断裂，形成许多较大的颗粒（明胶原），继而继续水解，生成一系列降解产物，即按胶原蛋白→脲→胨→肽→多肽→氨基酸的程序完成初级水解。此工序是阿胶生产的最关键的一步，在此过程中要尽可能多地将生胶原水解为明胶原及其降解产物。尽管影响这一过程的因素有提胶的温度、时间、pH 值、加水量和胶汁浓度等，但是温度是最主要的因素，即温度（压力）是决定成败的关键。

我们知道，各种物质的扩散速率在不同程度上将随着温度的增高而增大，对胶原的水解反应也不例外，也将会随温度的增高而加快胶原的水解过程。但是温度过高将会对阿胶的质量产生影响。

当温度过高时，由于高温作用，部分氨基酸可能发生脱羧脱氨反应，进一步增加了致臭物质的含量，挥发性碱性物质含量增高。另一方面，由于温度过高，驴皮很快被水解成许多较大颗粒的混悬液，往往会给人一种水解完全的错觉而提前转入下道工序，造成产品的粗糙。同时，采用高温水解工艺，由于温度高，而忽视了必要的水解时间，胶原蛋白不能进一步的水解，胶的平均分子量偏高，不对称性增大，分子链也越长，有利于形成网状结构，黏度的切速依赖性越显著，流变性增大，使切块困难。同时，会产生较多的较大质点颗粒，加剧了体系内各质点的大小差异，致使网状结构不均衡，在晾胶过程中，随着水分的蒸发，各个相互独立的质点开始发生物理形态上的变化，使网状结构破坏，胶的结构黏度（由网状结构引起的黏度）也随之减小，胶块发生碎裂。

一般地，采用低温工艺并适当延长水解时间来生产阿胶，有利于阿胶的内在质量的提高，但如果温度太低，水解时间太长，仍可导致阿胶内在质量发生变化。

在阿胶生产过程中，若温度太低，胶原水解条件太缓和，水解速度太慢，势必延长水解时间。在长时间阿胶水解生产中，易使阿胶胶汁发生质的变化。首先，胶汁是一个大的营养丰富的培养基，其次是时间长易被污染，长时间的水解会给酶和细菌创造适宜的生存条件。在酶和细菌的作用下，易使胶汁腐败而产生游离氨和挥发性低链羟胺、芳香胺等碱性物质，这些物质大多具有毒性和异臭味，是挥发性碱性物质的主要来源，易使阿胶产生特殊的臭味，人服用后易致恶心、呕吐等不良反应。同时，胶的弹性、可塑性降低，流变性增大，胶不易形成，易发生"沦墩"或"瘫胶"等现象。同样，若水解时间太长，则水解过度，产生大量的小分子物质，不利于完整稳固的网状结构的形成，造成流变性增大，易在重力的作用下发生变形，在晾干过程中，由于变形性增高，胶块易与晾胶支持物（如晾粘床）发生粘连，或胶块与胶块之间相互发生粘连，影响阿胶的质量。若温度过低，又水解时间太短，则达不到水解程度，生产的阿胶中蛋白质的平均分子量增大，体系内网状结构均衡，造成不易切块，在晾胶后，阿胶仍坚硬而且具有韧性，不易打碎，人服后不易吸收而碍胃。

总之，当温度过高时，特别是化皮工艺时，易使氨基酸发生脱羧脱氨反应，增加挥发性碱性物质的含量；同时，易使产品出现粗糙及破碎等现象。当温度太低，加之时间太长，则易使胶汁腐败，胶的流变性增加，易使胶块发生粘连等现象；若温度低而又时间短，则胶原水解不完全，胶的黏度增大，使切胶困难，成品胶质硬、坚韧、不易碎，服后不易被人体所吸收而且碍胃等。

实践证明，在阿胶生产过程中，应选择最适宜的温度和时间等，以保证阿胶的质量。

在胶液提取的各种因素中，提取的温度、pH 值及胶液之间是相互联系的，在提胶过程要严格加以控制。在实际生产操作中，工艺条件应根据原料投入量、生产设备及产品质量等要求作适当的调整。

三、澄清工序制备原理

从提取工序提取出来的胶汁应进行澄清过滤处理，澄清过滤处理的方法很多，如化学澄清过滤、离心分离法和过滤法等。传统工艺中一般采用沉降过滤法，并加入明矾助沉。此原理是，明矾在胶汁中，由于水的存在，硫酸铝钾 $KAl(SO_4)_2$发生水解反应，生成氢氧化铝 $Al(OH)_3$絮状物，此物吸附胶汁中的杂质一同沉于底部而被除去。根据胶体溶液的特性可知，氢氧化铝 $Al(OH)_3$只吸附胶汁中的杂质而不吸附胶粒。然而，胶液是一种蛋白高分子溶液，对氢氧化铝 $Al(OH)_3$应起保护作用，使其难以产生预想的沉淀效果。故目前有些阿胶生产企业已经将明矾沉淀工艺进行了改革。

离心分离法是利用两种物质的不同密度而进行的。当胶液进入离心机后，受离心力的作用，油脂和淀沉物被粘在碟片上而与胶液分开，达到澄清胶液的目的。

过滤操作的基本原理是利用一种具有众多毛细孔的物质作为介质，使液体由小孔通过而将悬浮在胶液中的固体杂质截留，进而使胶液澄清。

四、浓缩工序制备原理

胶原由单体胶原所组成。胶原是不溶于水的，但原胶原在中性或弱酸性溶液中是可溶的，原胶原的分子量约为30 万。由原胶原交联聚集而成的胶原蛋白，分子量可达数百万。由于条件不同，胶原水解产生的碎片差别很大。最小的碎片分子量为2 万左右，最大的碎片则有45万左右。

浓缩过程是胶原蛋白水解成氨基酸的主要过程，也是除去杂质的主要过程。众所周知，蛋白质分子是由许多氨基酸分子借肽键依次缩合而成的多肽键，是由许多氨基酸分子组成的高分子化合物，分子量是非常大的。在提取工序时，胶原蛋白的部分肽键发生断裂，分子量已有所降低，但在浓缩工序中，在温度、水共存的情况下，给予一定的时间，即完成胶原蛋白的继续水解，生成一系列降解产物，分子量按蛋白质→脲→胨→肽→多肽→氨基酸依次递降，而在阿胶中的含量却依次增加，达到阿胶标准的分子量分布状态。

随着胶原蛋白的逐渐水解，蛋白质颗粒的变小，亲水性成分与疏水性成分已由原来的紧密结合而逐渐分离开来，且混悬在胶汁中；同时，在原料焯皮等前处理过程中没有被彻底处理掉的角质蛋白、脂肪等也混悬在溶液中。此时，加入一定量的生水（水中含有矿物质），这些水就是理想的电解质，当一部分水蒸发后，水中的离子浓度增大，达到一定程度，离子的电性将中和掉疏水性胶体粒子的电性，使胶体离子聚合，聚合的离子团因结构疏松、比重稍小而上浮。此上浮物即是要除去的杂质，它是水不溶物的主要来源，在此过程中应反复进行，一遍遍加水，一遍遍打沫，将杂质彻底除去，胶质逐渐纯净，以提高阿胶的质量。随着提沫除杂的不断进行，胶原蛋白的逐渐水解，最后，使其按蛋白质、脲、胨、肽、多肽、氨基酸等各种成分分布。

阿胶生产是一个复杂的化学、水解反应过程，温度是必备的条件，在适宜的温度下，蛋白质按胶原→脲→胨→肽→多肽→氨基酸等步骤水解，并使各种水解产物在阿胶溶液中均匀分布。

综上所述，阿胶的生产原理极其复杂，但归纳起来，贯穿始终的无非是提纯胶原蛋白，并使其逐步水解。

五、晾胶工序制备原理

晾胶工序制备操作实际上是一个水分蒸发、胶块整形的过程，从浓缩出胶、切制后的胶块含水量一般在20%—30%，而成品阿胶的含水量，标准规定不得超过15%。

在适宜的环境下（空气的流速、湿度、温度等），胶块表面的水分汽化而被蒸发掉；继而胶块表面附近的水分即扩散到表面继续蒸发；当表面接近完全干燥时，胶块内部的残余水分还要继续扩散到表面蒸发，直至干燥。“晾胶”是实现水分蒸发的主要手段，“瓦胶”则是胶块内部水分扩散到表面及胶块整形的主要措施。

第四节　阿胶的质量问题

一、阿胶生产过程中常见的质量问题

（一）色泽浅

原因：水解时间不足，或所用原料混入了杂皮。

《中华人民共和国药典》规定，阿胶的颜色为棕色到黑褐色，但是由于操作时间的不同，亦可影响阿胶的色泽。如水解时间长，阿胶的颜色就深；水解时间短，阿胶的颜色就浅。另外阿胶的原料不纯也会影响到阿胶的色泽。阿胶的原料若全用纯驴皮，阿胶的色泽为棕色至黑褐色；若为牛皮，阿胶的色泽为棕黄色；若为猪皮，阿胶的色泽为棕红色。

解决办法：适当延长水解时间；严把原料投料关，杜绝杂皮混入，用纯正驴皮熬制阿胶。

（二）凝胶黏度过高

原因：水解程度不够，辅料油用量不足或变质。

凝胶的黏度是由各质点通过肽链上的酰氨基团相互交联形成网状结构引起的，阿胶的平均分子量越大，分子形状越不对称，分子的链越长，则越有利于形成这种网状结构。在高温水解工艺中，由于温度高，往往忽视了必要的水解时间，胶原蛋白不能进一步水解，致使凝胶的平均分子量偏高，不对称性增大，因而具有较大的黏滞性，造成切块困难。

新鲜植物油为不饱和脂肪酸，在阿胶含水量较低时，其分子可通过不饱和键和酯键参与蛋白质的网状交联，从而破坏肽键间原有的稳固网状结构，使黏度降低。部分未交联的细小油滴在切胶过程中起到润滑作用。如果辅料油不足，必然会使半成品产生粘刀现象。植物油变质多表现为不饱和键的氧化和酯键的水解，与多肽键的亲和力下降，造成半成品黏度过高。

解决的办法：适当降低加热温度，延长水解时间；严格控制辅料油的用量和质量。

（三）胶块弹性降低

原因：是由于水解过度引起的。

胶液过度水解产生的大量小分子不易形成完整稳固的网状结构，流变性增大，易在重力作用下变形。在晾制过程中能与晾胶支持物粘连，闷胶时还可互相粘连。但在温度、湿度适宜时，凝胶切块并不困难。

驴皮中含有大量的胶原纤维和少量的弹性纤维，而弹性纤维是由螺旋形细纤维组成的，可赋予组织弹性和运动性功能，对维持阿胶的弹性具有重要意义。高温长时间加热，弹性蛋白被破坏，从而使胶块的弹性降低。

解决办法：适当降低煎煮的温度，缩短水解时间。

（四）胶块碎裂或脆裂

原因：胶块碎裂由剧烈水解引起，胶块脆裂则是因晾胶场所湿度过低所致。

驴皮水解产物是由组织碎片、蛋白质、多肽、氨基酸等组成的混合体。常压水解时，由于反应比较温和，当水解时间相对固定时，体系中各组分所占的比例大致是稳定的。高温水解时，由于反应剧烈，当水解时间较短时，体系中水解产物的比例极易发生变化，水解形成的质点大小悬殊，使胶块内部网状结构的均衡性降低。在晾胶过程中，随着水分的不断散失，一些较大的质点开始发生物理形态上的变化，使网状结构内部产生不均衡力，当这种力足以抵抗某些部位质点间的引力时，此处便发生碎裂，形成大小均匀的不规则的小胶块。

由于晾胶环境湿度过低，胶块表面水分蒸发太快，而胶块内部的水分又不能很快到达表面，整体出现变形趋势，从而产生不均衡的力。边角处受到来自各个方向的力更不平衡，最易发生脆裂。

解决办法：防止胶块碎裂，应控制水解温度不宜过高，并适当延长水解时间。解决脆裂问题，应适当降低晾胶室的温度，提高相对湿度，并不断改变胶块放置位置，必要时装箱静置闷胶。

（五）成品有异臭味

原因：原料的质量差、焯皮不彻底、提取温度或压力过高、浓缩时的温度低且时间长造成细菌繁殖、水解过度。

驴皮在细菌和酶的作用下易腐败，产生游离氨和挥发性低链羟胺、芳香胺等，这是阿胶具有异臭味的主要原因。在高温生产过程中，此类致臭物质不仅不易挥发掉，还会使一部分氨基酸发生脱羧脱氨反应，进一步加剧了致臭物质的含量，挥发性碱性物质含量增高。

在返工复制时，因胶头经反复热处理，其中的冰糖部分焦化，而使阿胶味变苦。

解决办法：把好驴皮原料关，是消除阿胶异味的关键。生产中应控制驴皮的焯皮工序，使驴皮洁净。提取时应防止温度过高，并注意不断排气。提沫浓缩时，要控制时间和温度。胶头要单独复制，减少阿胶循环热处理的次数。

（六）成品粗糙

原因：生产时间短或提沫不彻底等。

采用高温高压工艺生产时，驴皮很快被水解成含有许多较大组织碎片和蛋白颗粒的混悬液，会给人造成水解已完成的错觉而转入下道工序，致使成品粗糙。提沫是阿胶提纯的关键工序，若提沫时间不够，提沫不彻底，致使产品粗糙。

解决办法：适当降低加热温度，延长水解时间。保证提沫时间，彻底提出胶中杂质。

（七）成品有油气孔

原因：使用了变质植物油，或加入植物油后未搅拌均匀，或胶液未“醒酒”即出胶。

以变质的植物油作辅料时，由于它的不饱和度降低，难以分散均匀，常在胶块内形成小油滴，表面可见小油孔。植物油在变质过程中产生醛、酮、酸等低分子物质，它们在高温下易挥发，产生小气泡，使成品出现气孔。

浓缩制胶过程中，当加入植物油后，如果搅拌不均匀，油不能很好地分布在胶液中，故出现油气孔。

解决办法：使用新鲜植物油，严禁使用变质的植物油作辅料。在加入植物油后，要用力搅拌，使植物油充分混匀。出胶前，让胶液充分“醒酒”尽可能地将胶液内的气泡挥散掉，待无蒸汽逸出时再出胶。

（八）成品总灰分偏高

原因：主要是制胶用水的硬度偏高，或与加入明矾沉淀杂质有关，或与加入辅料中的杂质高有关。

阿胶的生产与水质有极大关系，福牌、东阿镇牌阿胶之所以能闻名天下，就是因为采用得天独厚的制胶水源——狼溪泉水的原因。在阿胶生产过程中，如果应用硬度高的水，阿胶的灰分就会增高，相反则会降低。同样，在胶汁中加入明矾助沉时，会增加阿胶成品内的总灰分。加入辅料中的杂质高亦会增加阿胶成品的总灰分。

解决办法：采用硬度低的水质，或采用蒸馏法、离子交换法、反渗透法或其他适宜的方法等对制胶用水进行软化处理。改进明矾沉淀工序，改用自然沉淀法或离心分离法等。

（九）成品卫生学指标超标

原因：人员卫生未能达到洁净要求，灭菌装置失效（灭菌灯使用时间和质量），灭菌的时间、生产车间洁净度未达到要求，产品在擦包过程中被污染等。

阿胶生产，特别是擦胶、验胶、灭菌、包装工序，目前仍采用传统的手工操作。由于人是一直接的细菌污染源，所以在生产阿胶时，应特别注意人员的卫生要求，如进行手消毒、洁净衣消毒、操作人员要定期洗澡等。

阿胶灭菌目前一般采用紫外线灭菌法，而紫外线灯管有一定的寿命周期，超出了灯的使用周期，灭菌灯就失去了杀菌的效力。同样，灭菌时间不够，杀菌效果不理想。

生产车间的环境，应达到洁净级要求，按规定的时间熏杀消毒灭菌，否则，在一个环境不合格的生产车间生产的产品，肯定是不合格的。同样，生产环境的洁净度也会影响到紫外线灯的灭菌效果。

解决办法：制定人员卫生管理规程、洁净室管理规程、紫外线灯的使用管理规程等。定期对人员、房间进行消毒，定期更换紫外线灯，并保证灭菌的时间。亦可实验采用其他灭菌方法。

（十）水不溶物含量高

原因：制胶用水中硬度过高，过滤效果不理想，原料驴皮炮制处理不洁净，焯皮不彻底。

解决办法：制备阿胶采用硬度低的水或采用纯化水。采用先进的过滤方法或适当延长沉淀过滤的时间。制定驴皮的净料内控标准，对驴皮进行炮制处理。

二、保持阿胶传统特色的自然条件

阿胶的生产与水质、技艺和原料密切相关。正宗阿胶的生产必须具备三个自然条件，即逐辈流传的制胶技艺、得天独厚的制胶水质和优质纯正的驴皮原料，这些条件是正宗阿胶质优效高的保障和秘诀。

（一）逐辈流传的制胶技艺

阿胶的制备技艺是无法用文字所能记载清楚的，多是靠以师带徒、言传身教的办法传授。历代本草中对阿胶的制备均有记载，记载最详细的要数《中国药学大辞典》：“每年春季，选择纯黑无病之健驴，饲以狮耳山之草，饮以狼溪河之水，至冬宰杀取皮，浸狼溪河内四五日，刮毛涤垢，再漂泡数日，取阿井水、狼溪河水，用银锅金铲、桑木柴火熬三昼夜，去滓滤清，加参、蓍、归、芎、桔、桂、甘草等药汁，熬至成胶，其色光洁，味甘咸，气清香，此即真阿胶也。”真胶不作皮臭，夏月亦不湿软。

传统的制胶技艺是保证正宗阿胶生产的关键。几千年来，阿胶的生产靠以师带徒、言传身教的办法来传授。关键工序，如化皮、提沫、浓缩、晾胶、擦胶等操作都是几千年来阿胶生产的经验总结。采用逐辈流传的制胶技艺，拥有阿胶传人和老制胶工人以及由他们培养成长起来的制胶技工，是正宗阿胶生产的保障。

（二）得天独厚的制胶水质

阿胶的生产与其制备的水质有着直接的关系，水质的好坏对阿胶的质量和疗效起着决定性的作用，自古至今被医药学家所重视。自唐朝后，历代本草中都有对制胶水源的描述。实际上，阿胶的制备应以洪范九泉汇集而成的清澈甘甜的狼溪河水制成为最佳。

《中国药学大辞典》记载："（张隐庵）按古法，先取狼溪河水，以浸黑驴皮，后取阿井水以煎胶。考狼溪河发源于洪范泉，其性阳，阿井发源于济水，其性阴，取其阴阳相配之意；（曹炳章）阿井在东阿城西，此水实为济水之源，其色绿，其性趋下。在东阿城内又为狼溪河，其水为漯水之源，乃洪范九泉之水所归，其性甘温，故合此二水为最善。"此段强调了阿井水和狼溪河水，取其阴阳相配之意，然谓取阿井水煎胶之说早以名存实亡，仅系对传统的追溯或装潢门面的象征罢了。到目前为止，历史上的传统制胶用水也只有狼溪河水了。

狼溪河水是由洪范九泉汇集的九泉之水，水是由地下岩层吸附的水质经山泉喷涌汇集而成，横穿东阿镇而入大清河。该水质自古以来就作为制备阿胶的水源，现已成为我国历史上唯一的传统制胶水源。经权威部门勘查分析，鉴定为锶、锂饮用天然矿泉水，含有丰富的微量元素，其中锶、锂、锌、偏硅酸盐等六项指标达到国家标准，且水的硬度适中，是天然理想的熬胶用水。用此水熬制的阿胶，重金属、灰分等含量极低，夏天不变软，冬天不碎裂，易于长年贮存。同时在熬胶过程中，狼溪河水中丰富的微量元素与阿胶内的蛋白质结合形成有机盐，易被人体吸收，从而使阿胶具有更广泛的治疗效果，形成了正宗阿胶的独特疗效。

（三）优质纯正的驴皮原料

优质纯正的驴皮原料是生产阿胶的前提。许多本草记载，强调用吃狮耳山上的草、喝狼溪河中水的乌驴之皮制备的阿胶为真阿胶。其实，东阿镇境内的狮耳山，林丰草茂，生有几百种中草药，尤以滋阴补肾的枸杞子为多，蓍草、甘草、远志、益母草、败酱草等皆有生长。驴食则体魄健壮，毛色乌亮，皮质特别适宜熬胶，熬制的阿胶质量好、出胶率高，具有传统的质量特色和显著的临床疗效。

在清代，皇帝载淳曾亲派一名四品钦差前来东阿镇邓氏树德堂，监督购买纯黑毛驴（12 头），放牧于狮耳山上，饮用狼溪河的水，至冬宰杀取皮，用桑木柴火熬制九天贡胶，送往京城，专供皇宫享用。其后，朝廷每年都派钦差亲临东阿镇，监制九天贡胶，以保证贡阿胶的品质纯正。

随着阿胶需求的不断扩大，东阿镇一带的驴皮远远不能满足阿胶生产的需要，为此，人们在不断总结经验的基础上，扩大原料的产地，如陕西、新疆、山东、河南、河北等地所产驴皮亦作为制备阿胶的原料。

东阿镇阿胶具备了以上3个得天独厚的自然条件，将传统的制胶工艺与现代制胶技术相结合，逐步建立起独具特色的国内一流的阿胶长年生产线和质量保证体系及质量监控体系，从而使福牌、东阿镇牌阿胶的质量与疗效稳步提高，誉满九州，畅销海内外。

第四章 阿胶的产品质量

第一节　阿胶的原料驴皮

《中华人民共和国药典》载：阿胶为驴皮经煎煮、浓缩制成的固体胶。阿胶的原料是驴皮，但原料的应用却有其历史的演变过程。

熬制阿胶的原料历代有所不同。唐代以前，阿胶的原料以牛皮为主；唐宋时代，牛皮、驴皮均可作为熬制阿胶的主要原料；明代后，阿胶制作原料由乌驴皮所替代；新中国成立后，阿胶的原料被驴皮所独享。

驴皮的质量标准收载于《山东省药材标准（2002年版）》，标准规定了性状、检查（杂质）、炮制、性味、功能与主治、贮藏等。

一、驴皮的原动物

驴皮的原动物——驴，系脊椎动物门哺乳纲奇蹄目马科动物驴 Equus a sinus L. 驴体形如马而较小，头大，眼圆，耳长。面部平直，头颈高扬，颈部较宽厚，鬃毛稀少。四肢粗短，蹄质坚硬，尾基粗而末梢细。体毛厚而短，有黑色、栗色、灰色三种。颈背部有一条短的深色横纹，嘴部有明显的白色嘴圈。耳廓背面同身色，内面色较浅，尖端呈黑色。腹部及四肢内侧均为白色。

驴在我国分布很广，以黄河中、下游各省农业区为数最多。主产于陕西、新疆、山西、山东、河南等地。

杀驴时剥取皮，去其残肉、筋膜、脂肪层，置通风处晾晒干燥即得驴皮。

（一）驴脂

异名驴膏（张文仲），为马科动物驴的脂肪。主治咳嗽、疟疾、耳聋、疮疥。

孟诜："生脂和生椒熟捣绵裹塞耳中，治积年耳聋。狂癫不能语，不识人者，和酒服三升。和乌梅为丸，治多年疟疾，未发时服三十丸。"《日华子本草》："敷恶疮、疥及风肿。"《纲目》："和酒等分服，治卒咳；和盐涂身体手足风肿。"

治卒咳，亦疗上气：温清酒一升，驴膏一升，上服之（张文仲）。

治耳聋：乌驴脂一分，鲫鱼胆一枚，生油半两。上件药，相和令匀，纳萎葱管中，七日后倾出，每用少许，滴于耳中（《太平圣惠方》）。

治目中息肉：驴脂、石盐末。上二味和合，令调注目两眦头，日三夜一（《千金方》）。

（二）驴阴茎

异名驴鞭（《本草新编》）、驴三件（《河北药材》）、驴肾（《山西中药志》），为马科动物驴的雄性外生殖器。性味甘咸、温，具益肾壮阳之功。主治阳痿、筋骨酸软、骨结核、骨髓炎、气血虚亏、妇女乳汁不足。

《纲目》："强阴壮筋。"《四川中药志》："滋肾壮阳。治阳痿不举，筋骨酸软及肾囊现冷。"《吉林中草药》："强筋、壮骨，滋阴补虚。治骨结核、骨髓炎、血虚气弱、妇女乳汁不足。"

内服：煎汤，3—4钱；或入丸剂。

治肾虚体弱：驴肾一副，白水煮烂，匀二次吃。

治妇女乳汁不足：生黄芪一两，王不留行五钱。水六斤煎至四斤，去药。用此汤煮驴肾，熟烂后，吃驴肾，饮汤。

治骨结核或骨髓炎：驴肾一副，白水煮烂，匀一次吃（《吉林中草药》）。

五香钱儿肉：

原料：驴鞭一具，八角、茴香、附子、花椒、桂皮、草果、山萘、白芷、酱油、料酒、盐适量。

制作：驴鞭切10厘米长，泡软洗净外筋和中尿道（不可从中破开），下开水焯两遍。酱油、料酒及盐和其他调味品下锅，加水与驴鞭共煮，勤翻，不可煮化，软筋透明捞出待凉，切薄片即可。中空有眼似铜钱。

功用：补肾壮阳，益精强筋。

（三）驴肉

为马科动物驴的肉。性味甘酸、平，具补血、益气之功，主治劳损、风眩、心烦。

《千金·食治》："主风狂，愁忧不乐，能安心气。"《日华子本草》："解心烦，止风狂，酿酒治一切风。"《饮膳正要》："野驴，食之能治风眩。"《纲目》："补血益气，治远年劳损；煮汁空心饮，疗痔引虫。"

内服：煮食。

治风狂，忧愁不乐，安心气：乌驴肉不以多少，切，于豆豉中煮烂熟，入五味，空心服之（《饮膳正要》驴肉汤）。

（四）驴乳

为马科动物驴的乳汁。含水分90.12%、酪蛋白0.79%、清蛋白1.06%、脂肪1.37%、乳糖6.19%、灰分0.47%。性味甘、寒。治消渴、黄疸、小儿惊痫、风热赤眼。

《千金·食治》："主大热，黄疸，止渴。"《唐本草》："主小儿热惊，急黄等，多服使利热毒。"《本草拾遗》："主蜘蛛咬，以物盛浸之。"《蜀本草》："疗消渴。"《日华子本草》："治小儿痫，客忤，天吊，风疾。"《纲目》："频热饮之，治气郁，解小儿热毒，不生痘疹；浸黄连取汁，点风热赤眼。"

内服：热饮。

治心热风痫：黑驴乳食上暖服三大合，日再服(《广利方》)。

治卒心痛绞结连腰脐者：驴乳三升，热服之(《食疗本草》)。

（五）驴血

为马科动物驴的血。性味咸、凉，无毒。利大小肠，润燥结，下热气。《本草纲目》："利大小肠，润燥结，下热气。"

内服：热血煮后服。

《本草纲目》："热血，以麻油一盏，和搅去沫，煮熟即成白色。此亦可异，昔无言及者。"

（六）驴骨

为马科动物驴的骨骼。浴历节风，多年消渴。

《本草纲目》："煮汤，浴历节风(孟诜)。牝驴骨煮汁服，治多年消渴，极效(时珍)。"

内服：煮汤服。

（七）驴骨髓

为马科动物驴的骨髓。性味甘、温，无毒。治耳聋。

外用：滴入耳中。

《本草纲目》："多年耳聋：重者用三两度，初起者一上便效。用驴前脚胫骨打破，向日中沥出髓，以瓷盒盛收。每用绵点少许入耳内，侧卧候药行。其髓不可多用，以白色者为上，黄色者不堪。又方：驴髓以针砂一合，水二合，浸十日。取清水少许，和髓搅匀，滴少许入耳中。外以方新砖半个烧赤，泼醋，铺磁石末一两在砖上，枕之至晚。如此三度，即通（并普济方）。”

（八）驴皮

为马科动物驴的皮。主含胶原蛋白。治风毒、骨节痛。

《本草纲目》：“煎胶食之，治一切风毒，骨节痛，呻吟不止。和酒服更良。其生皮，覆疟疾人良。孟诜：煎胶食，主鼻洪吐血，肠风血痢，崩中带下。日华：详见阿胶。”

内服：煮食，或外用：烧灰涂之。

《本草纲目》：“中风蜗僻：骨疼烦躁者。用乌驴皮焊毛，如常治净蒸熟，入豉汁中，和五味煮食（心镜）。牛皮风癣：生驴皮一块，以朴硝腌过，烧灰，油调搽之。名一扫光（李楼奇方）。”

（九）驴毛

为马科动物驴的毛。治风病。

《本草纲目》：“头中一切风病，用一斤炒黄，投一斗酒中。渍三日。空心细饮令醉，暖卧取汗。明日更饮如前。忌陈仓米、麦面（孟诜）。”

内服：煎汁，或炒末乳调。

《本草纲目》：“小儿客忤：煎驴膊上旋毛一弹子大，以乳汁煎饮（外台）。褓褓中风：取驴背前交脊中毛一拇指大，入麝香豆许，以乳汁和，铜器中慢炒为末。乳汁和，灌之（千金）。”

（十）悬蹄

为马科动物驴的蹄子。治瘫疽。

《本草纲目》：“烧灰，傅瘫疽，散脓水。和油，傅小儿解颅，以瘥为度（时珍）。”

外用：为末傅（涂）之；内服：煮汁，或为丸。

《本草纲目》：“肾风下注，生疮：用驴蹄二十片（烧灰），密陀僧、轻粉各一钱，麝香半钱，为末，傅之（奇效方）。天柱毒疮，生脊大椎上，大如钱，赤色，出水：驴蹄二片，胡粉（熬）一分，麝香少许，为末，醋和涂之，干则掺之（圣惠）。饮酒穿肠，饮酒过度，欲至穿肠者：用驴蹄硬处削下，水煮浓汁，冷饮之。襄州散将乐小蛮，得此方有效（经验方）。鬼疟不止：用白驴蹄（锉炒）、砒霜各二分，大黄四分，蓁豆三分，雄黄一分，朱砂半分，研，蜜丸梧子大。未发平旦冷水服二丸，即止。七日忌油（肘后）。”

（十一）驴溺

为马科动物驴的尿。性味辛、寒，有小毒。治癥癖，反胃不止，牙痛。

《本草纲目》：“癥癖，反胃不止，牙齿痛。治水肿，每服五合良。画体成字者为燥水，用牝驴尿；不成字者为湿水，用驳驴尿。唐本：浸蜘蛛咬疮，良。藏器：治反胃噎病，狂犬咬伤，癣疠恶疮，并多饮取瘥。风虫牙痛，频含漱之，良（时珍）。（出千金诸方）。”

外用：热渍、外洗、和药滴用。

《本草纲目》：“狐尿刺疮：乌驴尿顿热渍之（千金）。白癜风：驴尿、姜汁等分，和匀频洗（圣惠方）。耳聋：人中白一分，干地龙一条，为末，以乌驴驹尿一合和匀，瓷器盛之。每滴少许入耳，立瘥（圣惠）。”

另据载，驴屎、驴耳垢、驴尾轴垢、驴槽、驴胞衣等均可药用，但现在临床应用较少，故不赘述。

二、驴皮的结构

驴皮结构从外到里可分为三层：最外层是比较薄的表皮层，中间是最厚最紧密的真皮层，下层是皮下层，也叫脂肪层。

（一）表皮层

表皮层由各种形状、彼此紧密贴着的许多单核细胞结构的角朊蛋白组成。表皮层的厚度占1%—1.5%。表皮层很薄而且是由非胶原蛋白组成，在制胶上并无价值。组成表皮层的角朊具有疏水性，与胶原相比对化工材料有较高的稳定性，不过，由于表皮层溶于碱水溶液中，所以，在制胶的原料炮制处理过程中，往往加入碱性物质促使其溶解。

（二）真皮层

真皮层介于表皮层和皮下层之间，其重量和厚度均占皮料的90%以上。该层是制备阿胶的主要加工对象。真皮层又可分为乳状层和网状层，与表皮层连接的叫乳状层，与皮下层相连的叫网状层。

真皮层主要是由构造、编织和化学组成上彼此不同的胶原纤维、弹性纤维和网状纤维构成，此外，真皮层中还含有细胞、汗腺、脂腺、血管、淋巴腺、神经、毛束、肌肉、纤维间质和矿物质等成分。

（三）皮下层

皮下层是一层松软的结缔组织，由排列疏松的胶原纤维和弹性纤维构成，纤维间包含着许多脂肪细胞、神经、肌肉纤维和血管等。脂肪的含量依据种类、屠杀时间和牲畜的肥瘦不同而异，一般脂肪的含量为0.5%—3%。

显然，皮下层也含有少量的胶原纤维，可以提取少量的胶，但是胶的质量较差。

三、驴皮的成分

生皮料是极其复杂的物质。它基本上是由蛋白质和非蛋白质两大组分组成，其中，蛋白质占鲜皮的30%—35%。

新剥下来的生皮的pH值为6.8—7.8，在存放过程中随皮料的逐渐变质，pH值亦随之变化。

（一）皮料的蛋白质组分

组成生皮的蛋白质种类很多，皮料蛋白质分为纤维蛋白（结构蛋白）、非纤维蛋白（非结构蛋白）和酶等。

纤维蛋白由胶原、角朊、弹性硬朊组成。胶原约占生皮总量（除皮下层）的29%，约占全部蛋白质总量的88%；角朊约占生皮总量（除皮下层）的2%，约占全部蛋白质总量的6.1%；弹性硬朊约占生皮总量（除皮下层）的0.3%，约占全部蛋白质总量的0.9%。

非纤维蛋白由简单蛋白、缀分蛋白组成。简单蛋白（白蛋白、球蛋白）约占生皮总量（除皮下层）的1%，约占全部蛋白质总量的3%；缀分蛋白（粉蛋白、类黏蛋白）约占生皮总量（除皮下层）的0.7%，约占全部蛋白质总量的2%。

皮料蛋白质的组成元素：碳47%—50%，氢6%—7%，氧24%—25%，氮16%—17%，硫0.2%—0.3%。

（二）皮料的非蛋白质组分

皮料的非蛋白质组分有水分、脂肪和类脂物、矿物质以及碳水化合物和不属于蛋白质的含氮物等。

水分：皮中的水分是动物赖以生存所必需的，含水量随畜种、畜龄、雌雄、部位的不同而有差异。皮料的表皮层含水量最少，真皮层最多，皮下层脂肪含量高因而水分较少。鲜皮的含水量一般在60%—75%。

脂肪和类脂物：主要存在于皮下层，脂肪的存在有害于阿胶的质量，在生产过程中要不断地将其除去。

矿物质：皮料含有的盐类主要是钾、钠、磷、钙、镁的化合物，其中以食盐为最多。矿物质在皮中的含量甚微，仅占鲜皮重的0.35%—0.5%。

碳水化合物：鲜皮中含有微量的非蛋白质含氮物质，如脲素、肌酸、脲酸、维生素、嘌呤碱、游离氨基酸和葡萄糖、半乳酸、甘露糖等单糖以及糖原、黏多糖等碳水化合物，这些物质在皮料中的总量一般不超过0.5%。

（三）胶原

在皮料结缔组织中胶原是含量最多、最重要的结构蛋白质，它约占真皮层干物质的98%。胶原是制备阿胶的主要部分，其他蛋白质成分和非蛋白质组分大都有害于阿胶的质量，应在制胶的过程中分别针对其特性，采取相应的方法加以排除。

胶原的结构：胶原纤维的直径为20—40微米，每条纤维由平行排列成行的直径为2—5微米的细纤维构成；用超声波还可以将细纤维分成更小的结构单元，这更小的结构单元是直径小至几十个纳米的原纤维；原纤维可以再拆散成更细的亚原纤维（纤丝），直径为30纳米；再用电子显微镜或X射线衍射分析，可以看到构成亚原纤维的是直径为1.2—1.9纳米的初原纤维。

蛋白质分子的基本成分是α—氨基酸，氨基酸相互缩聚成多肽；胶原分子是由三个多肽螺旋扭合成绳状的大分子，分子量一般为30万—50万，胶原大分子的线形高聚物便是胶原的初原纤维。

胶原结构的最终阐明还有待于进一步查明胶原氨基酸的排列次序和纤维的形成机理。

胶原的氨基酸组成：胶原由18种氨基酸组成，组成胶原的氨基酸有：甘氨酸约占1/3；丙氨酸约占1/9；脯氨酸和羟脯氨酸约占2/9，这四种氨基酸共占氨基酸总数的67%。其次为谷氨酸、精氨酸、门冬氨酸及丝氨酸，约占氨基酸总数的20%；组氨酸、蛋氨酸及酪氨酸也有少量的存在。

可以看出，在组成的氨基酸中，羟脯氨酸和脯氨酸的含量较多

（共占22%），它们不仅关系到胶原的特殊构型，也与胶原的收缩温度有密切的关系。羟脯氨酸在胶原中的含量高于10%，但它在其他蛋白质中的含量很少甚至没有，因此，可以通过测定试样的羟脯氨酸含量来鉴定胶原的纯度。

胶原中甘氨酸的含量很高，约占1/3，胶原中非极性氨基酸占64%，极性氨基酸占20%；其中，酸性氨基酸比碱性氨基酸多，但是由于一部分酸性氨基酸的侧链已转变成酰胺基，所以，胶原分子中出现的碱性基比酸性基略多。

胶原的收缩温度：胶原纤维在水中受热到一定程度，就要自动卷曲收缩，此变形状态发生时的温度称为收缩温度。一般皮料的收缩温度为60—65℃。

胶原的等电点：氨基酸的两性性质决定着胶原的两性性质。胶原也是一种两性电解质，它在酸碱溶液作用下，会吸水膨胀，当胶原分子内存在的氨基（$NH4^+$）和羧基（COO^-）数量相同时，膨胀最小，此时胶原所在介质的pH值即为胶原的等电点。胶原的等电点为7.5—7.8。

酸碱与胶原的作用：胶原在酸碱溶液中，首先要与酸碱结合，同时强烈地膨胀，在pH值2.2和12时膨胀最大，使皮料松软。酸碱影响到肽链间的氢键，进一步还要破坏肽链间的牢固交联键；胶原受碱作用时发生纵向的断裂，而受酸作用时发生横向的断裂。胶原的水解，可用胶解度来表示，即：

胶解度 =（变为阿胶的氮含量 / 胶原的总氮量）× 100%

胶原的酸容量为：0.82—0.9毫克 / 克（干胶原）

胶原的碱容量为：0.4—0.5毫克 / 克（干胶原）

盐类与胶原的作用：各种盐类与胶原的作用各不相同，大致可分为三类：一是硫氰酸盐、碘化物、钡盐、钙盐、镁盐等，胶原在这些盐的任一浓度都会膨胀，纤维素缩短、变粗，胶原的收缩温度有显著下降。二是胶原在氯化钠的稀溶液中，只有微微膨胀，当盐的浓度较高时要引起脱水作用，此时胶原的收缩温度略微升高。三是脱水性大而吸附性小的盐类，如硫酸盐、硫代硫酸盐。盐类对胶原膨胀能力的大小顺序如下：

阳离子：$Ca^{2+} > Li^{+} > Na^{+} > K^{+} > Rb^{+} > Cs^{+}$

阴离子：$CNS^{-} > I^{-} > NO^{3-} > Cl^{-} > CH^{3}COO^{-} > SO_4^{2-}$

四、驴皮的鉴别

（一）驴皮的真伪鉴别

目前，国内市场上常见的驴皮伪品有马皮、骡皮、小黄牛皮、小水牛皮、山羊板皮、绵羊板皮等，但以马皮、骡皮、牛皮混入者较多。有关人员在工作中必须提高警惕，以防出错。

1．性状鉴别

完整的驴皮略呈长方形，驴头皮较长，耳大且较宽，耳长12—25厘米，耳内侧灰白色或有血红色，较光滑；嘴唇、眼圈部多呈灰白色。躯干皮长80—160厘米，宽55—140厘米；四肢对称生长于躯干两侧，长40—60厘米，宽10—20厘米，腿表面有横斑；外表皮被毛细短，纯黑色、皂黑色、灰色、青色、栗色等，多为灰色，除黑色或其他深色皮外多数中间有一暗黑色背线，肩膊部有暗黑色肩纹，略呈十字形；多数后腹部两侧无毛旋，极少数有毛旋，且不明显，腹部多呈灰白色。尾部呈圆锥形，基部直径2—5厘米，尾长28—46厘米，从尾根部约总长的3/4处有短毛，尾梢部的1/4处有少量长毛。

在实际操作中可按以下要点鉴别：

驴皮：被毛细、软、短，无锋尖，光泽差；鬃领窄短，鬃毛短而数量少，向后不超过肩部的肩纹；后臁处被毛无旋；尾毛少、短、无盖尾毛，从尾根部3/4处有短毛，从尾梢部约1/4处有少量长毛；腿皮窄长，夜眼（夜眼是指奇蹄动物两前腿内的一对无毛斑点，是鉴别真伪驴皮的主要标志。）圆形，陷于前腿上部的内侧皮内，呈黑色；有明显的十字架（十字架是指驴背部中间有一暗黑色背线，肩肘部有暗黑色肩纹，略呈十字形。)；耳朵长；在两鼻孔之间偏上有一毛旋；毛色多黑、皂黑、灰、栗；唇、鼻、眼圈、肚皮多呈白色，少数肚皮部有毛旋。

马皮：被毛粗、硬、长，坚挺，有锋尖，光泽好；鬃领宽长，鬃毛长而密，且向后伸超过肩部；后臁处有两个长条形的旋；尾粗毛长、多有盖尾毛；腿皮宽长，夜眼椭圆形，多数在前腿蹄上部内侧，呈灰白色，蹄部有较长的马蹄毛；无十字架；耳朵短、尖小；两眼之间（在眉心上）有一毛旋；毛色红、棕、黑、黄、白、杂；唇、鼻、眼圈、肚皮毛的颜色和躯干部基本相同，多数肚皮部有毛旋。

骡皮：被毛稍粗，毛锋钝圆，光泽较弱；鬃领较短；鬃毛短少，向后略过肩部的肩纹；后臁处被毛有两个圆旋；尾较粗且长，有盖尾毛，尾的下半部毛较长；腿皮较宽长，夜眼较小呈方形陷于前腿下半部内侧，呈灰黑色；无十字架；耳朵长，有大、有小；在鼻梁中间（眉心与鼻孔中间）有毛旋；毛色黑、皂黑、栗、棕红、白、杂；唇、鼻、眼圈、肚皮多呈白色或棕色，少数肚皮部有长毛。

小黄牛皮：被毛细短（黄牛较粗硬短），光泽强；无鬃领，无鬃毛；脊背之间有毛旋，后臁处被毛无旋；尾毛细、密、长、无盖尾毛，只在尾梢部有长毛；腿皮宽短，无夜眼；无十字架；耳朵宽且短小；头部两侧有角，在两角之间有一毛旋；鼻秃且光滑无毛，唇、腮内侧有尖内牙；毛色淡黄、红、黑、白、黑白、花等。有较强的异味，有油质感。

小水牛皮：被毛稀疏，毛孔粗糙；无鬃领；无鬃毛；后臁处被毛无旋；尾毛粗、稀，无盖尾毛；无夜眼；无十字架；耳朵宽且小；毛色青灰、石板青。

山羊板皮：被毛短、齐、密；无鬃领；无鬃毛；后臁处被毛无旋；尾毛密、细、短，无盖尾毛；无夜眼；无十字架（成都麻羊有）；耳朵小、短；毛黑、白、花、棕、青。

绵羊板皮：被毛短，有剪毛花，毛密度大，有弯曲；无鬃领；

无鬃毛；后臁处被毛无旋；尾毛密、细、短；无夜眼；无十字架；耳朵小、短；毛白。

2．物理鉴别

马皮、骡皮与驴皮毛色、性状相近，性状鉴别有困难时，可辅以此法。

手试法：用手揭之，驴皮不易分层，强力撕开后分层处呈网状；而马皮、骡皮易分层。

水试法：用开水烫之，驴皮易脱毛，而马皮、骡皮不易脱毛。

火试法：用剪刀剪下一小块皮，置火焰上燃烧，可闻到较强的腥味，驴皮质量越好，腥味越大；而马皮、骡皮燃烧时腥味小，焦臭味强。

3．基因鉴别

应用现代DNA技术，提取驴皮中的微量核酸，通过基因扩增酶切技术，利用线粒体细胞色素B基因特异性图谱，鉴定驴皮的真伪。

（二）劣质驴皮的鉴别

陈皮：存放驴皮的环境温度高，或生皮存放的时间过长，使皮板油性减退，光泽发暗，板面多带黄色油渍，毛被枯燥。此种皮出胶率低，成品质量差，有斑痕，易软化、龟裂和发霉。

虫蛀皮：皮蠹虫蛀蚀皮板，咬断毛干，在皮板上形成许多小孔和弯曲的小沟。虫蛀被毛脱落，严重者成为光板。此种皮制胶价值低，成品透明度差，有云朵状斑痕，易龟裂、软化，难以保存。

受闷霉烂皮：鲜皮防腐不当或干皮遇水，皮板中的蛋白质在霉菌和酶的作用下逐渐分解，致使皮纤维发生霉烂。生皮被毛局部脱落，皮板光泽发暗，呈灰暗色或灰青色，有的显水湿的痕迹。此种皮出胶率极低，成品质量低下，外观发黑，味臭。

油板皮：鲜皮遇急热后，皮板中的脂肪溶化而渗入皮纤维中间，油脂在日光、空气、酶及微生物作用下发生酸败，并在氧化过程中放出热量，致使皮纤维变性，驴皮胶化。油烧板板面发黑，挂有一层油垢。此种皮丧失制胶价值。

（三）病皮和污染皮的鉴别

炭疽皮：炭疽皮鲜皮血液凝固不良，皮板肉面颜色黑暗，干燥后僵硬明显，前肩部、腹部、头部具有多处痈肿，有较强的腥味，苍蝇常避之。炭疽是由炭疽杆菌引起的严重的人畜共患疾病，此种皮易使阿胶加工人员患皮型炭疽、肺炭疽、肠炭疽，并能导致败血症及脑膜炎。

鼻疽皮：鼻疽皮皮板后腿象皮样增厚，四肢、胸侧、腹下有鸡蛋大小溃疡面，中央凹陷如火山口状。鼻疽是鼻疽杆菌导致的严重的人畜共患疾病，此种皮能使阿胶加工人员患鼻疽病。

疥癣皮：疥癣皮是疥螨虫感染后形成的病皮。驴皮大面积脱毛并增厚，边缘不规则，具糠麸状黄棕色痂皮。

癣癞皮：癣癞皮是皮肤真菌感染后形成的病皮。皮板上带有界限明显的脱毛圆斑，表面具有鳞屑或红斑状隆起，有的结成痂，痂下皮板受损呈蜂巢状。

农药污染皮：一些驴皮收购单位违反操作规程，使用大量的农药防止虫害，造成了驴皮的农药污染。此种皮具有刺鼻的农药味，易使制胶人员中毒，成品中也会有农药残毒，应禁止使用。

以上五种皮均不得作为制备阿胶的原料。

（四）驴皮的质量控制

驴皮的质量常从以下五个方面加以控制。

产地：驴皮分布很广，以黄河中、下游各省农业区为最多。驴主产于陕西、新疆、山西、山东、河南、河北等地，内蒙古、辽宁、吉林、黑龙江、江苏、安徽、青海、宁夏、甘肃等地亦有。因气候和环境等因素的影响，各地驴皮的质量和品种差异较大。生产于山东、山西、河南、河北、江苏、安徽和东北地区等地的驴是当地农户的主要交通工具，饲养过程中往往在饲料中加入了粮食，驴体质健壮，故驴皮张大、毛短、色黑、皮厚，因而皮子质量较好，是生产阿胶的理想原料。主产于内蒙古、新疆、西藏等地的驴往往是大面积饲养，饲料以青草为主，故皮张虽大，但毛长、色杂、皮薄，质量较次。

张幅：可按张幅大小分为三种类型。大型驴皮（一等皮）：毛色黑，张大且板厚，完全无虫蛀和残破，一般每张皮重大于5.0千克，质量最佳，出胶率高；大型驴皮张幅较大，质量最好。中型驴皮（二等皮）：毛色杂，张大且质轻、皮薄，无虫蛀和残破，一般每张皮重4.0千克左右，质量次之；中型驴皮张幅中等，伤残较多，出胶率较低。小型驴皮（三等皮）：毛色杂，张小且毛长、皮质轻薄，一般每张皮重3.0千克左右，质量最次，出胶率低；每张皮重低于2千克的驴皮皮薄质差，不宜于熬胶。小型驴皮张幅小，质量较差，出胶率低。

毛色：毛色以黑者为上，灰褐者次之，白者最下。关于毛色的问题，冠宗奭《本草衍义》曾按中医的理论进行过解释："驴皮煎胶，取其发散皮肤之外也，用乌者，取乌色属水，以制热则生风之义，如乌蛇、乌鸡、乌鸦之类皆然。"事实上，毛色与驴的品种有关，黑驴形体较大。现代研究又认为，黑驴皮吸收阳光最多，代谢情况与杂皮有差异，故品质亦不同。

厚度：驴皮的厚度与出胶率密切相关。首先，厚皮有效成分含量较高，薄皮有效成分含量偏低。其次，驴皮均以皮毛共称，皮厚则降低了毛的重量比，皮薄则反使毛的重量比提高。毛在化皮时基本上不损耗，故皮厚就能多得胶，皮薄就会少出胶。

生产季节：驴皮的生产季节直接影响出胶率。秋季剥取的驴皮称为"秋板"，皮板厚肥，板面细致，肉红色，油性大，皮纤维编织紧密，毛中短，光泽强，平顺。冬季剥取的驴皮称为"冬板"，皮板足壮，板面黄白色，有油性，针毛长，底绒厚，光泽好。春季剥取的驴皮称为"春板"，皮板薄，厚度不均，灰黄色，枯干无油性，毛绒粘乱。夏季剥取的驴皮称为“伏板”，皮板薄而僵硬，厚度明显不均，板面粗糙，灰黑色，油性差，弹性弱，毛短无绒，发暗。一般来说，冬板的质量最好，春秋板次之，伏板最差。

干湿程度：是指驴皮内含水分的程度，一般根据干湿程度将驴皮分为干皮和鲜皮。干皮一般是指水分在15%以下的驴皮。鲜皮一般是指刚宰杀的驴剥下的皮，含水量一般在60%—75%，此种皮因为不易保存，故生产企业一般不收购此种驴皮。用刚剥取的鲜驴皮直接熬胶，胶的质量最好。

（五）驴皮的常规检查

驴皮质量的优劣直接影响着阿胶的质量和出胶率。由于用于制胶的皮料产地、张幅、毛色、厚度、剥取季节、干湿程度、贮存时间等存在差异，给驴皮的质量检验、组织生产带来困难，所以目前一般阿胶生产单位通常先以性状鉴别区分不同类型的驴皮，再以理化鉴别测定驴皮的水分及土杂，然后组织批量生产。

驴皮的性状鉴别：按驴皮性状描述及鉴别要点进行鉴别（必要时可辅以物理鉴别或基因鉴别）。此方法主要是将杂皮、病皮、污染皮全部挑出，确认纯正驴皮原料。做到“五不要”，即有皮肤病的驴皮不要；当年的驴驹子皮不要；没有明显特征的皮不要（有些供应商把骡子皮也混入其中，因驴骡子耳朵小，所以将其头部截去）；有霉斑、腐烂、虫蛀的皮不要；化学药品处理过的皮不要。

杂质检查：将已经确定为驴皮的皮料进行取样，按《中华人民共和国药典》（2010年版一部）附录ⅨA“杂质检查法”依法进行杂质检查，皮料中肉、脂肪、泥沙等杂质的含量不得超过10%。

水分检测：将已经确定为驴皮的皮料取样，进行水分检测，确定皮料的含水量（即干湿程度）。皮原料的水分除了以上所说的结构水分外，还有溶胀性水分和附着性水分，水分的多少主要在皮料的贮存方法和时间上差异较大，一般鲜皮含水分60%—75%，干皮15%。皮料水分多，易于细菌繁殖，造成皮料的腐败变质，因此鲜皮料或含水分较多的皮料，如果不能及时投料，就应采取晾制等措施，以防止皮料的变质，便于保存。皮料水分的检测，可采用准确可靠的烘干法或简便迅速的红外线干燥法等。

五、驴皮的掺假

杂质：皮原料的杂质有混入杂质和自身杂质之分。混入杂质是在皮料运输贮存时混入的驴皮之外的物质。一般在驴皮中夹杂有泥沙、石块和其他的杂皮，这些杂质可以通过挑拣、浸水回软洗涤等方法清除出去。自身杂质除皮料结构组成上的微量杂质外，大量的是附带的脂肪层、腐肉及毛发等，这些杂质可通过焯皮、洗涤或刮毛等方法去除。

（一）混入杂质

由于驴皮的来源较杂，在采购过程中，掺杂的现象特别严重，有的把泥沙压入皮张内，有的把水泥和石灰压入皮张内，或者在驴皮内掺入杂皮，以次充好等。常见的掺假现象主要有以下几种：

掺水泥：此种驴皮在收购过程中是一种常见掺假现象。卖者往往在驴皮的耳朵、腋窝等部位掺入一些水泥，或在水泥中掺入铁丝等重物。

掺土沙：此种驴皮一般是指把刚宰杀剥下的鲜驴皮，放在有泥沙的地上，反复几次，将泥沙粘在驴皮上，然后再让驴皮干燥。

掺杂皮及其他杂质：所谓的杂质，就是指驴皮之外的物质。如杂皮（驴皮之外的动物皮）、石块、泥沙、草根、绳头、树叶等。

前两种掺杂现象一般是将杂质压附着于驴皮上，检验时要特别注意。对掺入水泥的驴皮应拒绝收购；对掺入泥沙的驴皮，可视压入的比例，在符合驴皮质量标准中杂质限度要求的情况下，可考虑收购，但应在结算、投料时将土杂扣掉。

对于掺入的杂皮和其他杂质，可以通过分拣的方法将杂质去掉，凡是驴皮之外的物质（或者说，凡是驴皮的性状描述中，没有描述到的物质）均不得收购入库。石块、泥沙、草根、绳头、树叶等杂质易于挑捡，而对于驴皮之外的动物皮应注意鉴别、挑捡。

（二）自身杂质

自身杂质指除皮料结构组成上的微量杂质外，大量附带的脂肪层、腐肉、毛发等。皮料油脂、腐肉的存在，阻止了驴皮内水分的蒸发，随着环境温度的升高，会使驴皮上的细菌迅速繁殖起来，导致皮料的霉烂；同时还会影响胶的色泽。因此，当皮料上附带脂肪层、腐肉时，就需要进行皮料的前处理。

驴皮的质量标准中规定了驴皮杂质的最高限量，驴皮在规定的杂质限量之下，可以采购使用，但是在驴皮投料前，必须对驴皮进行炮制处理。如回软、刮毛、去脂、洗涤等，保证以洁净的驴皮投料熬制阿胶。

六、驴皮的贮藏

皮料的贮存分为长期贮存和短期贮存。当皮料积压量大，短期内不能投入生产时，应考虑长期贮存方法，使皮料干燥后码垛封存，如果通风灭菌等条件较好可贮存达数年之久。如果所进驴皮为鲜皮，而当时进厂皮料由于季节停产检修或一时受原料处理池的能力的限制需要贮存几天乃至几个月，则可以采用冷藏法贮料，从保鲜和环境的角度看是比较理想的，但是设备投资和费用较高。此外，在我国北方也有的单位采用露天自然冰冻皮料的方法。在山东省一带一般采用晒干法或室温贮存法。

皮料的贮存无论是长期贮存还是短期贮存，最根本的目的是使皮料干燥防腐。

（一）晒干法

晒干法是将各类湿皮料经过分类，剔除杂质，然后摊开靠日光晒干。晒干是以太阳辐射干燥为主，同时也包括空气的干燥作用，阳光的干燥能力和皮料水分的蒸发速度取决于照射强度，太阳的辐射强度也因地区纬度和季节而异。例如，我国中部北纬35°附近地区，晴天时地面受到的太阳辐射热量，冬至前后每日约为10.45兆焦/平方米，而夏天前后约为18.81兆焦/平方米；按标准煤计算，则每1000平方米/晴天一天所受到的太阳辐射热量，在冬季约相当于350千克标准煤，夏季约相当于640千克标准煤的发热量。

空气的干燥作用，取决于一个地区的大气温度、湿度和风速等气候条件，它不仅在晴天与太阳辐射共同起着干燥作用，即使是多云或阴天仍可以起到一定的干燥作用。

由于大气和太阳能都是取之不竭而又是廉价的，因而用晒干法贮存皮料是一种经济易行的方法。

采用晒干法应注意以下几点：所晒皮料要均匀单张摊开，不要重叠，以免影响皮料的干燥速度。晒皮场地要求整洁宽敞，空气流通。为了不至造成皮料局部灼烧胶化，场地上不应有石块、砂砾等杂物。不要在强烈阳光下曝晒。日光中的紫外线能使胶原分子聚合而不溶于水，所以高温晒干或晒干时间过长的皮料，往往既难浸泡又难出胶；尤其是经过夏季曝晒的皮料更易造成皮料的灼烧以致毁坏，故夏季宜在遮阳凉棚下通风晾干。晒皮时要经常翻动，如遇阴雨应将皮料及时收入室内。

晒干法的缺点是：晒干的皮料不易回软，即使浸软也达不到原有皮料的膨胀丰满程度。这不仅给工艺操作带来麻烦，也将影响到出胶率和胶的质量。

（二）冷藏法

该法是以在低温时细菌和酶菌的活动停止为基础，从而达到防腐的目的。方法与肉类食品的冷藏相同，一般分速冻和冷藏两步，首先将鲜皮料置于冷冻盘内送入－20℃的速冻室内，经过一昼夜后，从盘中取出，再将冻成的皮料送入－10℃的冷藏室保存。

采用冷冻贮存的方法，能够保持皮料的鲜度，贮存时间长，对环境污染小，但因成本高，故在阿胶的生产上很少采用。

（三）室温贮存法

干燥、晒干、晾透合格（水分低于15%）的驴皮，方可置于驴皮仓库内（室内）。库内保持干燥，并定期进行熏杀处理、定期晾晒、倒库等措施以保证库内驴皮的质量。如果驴皮的水分较高，驴皮较湿就入库，或者是对原料库处理不好，可能会造成库内的驴皮发生虫蛀、霉烂变质。

常用的措施有：一般每3个月用氯化钴熏杀灭菌一次，防止生虫；每6个月必须出库翻晾驴皮，以保证驴皮的干燥。为保持库内干燥，可在驴皮库的四角放些石灰。

目前，生产企业采购的一般为干燥的驴皮，保管的方法一般采用室内保存法。

国家规定，驴皮的贮藏应符合《山东省药材标准（2002年版）》“驴皮质量标准”项下的要求，故应将驴皮“置通风干燥处，防腐、防霉，防虫蛀”保存。

第二节　阿胶的药用辅料

《中华人民共和国药典》（2010年版一部）“阿胶”项下规定：“阿胶为马科动物驴的干燥皮或鲜皮经煎煮、浓缩制成的固体胶。”又在“制法”项下规定：“将驴皮浸泡、去毛，切块洗净，分次水煎，滤过，合并滤液，浓缩（可分别加入适量的黄酒、冰糖及豆油）至稠膏状，冷凝，切块，晾干，即得。”由此可以看出，在阿胶的生产中，加辅料并不是《药典》的强制性要求，各阿胶生产企业可以根据自身的情况来掌握。也就是说，中国药典规定阿胶的生产，允许有“加辅料的阿胶”和“不加辅料的阿胶”两种，但目前，市面上见到的阿胶大部分是加入适量的辅料而生产的。

根据工艺的需要，阿胶在生产过程中常加入冰糖、豆油、黄酒等辅料。辅料既有矫味及辅助成形的作用，亦有一定的医疗辅助作用。辅料的优劣，也直接关系到阿胶的质量。根据2001年12月1日实施的新版《中华人民共和国药品管理法》第十一条“生产药品所需要的原料、辅料，必须符合药用的要求”的规定，凡在生产的药品中加入的辅料必须达到国家药用辅料的标准，国家没有药用标准规定的辅料必须达到国家食品卫生标准。鉴于此，阿胶中加入的冰糖、豆油、黄酒以及所有的溶媒水等，都应该达到国家药用标准或国家食品卫生标准。

一、冰糖

标准来源:《中华人民共和国行业标准》QB 1174—2002。

质量标准：冰糖质量标准规定了感观指标、理化指标（蔗糖分、还原糖分、干燥失重、电导灰分、色值）、卫生指标（砷、铅、铜、二氧化硫、菌落总数、大肠菌群、致病菌、螨）、标志、包装、贮藏。

冰糖的作用：加入冰糖能矫味；加入冰糖能增加胶的硬度及透明度；加入冰糖可防止阿胶在贮存过程中的涩裂现象。

二、豆油

标准来源:《中华人民共和国药典》2010年版二部。

质量标准：大豆油质量标准项下规定了性状（相对密度、折光率、酸值、皂化值、碘值)、检查(过氧化物、不皂化物、重金属、棉子油、脂肪酸组成)、类别、贮藏。

豆油的作用：加入豆油能降低胶的黏度，便于切块；在浓缩收胶时，锅内气泡容易逸散；保护胶片不碎裂。在阿胶的晾制过程中，油类在胶片的表面形成油层，进而起到保护胶片不碎裂的作用。

三、黄酒

标准来源：《中华人民共和国国家标准》(GB/T 13662—2008)。

质量标准：黄酒的质量标准规定了感观(外观、香气、口味、风格)、理化指标(总糖、非糖固形物、酒精度、总酸、氨基酸液态、PH、氧化钙)、净含量、卫生指标、标志、包装、运输和贮存。

黄酒的作用：加入黄酒的目的主要是矫臭矫味。绍兴酒气味芳香，能改善阿胶的气味。阿胶加入酒类后，在胶液浓缩蒸发过程中，胶中易挥发的致臭物质会不同程度地散发，从而达到矫味的目的。

四、水质

熬胶用水有一定的选择。阿胶的质量与水质有着密切的关系。现代生产阿胶，一般应选择纯净、硬度较低的中性水(淡水)，或用蒸馏法、离子交换法、反渗透法或其他适宜的方法制得的供药用的纯化水来熬制阿胶。水质对阿胶的产品质量起着决定性的作用。

(一)水的优缺点

阿胶熬制目前仍然采用水为溶媒。胶原虽然可以溶于许多有机溶剂或无机溶剂中，甚至某些溶剂可以直接析出胶原纤维，但是由于水具有许多其他溶剂所不可比拟的优点，即使有某些不足，提胶采用水作溶剂还是最为理想的。

水能通过树脂、油脂或其他增水性物质所不能通过的细胞膜；水作为溶剂，可减少或简化溶剂回收装置；水无毒、无味、无色、不燃，对产品的质量没有影响；水的黏度低，有利于传质过程；水价廉、易于获得。水的缺点是：不具备杀菌性质，在水溶液中能够繁衍微生物，而使溶液被破坏，黏度下降。

（二）制胶用水质

熬制阿胶的传统水源历代有所不同。唐代以前的本草记载阿胶出东阿，并未言及制胶用水；宋代时期的本草则记载用阿井水；明清以后的本草则强调用狼溪河水和阿井水，取其阴阳相配之意。然谓取阿井水煎胶，早已名存实亡，仅系对传统的追溯和装潢门面的象征或点缀罢了。到目前为止，传统的制胶用水也只有狼溪河水了。历史上，阿胶的制备特别强调用狼溪河水，那是因为狼溪河水的水质好。狼溪河水是一优质锶锂水，含有丰富的微量元素，且水的硬度适中，较适宜于熬制阿胶，用此水熬制的阿胶灰分易于控制，保持了阿胶的传统特色，且在阿胶的生产过程中，阿胶中的氨基酸与水中的微量元素结合形成有机盐，可更好地发挥阿胶的疗效，因而使阿胶具有广泛的临床治疗效果，几千年来畅销不衰，享誉海内外。

目前各阿胶生产厂均采用当地的水源制备阿胶，但是由于水质及工艺的差异，仍以山东阿胶为最好。实践证明，熬胶用水的比重过大，阿胶内的灰分超标；水的比重过小，胶沫不易提出，阿胶的水不溶物过高。如纯化水及比重较小的水不易提沫。

1980年年初，有人对我国部分生产厂家制胶用水水质进行了分析测定，结果发现山东省与外省市制胶用水相比，差异较大。如北京、天津、杭州、上海等地的水的比重较小，一般在1.0011—1.0018；而山东的水的比重较大，一般在1.0028—1.0038。水质都有一定的地域性，在老东阿（平阴县东阿镇）一带的水质最好，最适于熬制阿胶。

根据阿胶生产工艺要求，阿胶的熬制仍可采用饮用水，对达不到饮用水标准的水质应先进行软化处理，或采用纯化水。

饮用水：为天然水经净化处理所得的水，其质量应符合中华人民共和国国家标准 GB 5749—2006《生活饮用水卫生标准》。饮用水可作为原料的浸泡、洗涤用水和胶液提取、浓缩熬制时添加的提沫溶剂。

纯化水：为饮用水经蒸馏法、离子交换法、反渗透法或其他适宜方法制备的制药用水。其质量应符合《中华人民共和国药典》（2010年版二部）纯化水质量标准项下的规定。纯化水可作为阿胶的擦胶用水等。

第三节　阿胶的成品质量

阿胶的生产，不论是传统工艺，还是现代工艺，最终目的都是保证产品的质量。中国不论是自1988年始实施的GMP，还是自1995年始实施GMP认证，都是为了保证药品的质量。

从古至今，山东阿胶的生产就是靠稳定的质量来巩固的。阿胶生产企业为了提高产品质量，严格按照阿胶的法定标准来组织生产；同时，为了突出自己的产品特色和增加市场的竞争能力，还制定高于法定标准的内控标准来控制阿胶的质量，为此，才使得阿胶这个古老的传统中药，放射出奇异的光彩。

一、阿胶的质量标准

阿胶是一传统的中药，自诞生之日起，勤劳智慧的劳动人民就用传统的生产工艺，靠传统的经验，生产传统的中药——阿胶；并靠言传身教、以师带徒的方式，传授技艺、总结经验、控制质量。几千年来人民逐步总结出了一套宝贵的制胶经验。业胶者靠传统的制胶经验一代又一代地生产着国药瑰宝——阿胶。直至新中国成立后，随着社会的发展，科技的进步，标准的规范，阿胶也和其他中药一样走上了标准化发展的道路。

（一）阿胶质量标准的规范过程

历史上阿胶的生产是以作坊式或个体互助合作的形式而进行的，各店户独立经营，并相互保密，致使阿胶的组方和质量各异。同是阿胶，在东阿城就有福、禄、寿、财、喜等各种不同牌号的阿胶，但配方不一。

新中国成立后，卫生行政部门为加强对阿胶的管理，统一了阿胶的配方，规定所产的阿胶内一律不加药料，生产清胶，并以通知的形式下发了阿胶的质量标准，此为阿胶标准之始。随着国家药品管理的逐步加强，1963年将阿胶收载于《中华人民共和国药典》，并规定了处方、制法、功能、主治、用量用法、贮藏六项。其后1977年、1985年、1990年、1995年、2000年、2005年、2010年各版《中华人民共和国药典》均有对阿胶的收载，并对阿胶的质量标准不断地补充和完善。2010版《中华人民共和国药典》“阿胶”项下规定了十项19个项目指标。可以看出，各版药典对阿胶的质量标准都进行了不同程度的修改，阿胶的质量标准也随着社会的进步、科技的发展，不断地补充、完善和提高。

1995年版《中华人民共和国药典》又将阿胶从原来的中药材管理纳入中药制剂管理，至此，阿胶的质量标准提高到一个新水平。

国家除了对阿胶的处方、性状、制法、检查等内容进行规范，制定了阿胶的质量标准，并收录于《中华人民共和国药典》外，还对阿胶的原料驴皮制定了质量标准，并于1995年收载于《山东省药材标准（1995年版）》中；2002年又将其修订完善收录入《山东省药材标准（2002年版）》，使阿胶的原料驴皮也走上了标准化管理的道路。

1985年7月1日，国家颁布实施《中华人民共和国药品管理法》，将阿胶的生产经营纳入了法制化管理。1988年始推行《药品生产质量管理规范》，1995年始实施GMP认证制度。2001年国家规定了药品的生产过程必须符合GMP要求，并将上述要求纳入了2001年12月1日颁布实施的新版《中华人民共和国药品管理法》，从此阿胶的生产过程也要符合国家药品管理的要求。阿胶的生产经营，不仅产品质量指标要符合《中华人民共和国药典》的规定，生产过程也要符合GMP有关规定和药品管理法的要求。

（二）阿胶质量标准的内容

标准来源：《中华人民共和国药典》（2010年一部）。

质量标准：阿胶质量标准“阿胶”项下规定了制法、性状、鉴别、检查（水分、重金属及有害元素、水不溶物、微生物限度），含量测定（色谱条件与系统适用性试验，对照品溶液的制备、供试品溶液的制备，测定法）、饮片（炮制、检查、鉴别、含量测定）、性味与归经、功能与主治、用法与用量、贮藏十项19个项目指标。

阿胶是质量稳定的特殊的产品，俗称“陈阿胶”，在两千五百多年的临床应用中，都以陈者为好。许多医家在运用中还特别强调以陈者入药，以去燥性。明末人卢之颐《本草乘雅半偈》：“亦须陈久者方堪入药。”四川省内江市东兴区物资局唐珙在“补血话阿胶”注意事项中强调“阿胶忌鲜品。新制胶必须陈放三年以上方可服用，否则将导致火气亢盛，引起口鼻生疮、目赤、喉痛，甚至便秘、便血”等。目前，山东东阿镇贮有160年以前生产的阿胶，除外观发生了变化，即碎裂外，其余各项质量指标均符合要求。所以，阿胶在2001年以前的几千年的药用历史中一直没有制定有效期，也没有规定过“使用期限”。

2001年中国加入WTO后，为了与国际接轨，在2002年阿胶亦规定了有效期。按《中华人民共和国药品管理法》规定，在阿胶的生产经营活动中，应按照有效期的要求对阿胶进行管理。但是在消费者手中的阿胶，可根据情况掌握食用。贮存使用中，如果阿胶除了发生物理形态的变化，即随着水分的逐步散失，胶片发生碎裂外，还没有霉变的话，还是可以继续使用的。因为阿胶的有效成分是胶原蛋白及其水解产物，在阿胶这一固体制剂中，性质是相当稳定的。

二、阿胶的炮制方法

（一）阿胶炮制的历史沿革

阿胶的炮制方法见于古代文献之中的计有30种之多，其中汉代1种，南北朝时期1种，唐代4种，宋代11种，元代3种，明代和清代各5种。汉代张仲景的《金匮要略方论》中已有阿胶炙用的记载；唐代除炙法外，有熬、蛤粉炒、炒成米子、炙捣末等方法；宋代新增了锉碎、微炒、炒黄、炒焦、麸炒、糯米炒、面炒、水浸蒸、洗、切、蚌粉炒等诸多方法；元代出现了炮、草灰炒、生用之法；明代增添了酥炒、拌粉炒、米醋熬、酒炖化、猪脂浸蛤粉等较为新颖的方法；清代在沿用前代部分方法的基础上，发明了酒蜜同炙、童便炒、土炒、醋炖化、蒲黄炒等方法。

宋《博济方》曰："火炙令热为炒。"明《本草纲目》载："（弘景曰）凡用皆火炙之。（学曰）凡用，先以猪脂浸一夜，取出，柳木火上炙燥研用。（时珍曰）今之法或炒成珠，或以面炒，或以酥炙，或以蛤粉炒，或以草灰炒，或酒化成膏，或水化膏，当各从本方。"清《本草述钩元》说："调经丸药中用，宜入醋重汤炖化，和药。胃弱作呕者，弗烊化服，打碎同蛤粉、蒲黄、牡蛎粉炒，随宜。"说明阿胶的炮制在古时就有运用。

新中国成立后，自1977年《中华人民共和国药典》开始收录阿胶的炮制项（“捣成碎块”和“阿胶珠”两种炮制方法）后，1985年、1990年、1995年、2000年、2005年、2010年各版《中华人民共和国药典》“阿胶”项下均收录了阿胶的炮制。

（二）阿胶炮制的药理作用

有关阿胶的炮制理论，古籍论述颇多。汉时即有炮制“去腥味，不腻隔”的记载，以后又有众多新观点问世。汉《本草经注》云：“凡丸散用胶，先炙使通体沸起燥，乃可捣，有不沸处，更炙之。断下汤直而用之，勿炙。诸汤中用阿胶，皆绞汤毕，内汁中，更上火两三沸，令烊。”清《本草备要》指出：“蛤粉炒去痰，蒲黄炒止血。”清《药品化义》述及：“面与蛤粉同炒，则不粘，去痰用，入膏，汤化、酒化、童便和之更炒，得火良。”这些论述都从不同的角度阐述了阿胶炮制的药理作用。

现代研究证明，阿胶的炮制作用主要有以下几点：阿胶的主要成分胶原蛋白，具有黏滞性，煎汤时易煳锅，经炒珠后，煎汤不粘锅，服用不腻隔，更有利于人体的吸收，大量的胶原蛋白吸入血后，可增强血清的黏滞性促进血液凝集；同时，阿胶经蛤粉炒后，能提高钙的含量，钙离子为促凝血剂，可降低血管壁的通透性，以加强止血的作用。阿胶的主要成分为胶原蛋白及其水解产物氨基酸，这类物质均无臭味，但是在制胶时，由于驴皮在贮存过程中会使皮子表面腐败，产生致臭物质，在提取过程中如果提取条件控制不当也会有致臭物质的产生，这些致臭物质一旦形成，在下一步的收胶、晾胶乃至成品过程中一直保留着，此臭味来源于氨基酸的腐败产物，如吲哚、甲基吲哚、三甲胺、氨等挥发性碱性物质，临床应用后，腐臭味可引起恶心、呕吐等，甚至产生过敏反应。经蛤粉或蒲黄炒制后，不仅能使阿胶质地酥脆，便于粉碎，更重要的是此类致臭物质得以挥发掉，对消化道的刺激作用减轻。

有实验表明，炮制品阿胶珠与生品阿胶相比，大多数氨基酸没有受到破坏，阿胶珠还产生了某些新的功效，并有利于调剂和服用。

（三）阿胶炮制的操作方法

按《中华人民共和国药典》（2010年版一部）阿胶“炮制”项下规定，阿胶的炮制有二：一是“阿胶捣成碎块”；二是“阿胶珠取阿胶，烘软，切成1厘米左右的丁，照烫法（附录Ⅱ D）用蛤粉烫至成珠，内无溏心时，取出，筛出蛤粉，放凉”。

按《中华人民共和国药典》（2010年版一部）附录Ⅱ D“炮制通则”中“炮炙”项下“炒”法规定：“炒制分单炒（清炒）和加辅料炒。需炒制者应为干燥品，且大小分档；炒时火力应均匀，不断翻动。应掌握加热温度，炒制时间及程度要求。”但在实际应用中，阿胶的常用炮制方法为“蛤粉烫”和“蒲黄烫”两种。

1．阿胶的炮制方法之一——蛤粉烫（炒）

蛤粉，即海蛤壳煅制后碾成的灰白色细粉，味苦，咸，性平。功能：清热利湿，化痰散结。

操作方法：将蛤粉置锅内，加热至轻松（如流水）时，加入胶丁（适量），不断搅动，炒至鼓起成珠，内无溏心（无胶茬），表面黄白色时，急速出锅。筛出蛤粉，凉透，即得“阿胶珠”。

注意事项：阿胶需先切成1厘米左右见方的均匀小方块（每块约1克）为宜。过大热量渗透不及，容易外焦内溏；过小则受热过快，易焦化破坏。蛤粉为海蛤壳煅制后碾成的灰白色细粉，可选用60—80目筛子过筛，蛤粉一般只能炒用3—4次，炒至呈灰黑色则不能再用。炒时阿胶放入要适量，不要太多，每锅阿胶的多少应视锅的大小而定，如直径为1市尺的京锅，每次的投料以100—150克为好。蛤粉的用量，以开始时可完全掩埋阿胶丁并少有剩余为宜，一般阿胶与蛤粉的比率为1∶1.5左右。火候应掌握得当。严格控制和掌握蛤粉的温度，过高易于焦煳（外焦内溏）（可加适量凉蛤粉调温）；温度不够，易出现僵子或粘连，故应先用武火转文火为宜。掌握好阿胶投入的最佳时机：投放过早，难免要出现“溏心”和胶珠不圆，质不松脆；炒至蛤粉如水样沸腾，细蛤粉如蒸汽般向空中飞升时，投入阿胶丁块。阿胶丁投入后应立即铲动，既稳又均匀，并尽量使蛤粉翻于胶丁之上，当胶丁形体膨胀时，特别注意锅铲着底，铲浮则胶珠易破裂粘连或成多角形，影响外表美观，至鼓起成珠形定，拌炒速度可相对减慢。阿胶遇软潮者，应先作吸潮处理或在炮制前先拌附蛤粉，以防互相粘连。冷却后及时用纸包扎，密封储存。

实验证明，阿胶品烫制条件与蛤粉温度和烫制时间呈函数关系，蛤粉温度在145—160℃之间，时间在5—3分钟时，炮制品质量最好。

炮制作用：避免油腻而增加疗效，易于粉碎和入汤剂。

阿胶有补血、止血、滋阴润燥的作用，蛤粉能清热化痰，并能入血分散瘀滞。阿胶经蛤粉炒珠后，能除去胶性，还能散瘀滞，可避免腻滞之弊。多用于久咳、痰中带血，或血虚所致的崩漏之证。入汤剂时，可防止煳锅，又易于粉碎成末。

2．阿胶的炮制方法之二——蒲黄烫（炒）

操作方法：先将蒲黄过箩，除去杂质，放锅内微炒热后，倒入适量阿胶丁，不断搅拌，炒至蒲黄近黑色，胶丁鼓起成珠、内无溏心（无胶茬），表面呈暗黄色时，急速出锅，筛出蒲黄，晾凉即得“阿胶珠”。

注意事项：炒时用微火，不能将蒲黄炒黑。阿胶 500 克，用蒲黄155 克。其他同蛤粉烫阿胶。

炮制作用：避免油腻而增强止血作用，易于粉碎和入汤剂。

阿胶补血、止血、滋阴润燥，蒲黄有止血、行血、消瘀的功能。故阿胶经蒲黄炒成珠后，增加阿胶止血的功能，入汤剂煎时，防止煳锅和易于粉碎成粉末。

“阿胶珠”是阿胶炮制的一种规格，目前，上述两法在具体的实际应用过程中，又会随着炮制人员的技术水平、环境条件的不同而略有差异。

3．阿胶珠其他的炮制方法

将阿胶用湿润布外敷，放火炕上加热，待稍软后用刀切成0.7

立方厘米方块，置方盘中或铁丝网上铺匀，放入干燥箱中。接通电源，当温度达至120℃时，切断电源，待10分钟后取出（辽宁省绥中县中医院）。

将阿胶烘软或喷水润软，切成小方块，放入不锈钢方盘或搪瓷方盘内摊平，置电热恒温干燥箱中，启动电源，120℃烘20分钟，取出，放凉（吉林省通化市中医院）。

取阿胶丁或阿胶碎块（约1立方厘米左右），均匀地平铺在不锈钢盘内（或将阿胶丁或阿胶块均匀地平铺在蛤粉或蒲黄粉或珍珠粉上面）放入微波炉内，将温度控制在高档或强火，1—2分钟后取出，放凉（山东福胶集团）。

将阿胶切制成1立方厘米的小颗粒。取蛤粉盛方盘内，置入恒温箱，100—120℃烘30分钟，取出，把阿胶颗粒撒入蛤粉中层，再烘30分钟，取出方盘，不断翻动，利用空气膨化作用自然成珠。筛去蛤粉，趁热醋淬，放凉备用（四川省南部县富利复生堂国药店）。

取阿胶块用微波炉或电热干燥箱烘软，切成0.8立方厘米的胶丁，以少量滑石粉挂衣。将蛤粉置锅内加热发泡，倒入胶丁，不断翻动，烫至胶丁成圆珠状，内无溏心时立即取出，筛净蛤粉，备用（河南开封市第一人民医院）。

取阿胶置烤箱中烘软，切成0.5—0.8立方厘米的小方丁。用火将锅烧热，撒少许蛤粉于锅内炒热，加入阿胶丁，用微火翻炒，炒至6—8分钟阿胶块稍起泡时再缓缓撒入点蛤粉，炒至全部鼓起成圆珠状、表面灰白色或黄白色时，立即出锅，用铁筛筛去蛤粉，放凉（江西九江市妇女儿童医院）。

将阿胶烘烤至软，切成0.5立方厘米的小方丁。取蛤粉置铁锅中加热，并反复翻动。用温程为0—400℃的温度计插入蛤粉中进行测试，当蛤粉温度达到180℃时放入阿胶丁。待胶丁鼓起呈球形，内无硬心，表面呈灰白色至淡黄色时，迅速出锅，筛去蛤粉，放凉（辽宁省锦州市中心医院）。

取阿胶块置文火上烤软，切成0.6 立方厘米的小块。取蛤粉适量置锅内，先由武火加热至显灵活状态时，改用中火继续加热，将约一指见方的白色有光纸块（纸质 40克）投入蛤粉内1/3，埋1分钟，取出，纸呈焦黄色时，表明即降为文火，保持温度，均匀撒入阿胶丁，不断翻动至鼓起成珠，全部胶珠无气体放出时迅速出锅，筛净蛤粉，放凉。此法每千克阿胶丁用蛤粉3—4千克，蛤粉可反复使用（广东省英德县中医院）。

将阿胶块在80℃烘箱内烘10分钟，取出切成阿胶丁。另在专用烤盘内装适量蛤粉（或滑石粉）铺平（约5厘米厚），放入烤箱预热。待预热到150℃时，取出，放入阿胶丁，再置烘箱内烤制10分钟。取出，筛去铺粉即可（解放军151医院）。

滑石粉炒阿胶（广西地质医院）。

这些方法简单，易于操作，最适合家庭用阿胶珠的制备，亦可用于医院制剂或工业化生产。

（四）不同炮制方法对阿胶成分的影响

在阿胶炮制过程中，必须掌握炒烫适度。炒烫时至阿胶块膨胀成珠状即迅速取出为宜。过早则不能成膨松多孔状的胶珠。若炒烫时间过长，致使部分阿胶焦化而使有效成分破坏。按《中华人民共和国药典》“炮制通则”所列烫制法炒烫的阿胶珠比生品阿胶的氨基酸总含量稍低，这是由于在炮制阿胶时所加入的蛤粉等在前处理时，很难从阿胶珠中完全除去，这样必然加重了样品中非蛋白质成分的比重。又有实验对不同炮制方法（阿胶丁、烤阿胶珠、烫阿胶珠）进行了总氮、氨基酸测定以及烊化速率、溶出度的比较，含氮量测定结果表明，阿胶丁、烤阿胶珠、烫阿胶珠的含氮量无多大差异。烊化溶出实验结果表明，阿胶丁烊化速率低，溶出慢，完全溶化需要半小时以上，服用不便。采用传统烫阿胶珠法，即使是优质烫珠，仍有6%的蛋白质因珠表面焦煳变质而不能溶出。相比之下烤阿胶珠烊化速率高、溶出快（2分钟内烊化，溶出100%）。

三、阿胶的质量检验

（一）水分测定法

方法依据：《中华人民共和国药典》（2010版一部）附录 Ⅸ H 水分测定法第一法（烘干法）。

仪器及设备：分析天平（万分之一），恒温水浴锅，恒温干燥箱，扁形称量瓶（40 × 25毫米），干燥器。

试剂：变色硅胶，纯化水。

操作原理：在常压和规定温度下，用电热干燥箱将供试品烘干到恒重。

操作方法：取供试品1克，置干燥至恒重的扁形瓶中加水2毫升，盖上瓶盖，置沸水浴上加热溶解。打开瓶盖，继续置水浴上蒸干，使厚度不超过3毫米。打开瓶盖，在100—105℃干燥5小时，将瓶盖盖好，移置干燥器中，冷却30分钟，精密称定重量。再在上述温度干燥1小时，冷却，称重，至连续两次称重的差异不超过5毫克为止。根据减失的重量，计算供试品中含水量（%）。

计算公式：

水分（%）= $[(m_1-m_2)/(m_1-m_0)] \times 100\%$

式中：m_0为空称量瓶重（克）；m_1为干燥前称量瓶和供试品重（克）；

m_2为干燥后称量瓶和供试品重（克）。

允许差：本法的相对偏差不得超过2%。

注意事项：干燥器中的变色硅在使用过程中，氧化后（如由蓝色变为粉红色）应将硅胶置105℃烘箱内烘2小时以上，至蓝色后取出稍冷，放入干燥器中。在烘干过程中，经常观察烘箱温度。每个干燥器内放入称量瓶不得超过10个。称量瓶在干燥器的放置时间和顺序应与空称量瓶时一致。

（二）鉴别测定

方法依据:《中华人民共和国药典》（2010年版一部）附录 VI B 薄层色谱法。

仪器及设备：电烘箱、水浴锅、安瓿（2毫升）、熔封机、电炉子、分析天平（万分之一）、漏斗、滤纸、吸管（1毫升）、吸耳球、硅胶 G 薄层板、点样针。

试剂及溶液:6 mol/l 的盐酸溶液、甲醇、苯酚、0.5％硼砂溶液、茚三酮试液、甘氨酸对照品。

操作方法：

取本品粗粉0.02克，置2毫升安瓿中，加6摩 / 升盐酸溶液1毫升，熔封，置沸水浴中煮沸1小时，取出，加水1毫升，摇匀，滤过，用少量水洗涤滤器及滤渣，滤液蒸干，残渣加甲醇1毫升使溶解，作为供试品溶液。另取甘氨酸对照品，加甲醇制成每1毫升含1毫升的溶液，作为对照品溶液。照薄层色谱法（附录Ⅵ B）试验，吸取上述两种溶液各2 μl，分别点于同一硅胶 G 薄层板上，以苯酚 -0.5％硼砂溶液（4 ：1）为展开剂，展开，取出，晾干，喷以茚三酮试液，在105℃加热至斑点显色清晰。供试品色谱中，在与对照品色谱相应的位置上，显相同颜色的斑点。

注意事项：硅胶 G 薄层板临用前应在110℃活化30分钟，点样圆点直径不大于3毫米，点样基线距底边10—15毫米，上行展开8—15厘米。

（三）水不溶物测定

方法依据:《中华人民共和国药典》（2010年版一部）阿胶中水不溶物的检测方法。

仪器及设备：分析天平（万分之一）、刻度离心管或小试管（10毫升）、托盘天平、电动离心机（4000转 / 分）、干燥器、烧杯（50毫升）、电热干燥箱。

操作方法：

取本品1.0克，精密称定，加水5毫升，加热使溶解，转移至已恒重10毫升具塞离心管中，用温水5毫升分3次洗涤，洗液并入离心管中，摇匀。置40℃水浴保温15分钟，离心（转速为每分钟2000转）10分钟，去除管壁浮油，倾去上清液，沿管壁加入温水至刻度，离心，如法清洗3次，倾去上清液，离心管在105℃加热2小时，取出，置干燥器中冷却30分钟，精密称定，计算，即得。

本品水不溶物不得过2.0%。

注意事项：去除管壁浮油，倾去上清液过程中不应去除水不溶物，离心完毕立即倾倒，避免水不溶物重新溶解到溶液中。

（四）氨基酸的含量测定

方法依据：《中华人民共和国药典》（2010年版一部）附录 VI D 高效液相色谱法。

仪器及设备：高效液相光谱仪、熔封机、电烘箱、水浴锅、真空过滤器、PH 计、超声波清理器、分析天平（万分之一）、分液漏斗（65毫升）、吸管（2毫升、5毫升、10毫升）、容量瓶（25毫升）、吸耳球、三角瓶。

试剂及溶液：0.1摩/升的盐酸溶液、50%的乙腈溶液、0.1摩/升醋酸钠溶液、80%的乙腈溶液、50%的乙腈溶液、0.1摩/升异硫氰酸苯酯的乙腈溶液、1摩/升三乙胺的乙腈溶液、正己烷。

操作方法：

对照品溶液的制备。取 L–羟脯氨酸对照品、甘氨酸对照品、丙氨酸对照品、L–脯氨酸对照品适量，精密称定，加0.1摩/升盐酸溶液制成每1毫升分别含 L–羟脯氨酸80 μg、甘氨酸0.16毫克、丙氨酸70 μg、L–脯氨酸0.12毫克的混合溶液，即得。

供试品溶液的制备。取本品粗粉约0.25克，精密称定，置25毫升量瓶中，加0.1摩/升。盐酸溶液20毫升，超声处理（功率500W，频率40kHz）30分钟，放冷，加0.1摩/升盐酸溶液至刻度，摇匀。精密量取2毫升，置5毫升安瓿中，加盐酸2毫升，150℃水解1小时，放冷，移至蒸发皿中，用水10毫升分次洗涤，洗液并入蒸发皿中，蒸干，残渣加0.1摩／升盐酸溶液溶解，转移至25毫升量瓶中，加0.1摩／升盐酸溶液至刻度，摇匀，即得。

精密量取上述对照品溶液和供试品溶液各5毫升，分别置25毫升量瓶中，各加0.1摩／升异硫氰酸苯酯（PITC）的乙腈溶液2.5毫升，1摩／升三乙胺的乙腈溶液2.5毫升，摇匀，室温放置1小时后，加50%乙腈至刻度，摇匀。取10毫升，加正己烷10毫升，振摇，放置10分钟，取下层溶液，滤过，取续滤液，即得。

测定法。分别精密吸取衍生化后的对照品溶液与供试品溶液各5 μl，注入液相色谱仪，测定，即得。

本品按干燥品计算，含L-羟脯氨酸不得少于8.0%，甘氨酸不得少于18.0%，丙氨酸不得少于7.0%，L-脯氨酸不得少于10.0%。

注意事项：理论板数按L-羟脯氨酸峰计算应不低于4000。待测组分与相邻共存物之间的分离度应大于1.5。峰面积测量值的相对标准偏差应不大于2.0%。

（五）重金属及有害元素测定法

方法依据：《中华人民共和国药典》（2010年版一部）附录IX B铅、镉、砷、汞、铜测定法。

仪器及设备：原子吸收光谱仪、电加热板、微波消解炉、分析天平（万分之一）、吸管（1毫升、5毫升、10毫升）容量瓶（10毫升、25毫升、50毫升）、吸耳球。

试剂及溶液：硝酸、10%硝酸溶液、1%磷酸二氢铵和0.2%硝酸镁混合液、1%硼氢化钠和0.3%氢氧化钠混合液、0.5%硼氢化钠和0.1%氢氧化钠混合液、1%盐酸溶液、10%抗坏血酸溶液、25%碘化钾溶液、20%盐酸溶液、20%硫酸溶液、5%高锰酸钾溶液、5%盐酸羟胺溶液。

操作方法：

1. 铅的测定（石墨炉法）

测定条件参考：波长283.3纳米，干燥温度100—120℃，持续20秒；灰化温度400—750℃，持续20—25秒；原子化温度1700—2100℃，持续4—5秒。

铅标准储备液的制备。精密量取铅单元素标准溶液适量，用2%硝酸溶液稀释，制成每1毫升含铅（Pb）1μg的溶液，即得（0—5℃贮存）。

标准曲线的制备。分别精密量取铅标准储备液适量，用2%硝酸溶液制成每1毫升分别含铅0ng、5ng、20ng、40ng、60ng、80ng的溶液。分别精密量取1毫升，精密加含1%磷酸二氢铵和0.2%硝酸镁的溶液0.5毫升，混匀，精密吸取20μl注入石墨炉原子化器，测定吸光度，以吸光度为纵坐标，浓度为横坐标，绘制标准曲线。

供试品溶液的制备。A法，取供试品粗粉0.5克，精密称定，置聚四氟乙烯消解罐内，加硝酸3—5毫升，混匀，浸泡过夜，盖好内盖，旋紧外套，置适宜的微波消解炉内进行消解（按仪器规定的消解程序操作）。消解完全后，取消解内罐置电热板上缓缓加热至红棕色蒸气挥尽，并继续缓缓浓缩至2—3毫升，放冷，用水转入25毫升量瓶中，并稀释至刻度，摇匀，即得。同法同时制备试剂空白溶液。

测定法。精密量取空白溶液与供试品溶液各1毫升，精密加含1%磷酸二氢铵和0.2%硝酸镁的溶液0.5毫升，混匀，精密吸取10—20μl，照标准曲线的制备项下方法测定吸光度，从标准曲线上读出供试品溶液中铅（Pb）的含量，计算，即得。

2. 镉的测定（石墨炉法）

测定条件。参考条件：波长228.8纳米，干燥温度100—120℃，持续20秒；灰化温度300—500℃，持续20—25秒；原子化温度1500—1900℃，持续4—5秒。

镉标准储备液的制备。精密量取镉单元素标准溶液适量，用2%硝酸溶液稀释，制成每1毫升含镉（Cd）1μg的溶液，即得（0—5℃贮存）。

标准曲线的制备。分别精密量取镉标准储备液适量，用2%硝酸溶液稀释制成每1毫升分别含镉0ng，0.8ng、2.0ng、4.0ng、6.0ng、8.0ng的溶液。分别精密吸取10μl，注入石墨炉原子化器，测定吸光度，以吸光度为纵坐标，浓度为横坐标，绘制标准曲线。

供试品溶液的制备。同铅测定项下供试品溶液的制备。

测定法。精密吸取空白溶液与供试品溶液各10-20μl，照标准曲线的制备项下方法测定吸光度（若供试品有干扰，可分别精密量取标准溶液、空白溶液和供试品溶液各1毫升，精密加含1%磷酸二氢铵和0.2%硝酸镁的溶液0.5毫升，混匀，依法测定），从标准曲线上读出供试品溶液中镉（Cd）的含量，计算，即得。

3. 砷的测定（氢化物法）

测定条件。采用适宜的氢化物发生装置，以含1%硼氢化钠和0.3%氢氧化钠溶液（临用前配制）作为还原剂，盐酸溶液（1→100）为载液，氮气为载气，检测波长为193.7纳米。

砷标准储备液的制备。精密量取砷单元素标准溶液适量，用2%硝酸溶液稀释，制成每1毫升含砷（As）1μg的溶液，即得（0—5℃贮存）。

标准曲线的制备。分别精密量取砷标准储备液适量，用2%硝酸溶液稀释制成每1毫升分别含砷0ng、5ng、10ng、20ng、30ng、40ng的溶液。分别精密量取10毫升，置25毫升量瓶中，加25%碘化钾溶液（临用前配制）1毫升，摇匀，加10%抗坏血酸溶液（临用前配制1毫升，摇匀，用盐酸溶液（20→100）稀释至刻度，摇匀，密塞，置80℃水浴中加热3分钟，取出，放冷。取适量，吸入氢化物发生装置，测定吸收值，以峰面积（或吸光度）为纵坐标，浓度为横坐标，绘制标准曲线。

供试品溶液的制备。同铅测定项下供试品溶液的制备中的A

法或B法制备。

测定法。精密吸取空白溶液与供试品溶液各10毫升，照标准曲线的制备项下，自“加25%碘化钾溶液（临用前配制）1毫升”起，依法测定。从标准曲线上读出供试品溶液中砷（As）的含量，计算，即得。

4. 汞的测定（冷蒸气吸收法）

测定条件。采用适宜的氢化物发生装置，以含0.5%硼氢化钠和0.1%氢氧化钠的溶液（临用前配制）作为还原剂，盐酸溶液（1→100）为载液，氮气为载气，检测波长为253.6纳米。

汞标准储备液的制备。精密量取汞单元素标准溶液适量，用2%硝酸溶液稀释，制成每1毫升含汞（Hg）1μg的溶液，即得（0—5℃贮存）。

标准曲线的制备。分别精密量取汞标准储备液0毫升、0.1毫升、0.3毫升、0.5毫升、0.7毫升、0.9毫升，置50毫升量瓶中，加20%硫酸溶液10毫升，5%高锰酸钾溶液0.5毫升，摇匀，滴加5%盐酸羟胺溶液至紫红色恰消失，用水稀释至刻度，摇匀。取适量，吸入氢化物发生装置，测定吸收值，以峰面积（或吸光度）为纵坐标，浓度为横坐标，绘制标准曲线。

供试品溶液的制备。A法，取供试品粗粉0.5克，精密称定，置聚四氟乙烯消解罐内，加硝酸3—5毫升，混匀，浸泡过夜，盖好内盖，旋紧外套，置适宜的微波消解炉内进行消解（按仪器规定的消解程序操作）。消解完全后，取消解内罐置电热板上，于120℃缓缓加热至红棕色蒸气挥尽，并继续浓缩至2—3毫升，放冷，加20%硫酸溶液2毫升、5%高锰酸钾溶液0.5毫升，摇匀，滴加5%盐酸羟胺溶液至紫红色恰消失，转入10毫升量瓶中，用水洗涤容器，洗液合并于量瓶中，并稀释至刻度，摇匀，必要时离心，取上清液，即得。同法同时制备试剂空白溶液。

测定法。精密吸取空白溶液与供试品溶液适量，照标准曲线制备项下的方法测定。从标准曲线上读出供试品溶液中汞（Hg）的含量，计算，即得。

5．铜的测定（火焰法）

测定条件。检测波长为324.7纳米，采用空气－乙炔火焰，必要时进行背景校正。

铜标准储备液的制备。精密量取铜单元素标准溶液适量，用2%硝酸溶液稀释，制成每1毫升含铜（Cu）10μg的溶液，即得（0—5℃贮存）。

标准曲线的制备。分别精密量取铜标准储备液适量，用2%硝酸溶液制成每1毫升分别含铜0μg、0.05μg、0.2μg、0.4μg、0.6μg、0.8μg的溶液。依次喷入火焰，测定吸光度，以吸光度为纵坐标，浓度为横坐标，绘制标准曲线。

供试品溶液的制备。同铅测定项下供试品溶液的制备。

测定法。精密吸取空白溶液与供试品溶液适量，照标准曲线的制备项下的方法测定。从标准曲线上读出供试品溶液中铜（Cu）的含量，计算，即得。

注意事项：标准曲线的制备和供试品溶液的制备严格按照药典操作步骤进行；严格控制所用试剂浓度，临用前配置的溶液必须临用现配；标准溶液使用期应不超过3个月。

（六）最低装量检查法

方法依据：《中华人民共和国药典》（2010版一部）附录ⅫC最低装量检查法（重量法）。

仪器：分析天平。

操作方法：取供试品3盒，除去外包装和胶块上玻璃纸或PVC纸，分别精密称重，求出每盒阿胶的装量与平均装量，平均装量应不少于标示量，每盒阿胶的装量应不少于标示量的97%（注：阿胶标示装量为50—500克时）。如有一盒不符合规定，则另取3盒复试，应符合规定。

（七）微生物限度检查法（细菌、霉菌/酵母菌、大肠杆菌检查法）

方法依据：《中华人民共和国药典》（2010版一部）附录XIIIC微生物限度检查法。

1．供试液、稀释液的制备

供试液：取阿胶若干，捣碎，称取10克，再用研钵研细，转入250毫升灭菌锥形瓶中，加入稀释剂（0.9%无菌氯化钠）100毫升，置于45℃水浴中，振摇使溶，即成为1∶10的供试液。

稀释液：0.9%无菌氯化钠溶液：取氯化钠90克，加水溶解使成1000毫升，121℃灭菌20分钟。

2．培养基制备

营养肉汤培养基：胨10克，氯化钠5克，肉浸液1000毫升。取胨和氯化钠加入肉浸液内，微温溶解后，调pH为弱酸性，煮沸，滤清，调节pH值使灭菌后为7.2±0.2，分装，灭菌。

营养琼脂培养基：照上述营养肉汤培养基的处方及制法，加入15—20克琼脂，调节pH值使灭菌后为7.2±0.2，分装，灭菌。

玫瑰红钠琼脂培养基：胨5克，葡萄糖10克，磷酸二氢钾1克，硫酸镁0.5克，玫瑰红钠0.013 3克，琼脂15—20克，水1000毫升。除葡萄糖、玫瑰红钠外，取上述成分，混合，加热溶化后，滤过，加入葡萄糖、玫瑰红钠，分装，灭菌。

酵母浸出粉胨葡萄糖琼脂培养基（YPD）：胨10克，酵母浸出粉5克，葡萄糖20克，琼脂15—20克，水1000毫升。除葡萄糖外，取上述成分，混合，加热溶化后，滤过，加入葡萄糖，分装，灭菌。

胆盐乳糖培养基（BL）：胨20克，乳糖5克，氯化钠5克，磷酸氢二钾40克，磷酸二氢钾13克，牛胆盐（或去氧胆酸钠0.5克），水1000毫升。除乳糖、牛胆盐外，取上述成分，混合，加热使溶解，调pH值使灭菌后为7.4±0.2，煮沸，滤清，加入乳糖、牛胆盐，分装，灭菌。

曙红亚甲蓝琼脂培养基（EMB）：营养琼脂培养基100 毫升，20% 乳糖溶液5 毫升，曙红钠指示液2 毫升，亚甲蓝指示液13—16 毫升。取营养琼脂培养基，加热溶化后，放冷至60℃，按无菌操作加入灭菌的其他3 种溶液，摇匀，倾注平皿。

麦康凯琼脂培养基（MacC）：胨20 克，乳糖10 克，牛胆盐5 克，氯化钠5 克，1% 中性红指示液3 毫升，琼脂15—20 克，水1000 毫升。除乳糖、指示液、牛胆盐及琼脂外，取上述成分，混合，加热使溶解，调节 pH 值使灭菌后为7.2 ± 0.2，加入琼脂，加热溶化后，再加入其余各成分，摇匀，分装，灭菌，冷至约60℃，倾注平皿。

4—甲基伞形酮葡萄糖苷酸（MUG）培养基：胨10 克，硫酸铵5 克，硫酸锰0.5 毫克，硫酸锌0.5 毫克，硫酸镁0.1 克，氯化钠10 克，氯化钙50 毫克，磷酸二氢钾0.9 克，磷酸氢二钠（无水）62 克，亚硫酸钠40 毫克，去氧胆酸钠1 克，MUG 75 毫克，水1000 毫升。除 MUG 外，各成分溶于1000 毫升水中，调节 pH 值使灭菌后为7.3 ± 0.1，加入 MUG，溶解后，每管分装5 毫升，115℃灭菌20 分钟。

蛋白胨水培养基：胰蛋白胨10 克，氯化钠5 克，水1000毫升。取上述成分，混合，加热溶化，调节 pH 值使灭菌后为7.3 ± 0.1，分装于小试管，灭菌。

磷酸盐葡萄糖胨水培养基：胨7 克，葡萄糖5 克，磷酸氢二钾38 克，水1000 毫升。取上述成分，混合，微热使溶解，调节 pH 值使灭菌后为7.3 ± 0.1，分装于小试管，121℃灭菌15 分钟。

枸橼酸盐培养基：氯化钠5 克，硫酸镁0.2 克，磷酸氢二钾1.0 克，磷酸二氢铵1 克，枸橼酸钠（无水）2 克，溴麝香草酚蓝指示液20 毫升，琼脂15—20 克，水1000毫升。除指示液和琼脂外，取上述成分，混合，微热使溶解，调节 pH 值使灭菌后为6.9 ± 0.1，加入琼脂，加热溶化，加入指示液，分装于小试管，灭菌，置成斜面。

注：所用琼脂应不含游离糖，用前用水浸泡冲洗。

3．细菌、霉菌与酵母菌检查法

计数方法包括平皿法和薄膜过滤法。检查时，按已验证的计数方法进行供试品的细菌、霉菌及酵母菌菌数的测定。

按计数方法的验证试验确认的程序进行供试液制备。用稀释液稀释成1：10^2，1：10^3等稀释级的供试液。

（1）平皿法

根据菌数报告规则取相应稀释级的供试液1毫升，置直径90毫米的无菌平皿中，注入15—20毫升温度不超过45℃的溶化的营养琼脂培养基或玫瑰红钠琼脂培养基或酵母浸出粉胨葡萄糖琼脂培养基，混匀，凝固，倒置培养。每稀释级每种培养基至少制备2个平板。

阴性对照试验。取试验用的稀释液1毫升，置无菌平皿中，注入培养基，凝固，倒置培养。每种计数用的培养基各制备2个平板，均不得有菌生长。

培养和计数。除另有规定外，细菌培养3天，霉菌、酵母菌培养5天，逐日观察菌落生长情况，点计菌落数，必要时，可适当延长培养时间至7天进行菌落计数并报告。菌落蔓延生长成片的平板不宜计数。点计菌落数后，计算各稀释级供试液的平均菌落数，按菌数报告规则报告菌数。若同稀释级两个平板的菌落平均数不小于15，则两个平板的菌落数不能相差1倍或以上。

一般营养琼脂培养基用于细菌计数；玫瑰红钠琼脂培养基用于霉菌及酵母菌计数；酵母浸出粉胨葡萄糖琼脂培养基用于酵母菌计数。在特殊情况下，若营养琼脂培养基上长有霉菌和酵母菌、玫瑰红钠琼脂培养基上长有细菌，则应分别点计霉菌和酵母菌、细菌菌落数。然后将营养琼脂培养基上的霉菌和酵母菌数或玫瑰红钠琼脂培养基上的细菌数，与玫瑰红钠琼脂培养基中的霉菌和酵母菌数或营养琼脂培养基中的细菌数进行比较，以菌落数高的培养基中的菌数为计数结果。

菌数报告规则。细菌、酵母菌宜选取平均菌落数小于300 cfu、霉菌宜选取平均菌落数小于100 cfu的稀释级，作为菌数报告（取两位有效数字）的依据。以最高的平均菌落数乘以稀释倍数的值报告1克、1毫升或10平方厘米，供试品中所含的菌数。

如各稀释级的平板均无菌落生长，或仅最低稀释级的平板有菌落生长，但平均菌落数小于1时，以＜1乘以最低稀释倍数的值报告菌数。

（2）薄膜过滤法

采用薄膜过滤法，滤膜孔径应不大于0.45微米，直径一般为50毫米，若采用其他直径的滤膜，冲洗量应进行相应的调整。选择滤膜材质时应保证供试品及其溶剂不影响微生物的充分被截留。滤器及滤膜使用前应采用适宜的方法灭菌。使用时，应保证滤膜在过滤前后的完整性。水溶性供试液过滤前先将少量的冲洗液过滤以润湿滤膜。油类供试品，其滤膜和滤器在使用前应充分干燥。为发挥滤膜的最大过滤效率，应注意保持供试品溶液及冲洗液覆盖整个滤膜表面。供试液经薄膜过滤后，若需要用冲洗液冲洗滤膜，每张滤膜每次冲洗量为100毫升。总冲洗量不得超过1000毫升，以避免滤膜上的微生物受损伤。

取相当于每张滤膜含1克、1毫升或10 平方厘米供试品的供试液，加至适量的稀释剂中，混匀，过滤。若供试品每1克、1毫升或10 平方厘米所含的菌数较多时，可取适宜稀释级的供试液1毫升进行试验。用pH7.0无菌氯化钠－蛋白胨缓冲液或其他适宜的冲洗液冲洗滤膜，冲洗方法和冲洗量同“计数方法的验证”。冲洗后取出滤膜，菌面朝上贴于营养琼脂培养基或玫瑰红钠琼脂培养基或酵母浸出粉胨葡萄糖琼脂培养基平板上培养。每种培养基至少制备一张滤膜。

阴性对照试验。取试验用的稀释液1毫升照上述薄膜过滤法操作，作为阴性对照。阴性对照不得有菌生长。

培养和计数。培养条件和计数方法同平皿法，每片滤膜上的菌落数应不超过100 cfu。

菌数报告规则。以相当于1克、1毫升或10平方厘米供试品的菌落数报告菌数；若滤膜上无菌落生长，以<1报告菌数（每张滤膜过滤1克、1毫升或10平方厘米供试品），或<1乘以最低稀释倍数的值报告菌数。

4．大肠杆菌检查法

增菌培养：取胆盐乳糖培养基3份，每份100毫升，2份分别加入规定量的供试液，其中1份加入对照菌50—100个作阳性对照，第3份加入与供试液等量的稀释液作阴性对照。培养18—24小时（必要时可延至48小时）。阴性对照应无菌生长。取上述3份的培养物各0.2毫升，分别接种至5毫升MUG培养基管内培养，分别于5小时与24小时，取未接种的MUG培养基管作本底对照，将各管置365纳米紫外线下观察。阳性对照管呈现荧光，MUG阳性。供试液的MUG管呈荧光，MUG阳性；无荧光，MUG阴性。然后加数滴靛基质试液于MUG管内，液面呈玫瑰红色为阳性，呈试剂本色为阴性。

当阴性对照呈阴性，阳性对照正常生长，供试液胆盐乳糖培养液澄明，并证明无菌生长，判未检出大肠杆菌。供试液MUG阳性，靛基质阳性，判检出大肠杆菌；MUG阴性，靛基质阴性，判未检出大肠杆菌。

IVic试验：如MUG阳性、靛基质阴性，或MUG阴性、靛基质阳性，均应取供试液胆盐乳糖培养物划线于曙红亚甲蓝琼脂平板或麦康凯琼脂板，培养18—24小时，如上述供试液培养物的分离平板无菌落生长，判未检出大肠杆菌。或有菌落生长，应挑选2—3个可疑菌落作靛基质试验（Ⅰ）、甲基红试验（M）、乙酰甲基甲醇生成试验（V—P）、枸橼酸盐利用试验（C）及革兰染色、镜检，按表4—1规定判定结果。

靛基质试验（Ⅰ）：取可疑菌落或斜面培养物，接种于蛋白胨水培养基中，培养24小时，沿管壁加入靛基质试液数滴，液面呈玫瑰红色为阳性，呈试剂本色为阴性。

甲基红试验（M）：取可疑菌落或斜面培养物，接种于磷酸盐葡萄糖胨水培养基中，培养48小时 ± 2小时，于管内加入甲基红指示液数滴，立即观察，呈鲜红色或橘红色为阳性，呈黄色为阴性。

乙酰甲基甲醇生成试验（V—P）：取可疑菌落或斜面培养物，接种于磷酸盐葡萄糖胨水培养基中，培养48小时 ± 2小时，于每2毫升培养液中加入 α 萘酚乙醇试液1毫升，混匀，再加40% 氢氧化钾溶液0.4毫升，充分振摇，在4小时内出现红色为阳性，无红色反应为阴性。

枸橼酸盐利用试验（C）：取可疑菌落或斜面培养物，接种于枸橼酸盐培养基的斜面上，一般培养48—72小时，培养基斜面有菌生长，培养基由绿色变为蓝色时为阳性，培养基颜色无改变为阴性。

与 MUG—1反应不符的可疑菌株，应重新分离培养，再作生化试验证实。

表4—1　MUG 的结果判断

MUG—1	曙红亚甲蓝琼脂	IVic	结果
++			检出大肠杆菌
--			未检出大肠杆菌
+-	无菌生长		未检出大肠杆菌
+-	有菌生长	-+-- ①	检出大肠杆菌③
-+	有菌生长	++-- ②	检出大肠杆菌③

注：如①出现 -+-- 或②出现 ++--，均应重新分离菌株，再作 MUG—1和 IVic 试验。③革兰阴性杆菌。

四、阿胶的真伪鉴别

阿胶是一神奇而又古老的药物，它以神奇的疗效、稳定的质量而畅销。自古就假品甚多，以次充好，以假乱真。由于不同历史时期阿胶原料及制备工艺不尽相同，历代医家对阿胶真伪优劣的认识亦有差异。《周礼·考工记·弓人》曾提出：“凡相胶，欲朱色而昔。昔也者，深瑕而泽，珍而博廉。”即鉴别胶，以色红赤、带光泽、有纹理、成团块状又具锋利的棱角者为好。陶弘景曰：“凡三种，清薄者作画用，厚而清者盆覆胶，作药用之，浊黑者不入药用。”《博济方》中台始见“真阿胶”之名。《本草图经》云：“阿胶以东阿县城北井水煮者为真，真胶极难得。货者多伪。”《本草纲目》载：阿胶“当以黄透如琥珀色或光黑如翳漆者为真，真者不作皮臭，夏月亦不湿软”。《增订伪药条辨》指出：伪品阿胶“用寻常水煮牛皮成胶，并杂他药伪造，色呈明亮，气臭质浊，不堪入药”。清代王应奎《柳南随笔·续笔二》曰：阿胶“光亮如镜，味甘咸，无皮臭。其真者如是止矣，他说皆亡”。《本草》云：“真者质脆易断，假者质软难敲。然以假者置石灰中，则软者亦脆，此又不可知也。”《中国药学大辞典》阿胶“辨伪”条下：“……张隐奄本草崇原辨之最详。按古法……每年春季，选择纯黑无病之健驴，饲以狮耳山之草，饮以狼溪河之水，至冬宰杀取皮，浸狼溪河内四五日，刮毛涤垢，再漂泡数日。取阿井水，用桑柴火熬三昼夜。去滓滤清，再用银锅金铲，加参、蓍、归、芎、桔、桂、甘草等药汁，再熬至成胶。其色光洁，味甘咸，气清香，此即真阿胶也。”这些记载均从不同的角度阐述真阿胶的特点，意在告知人们如何去识别真品阿胶。但目前，由于造假者所造的假品逼真，加之到目前为止尚没有阿胶的专属性鉴别方法，故给辨别真假阿胶带来困难。

许多阿胶研究者试图通过某一专属性试验来鉴别出真假阿胶，并取得了可喜的成果。如X线衍射分析鉴别、差热分析（DTA）鉴别、差示扫描量热法（DSC）鉴别（可以鉴别出各类皮胶）、凝胶电泳分析鉴别等，都能很好地鉴别出骨胶和皮胶，但就驴皮胶或马皮胶或牛皮胶等则难以确认。加之目前造假者多以在驴皮中掺入部分杂皮制胶，使得阿胶的鉴别更是难上加难。现在阿胶研究者正在试图用基因的原理寻找到阿胶的鉴别方法，但目前仍未有突破性进展。在未有准确的鉴别方法之前，人们仍采用下列方法，对阿胶予以鉴别。但阿胶成分复杂，鉴别难度较大，故在鉴别时下述鉴别方法应配合应用，方能达到满意效果。

（一）性状鉴别

阿胶产品为长方形或方形块，黑褐色，有光泽。质硬而脆，断面光亮，碎片对光照视呈棕色半透明状。气微，味微甘《中华人民共和国药典（2010年版）》。各类皮胶的鉴别要点如下。

牛皮胶：产品为长方形或方形块，棕黄色，有光泽。质韧不易碎，断面光亮，碎片对光照视呈黄棕色半透明状。气微，味微甘。

猪皮胶：产品为长方形或方形块，棕红色，或淡红茶色，有光泽。质硬而脆，断面光亮，碎片对光照视呈棕红色半透明状。表面可见少量油滴，气微，味微甘。

马皮胶：产品为长方形或方形块，黄棕色，有光泽。质韧不易碎，断面光亮，碎片对光照视呈黄棕色半透明状。气微，味微腥。

杂皮胶：形状与阿胶相似，厚薄不一，带黏性，平滑，无光泽，不透明，质韧或质硬不易破碎，易发软粘合。断面灰黑色，无光泽，碎片对光照视亦不透明，或具有玻璃光泽，略带腥味，有时带异臭味。

在性状鉴别时常辅助以下传统鉴别法：真品阿胶表现出阿胶的传统特色。击之易碎：将胶片放于手心上，锤击胶片后胶即碎裂；摔之即碎：将胶片于高出地面1米处自然落下，胶即碎成数块；布纹明显：将胶片置于明亮处，胶片的六面应光亮且有显而易见的粗布纹理。

另外，包装也可作为鉴别时的辅助依据。真品阿胶包装比较精美，图案清晰。有的还在每盒产品上贴有防伪标签，刮开防伪涂层，可见防伪唯一的密码，消费者首先拨打电话查询真伪。伪品包装往往印刷粗糙，常有错字、漏字现象，且常有生产批号编制错误。

（二）理化鉴别

1. 检测法

按《中华人民共和国药典（2010版）》“阿胶”项下的质量指标检验测定，阿胶必须符合以下规定。

水分测定：按照“水分测定法”（附录Ⅸ H第一法）依法测定，水分含量不得超过15.0%。

鉴别测定：符合规定。

重金属及有害元素测定：按照铅、镉、砷、汞、铜测定法（附录Ⅸ B原子吸收分光光度法或电感耦合等离子体质谱法）测定，铅不得过百万分之五；镉不得过千万分之三；砷不得过百万分之二，汞不得过千万分之二，铜不得过百万分之二十。

水不溶物测定：依法测定不得超过2.0%。

最低装量差异限度：应符合“制剂通则”项下【装量差异】规定（附录Ⅰ）。

微生物限度检查：照“微生物限度检查法”（附录ⅩⅢ C）依法检查，细菌应不得超过1000个/克，霉菌、酵母菌应不得超过100个/克，致病菌不得检出。

氨基酸测定：照高效液相色谱法（附录Ⅰ G）测定，L-羟脯氨酸不得少于8.0%，甘氨酸不得少于18.0%，丙氨酸不得少于7.0%。L-脯氨酸不得少于10.0%。

2. 生化法

采用Folin—酚法检测阿胶及其他胶制品的蛋白质含量，结果有非常显著性差异。用SDS—聚丙烯酰胺凝胶电泳法测分子量，结合电泳扫描和电泳成分百分含量的求取，结果不同胶的电泳区带不同。

用驴皮胶通过耦联剂与人丙种球蛋白联接，免疫青紫蓝灰色，使产生相应的抗体，经对流免疫电泳检查，该抗体与驴皮胶——人丙种球蛋白发生良好的免疫应答，其他动物胶均无免疫应答反应。

3．物理特性法

差示扫描量热法（DSC）：用差示扫描量热法对阿胶及其他胶在50—150℃、150—250℃、250—350℃、350—450℃ 4个温度段所具有的不同特征曲线进行分析研究，结果表明不同的胶在不同的温度段中出现异于其他胶的特征，可根据这些特征区别。

胶凝温度法：阿胶及其他胶类的水溶液，在一定浓度和温度时，产生胶凝现象，不同品种胶类的胶凝温度各不同，可利用胶凝这一特性，区别各种胶类。如10%的浓度下，阿胶的胶凝温度为1.5—5.5℃，而伪品为14—20℃，唯黄明胶的胶凝温度为0.5℃。

运动黏度对比法：阿胶与其他胶制品的运动黏度的差别非常显著，可用运动黏度来判别阿胶及其他胶制品。胶浓度在2%—8%范围内与其相应运动黏度成直线，阿胶的运动黏度为2.766×10^{-6}米^2/秒。

等电点法：阿胶与其他胶的等电点均值的差别非常显著，可用等电点来判别阿胶及其他胶。阿胶的等电点为4.11—4.26，以皮胶和骨胶为原料而制得的明胶等电点为4.7—5.0。

层析法：阿胶与其伪品的薄层层析图谱有显著差别，可以此作为真假阿胶鉴别的依据之一。

（三）其他鉴别

1．灼烧鉴别（灼烧法）

驴皮胶：称取本品碎块2克，置坩埚中灼烧，初则崩裂，随后膨胀熔化，冒白烟，有浓烈的胶香气。灰化后，残渣呈灰白色，加稀盐酸有少量气泡。

牛皮胶：按上法取样灼烧，有浓烈的浊臭气，灰化后残渣呈深砖红色，加稀盐酸无气泡。

杂皮胶：按上法取样灼烧，有豆油气而微带腥味。灰化后残渣因用皮料不同而异。

2．溶化性鉴别（水试法）

驴皮胶：取本品5克，加热水30毫升并继续加热至90℃在搅拌下6分钟全溶。溶液呈浅棕红色，混浊，并有白色物质析出，液面有油滴。静置4小时溶液不凝集。

牛皮胶：按上法取样加水煮沸，在搅拌下16分钟全溶。溶液呈暗灰色混浊，无析出物，液面无油滴。静置4小时溶液凝集成糊状。

杂皮胶：按上法取样加水煮沸，在搅拌下10分钟全溶。溶液呈暗棕红色混浊，无析出物，液面有少量油滴。静置4小时溶液变稠。

（四）经验鉴别

1．阿胶与猪皮胶、杂皮胶的鉴别

通过对阿胶、猪皮胶、杂皮胶的外观特征和加热溶化后的色泽、性味等的比较分析进行鉴别（见表4—2）。

表4—2　阿胶与猪皮胶、杂皮胶的鉴别

项目	阿胶（驴皮胶）	新阿胶（猪皮胶）	杂皮胶（掺少量驴皮）
外观	方形块，表面黑褐色，平滑有光泽，碎片对光照视呈棕色半透明，质坚脆易碎，断面亦显光泽	方形块，表面棕褐色，有光泽，较暗，碎片对光照视不呈半透明，质硬而脆，断面不光亮	长条形或颗粒状，表面黑褐色，有光泽，整块对光照视半透明，质硬不脆，易发软粘合
色泽、性味（取本品15—20克置烧杯中，加适量水，加热溶化）	红茶色，透明，清而不浊，微带腥味，味微甜	棕褐色，混浊不透明，冷却后，表面有一层脂肪油，有强烈的肉皮汤味，味微甜	淡红茶色，透明，有少量杂质沉淀，表面可见少量油滴，有腥气和豆油味，味甜

注：引自江苏省太仓县药检所资料。

2．阿胶与牛皮胶、杂皮胶的鉴别

通过观察性状、灼烧情况、溶解性、静置结果等，对阿胶、牛皮胶、杂皮胶进行鉴别（见表4—3）。

表4—3　阿胶与牛皮胶、杂皮胶的鉴别

品名	性状	灼烧	溶解性	静置4小时后观察
山东阿胶	表面棕黑色，光滑。对光照视呈棕红色半透明。质硬易碎，断面褐棕色，具玻璃光泽。气微香，味微甜	称取本品碎块2克，置坩埚中灼烧，初则崩裂，随后膨胀熔化，冒白烟，有浓烈的麻油香气，灰化后，残渣呈乌黑色	称取本品5克，加热水30毫升并继续加热至90℃在搅拌下6分钟全溶解。溶液呈浅棕红色混浊，并有白色物质析出，液面有油滴	不凝集

（续表）

品名	性状	灼烧	溶解性	静置4小时后观察
牛皮胶	形状与阿胶相似，但有黏性，质硬不易破碎，断面乌黑色，具玻璃光泽。气微腥，味微甜	按上法取样灼烧，有浓烈的浊臭气。灰化后同上	按上法取样加水，并煮沸，在搅拌下16分钟全溶解。溶液呈暗灰棕色混浊，无析出物，液面无油滴	凝集成糊状
杂皮胶	形状与阿胶相似，厚薄不一，带黏性，质硬不易破碎，断面乌黑色，具玻璃光泽。略带腥气，味微甜	按上法取样灼烧，有豆油香气，微带腥味。灰化后同上	按上法取样加水，并煮沸，在搅拌下10分钟全溶解。溶液呈暗棕红色混浊，无析出物，液面有少量油滴	溶液变稠

3．阿胶与龟板胶、鹿角胶的鉴别

取3种胶各10克，分别置入烧杯内，加98℃热水30毫升，在搅拌下观察。阿胶12分钟全部溶解，溶液呈浅红棕色，混浊，液面有少数油滴，放置后不凝集；龟板胶1分钟全部溶解，溶液呈浅棕红色，混浊，8分钟后析出少量白色物质，液面有极少数油滴，放置后不凝集；鹿角胶2分钟全部溶解，溶液呈浅红色，混浊，液面有较多油滴，放置后不凝集（武汉市第四人民医院）。

4．阿胶与骨胶、明胶、杂皮胶的鉴别

阿胶：10%胶水溶液呈淡棕红色至棕红色，半透明或不透明，有少量类白色物析出。炽灼残渣：取碎胶粒4—5克，置于坩埚内炭化后，移至灰化炉内600—700℃灰化6—7小时，放冷取出。灰分呈淡棕色，质疏松，片状或团块状，不与坩埚粘结。味淡，口尝无异物感。

骨胶：10%胶水溶液呈棕色，较透明，澄清，无白色物析出。炽灼残渣：灰分砖红色或棕黄色，质硬，颗粒状，与坩埚粘结，不易取出。味咸涩刺舌，有沙粒状异物感。

明胶：10%胶水溶液呈淡棕色或棕红色，澄清而透明，无白色物析出。炽灼残渣：灰白色，片状或粉状，质松，不与坩埚粘结。味淡，口尝无异物感。

杂皮胶：10%胶水溶液呈淡棕色或乳白色，混浊，白色泡沫较多，有异臭。炽灼残渣：灰分土黄色或灰白色，粉泥状，易吸潮。味咸涩，口尝具细沙状异物感（浙江省杭州市药检所）。

5．阿胶与骨胶、猪皮胶、杂皮胶、明胶的鉴别

取样品少许，制成3%—5%的胶水溶液，量取1毫升于小试管内，加铜酸铵试液8—12滴，摇匀，在水浴上加热数分钟，冷却观察；放置1—2日后再观察有无变化。不含糖的阿胶和食用明胶无明显反应。含糖阿胶显蓝色或蓝绿色至绿色，但放置1—2日后原色消失，溶液呈无色或淡棕色。骨胶、杂皮胶、猪皮胶、工业明胶所显颜色放置数日不变（浙江省杭州市药检所）。

6．阿胶与杂皮胶、骨胶的鉴别

阿胶燃烧时起泡，有较浓的香气。杂皮胶、骨胶等燃烧时起泡，有腥臭和焦煳味（贵阳中医学院等）。

7．阿胶、龟板胶、鹿角胶、黄明胶的鉴别

性状鉴别：阿胶呈整齐的长方形块状，大小为8.5厘米×3.7厘米×1.5厘米，表面呈棕黑色或乌黑色，光滑，对光视之半透明，质坚易碎，断面棕黑色，具玻璃样光泽。龟板胶呈四方形扁块状，大小为2.6厘米×2.5厘米×0.8厘米，表面棕色略带微绿，上面有黄色“油头”，对光视之洁净如琥珀，质坚硬。鹿角胶呈方片状，有2厘米×3厘米×0.5厘米大小，表面呈黑棕色，对光视之半透明，一面有黄色多孔性薄层，质坚易碎，断面红棕色，具玻璃样光泽。黄明胶呈长方形块状，大小为3.0厘米×2.7厘米×1.0厘米，表面黄褐色，对光视之黄色透明如琥珀，质坚易碎，断面黄棕色。

水试鉴别：取以上四胶各10克，分别置入烧杯内加热水（98℃）30毫升，在搅拌下观察：阿胶12分钟全部溶解，溶液呈浅棕红色，混浊，液面有少数油滴，放置后不凝。龟板胶1分钟全部溶解，溶液呈浅棕色，混浊，8分钟后析出少量的白物质，液面有极少量的油滴，放置后不凝集。鹿角胶2分钟全部溶解，液面呈浅红色，混浊，液面有较多的油滴，放置后不凝集。黄明胶10分钟全部溶解，溶液呈浅黄棕色，混浊，液面有少数油滴，放置后不凝集。

理化鉴别：取四种胶水溶液（1∶10）10毫升分别加入5%丙酮4毫升。观察可见：阿胶浑浊，鹿角胶不浑浊，龟板胶略显浑浊，黄明胶浑浊。

取四种胶水溶液（1∶10）10毫升分别加入50%atc 4毫升。阿胶出现浑浊现象，鹿角胶不显浑浊，龟板胶不显浑浊，黄明胶浑浊（山东省郓城县人民医院）。

五、阿胶的成分分析

阿胶的主要成分是骨胶原（collagen）及其水解产物，含氮13%—16%。水解产生18种以上氨基酸（包括8种人体不能合成的必需氨基酸）。含糖胺多糖（氨基多糖），主要是透明质酸（HA）、硫酸皮肤素（DS）、纤维粘蛋白，大分子环酮、胆甾醇、胆甾醇脂和少量蜡双脂，及27种微量元素（其中8种必需微量元素）等。

（一）氨基酸分析

阿胶块用6 N盐酸110℃水解36小时，用氨基酸自动分析仪分析，结果表明，阿胶中含有18种以上氨基酸（包括8种人体不能合成的必需氨基酸），分别为赖氨酸（Lys）、组氨酸（His）、精氨酸（Arg）、门冬氨酸（Asp）、苏氨酸（Thr）、丝氨酸（Ser）、脯氨酸（Pro）、谷氨酸（Glu）、甘氨酸（Gly）、丙氨酸（Ala）、缬氨酸（Val）、甲硫氨酸（Met）、异亮氨酸（Iso）、亮氨酸（Leu）、苯丙氨酸（Phe）、羟脯氨酸（Hyd）、酪氨酸（Tyr）、色氨酸（Try）、半胱氨酸（Cys）等。其中，以甘氨酸、脯氨酸含量最高，其次是精氨酸、谷氨酸、丙氨酸、赖氨酸，胱氨酸（Cys）未检出。

孟正木等对山东阿胶、新疆鹿角胶进行总氮、蛋白质含量及水解氨基酸的定性、定量分析。

总氮及蛋白质的含量测定：本实验用常量按凯氏定氮法，即精密称取鹿角胶、阿胶0.2克，经消化、蒸馏、滴定，测得总氮乘6.25即为蛋白质含量。结果阿胶总氮量为15.84%，相当于蛋白质98.84%；鹿角胶总氮含量为13.22%，相当于蛋白质82.49%。

水解氨基酸的定性分析：采用双向薄层层析法，对阿胶、鹿角胶进行薄层层析，结果阿胶、鹿角胶均含有19种氨基酸，从斑点面积的大小观察，其中甘氨酸、精氨酸、脯氨酸、羟脯氨酸的含量较高。

水解氨基酸的定量分析：薄层定性指出，阿胶、鹿角胶氨基酸种类是一致的。为比较各个氨基酸量的多少，进行胶剂水解后各氨基酸的定量，仪器为KLA—5型氨基酸定量分析仪。结果二者的含量是有差异的。阿胶总氨基酸含量为41.34%，鹿角胶为33.44%，含量差别显著的氨基酸有酪氨酸、甘氨酸。阿胶、鹿角胶都含有色氨酸和羟脯氨酸，因无标准品而未测含量（见表4—4①）。

陈定一等对山东阿胶、宁夏阿胶、张家口阿胶、北京阿胶等进行了氨基酸分析。

样品磨碎后称取60毫克，于5毫升硬质安瓿中，加6摩/升盐酸5毫升，通氮驱赶空气后立即封口。在烘箱中用105℃（±2℃）水解24小时。冷却后，取出水解液过滤，用超纯水定容至50毫升。吸取上述溶液2毫升，在水浴上蒸干，再加入超纯水，蒸发至干，如此反复3次。准确加入0.02摩/升盐酸4毫升，即可做氨基酸分析。结果四种阿胶中均有16种氨基酸，氨基酸总量山东阿胶为78.76%，宁夏阿胶55.33%，张家口阿胶67.51%，北京阿胶46.22%，氨基酸总量以山东阿胶为最高，其中除丝氨酸、脯氨酸以外，所含各类氨基酸含量均高于其他厂家的产品。但各阿胶中氨基酸总量均以甘氨酸含量为最高（平均值为18.33%），其次为脯氨酸（平均值为9.4%）及谷氨酸（平均值为8.63%）（见表4—4②）。

王龙等用氨基酸自动仪（日立853型）分别对阿胶（山东）、海龙胶（山东）、龟板胶（湖北）、鹿角胶（新疆）、黄明胶（山东）、鳖甲胶（安徽）六种补胶的氨基酸进行分析，结果六种补胶都含有18种氨基酸，氨基酸总含量顺序为：黄明胶（79.444%），鳖甲胶（73.261%），阿胶（71.075%），龟板胶（70.679%），海龙胶（69.508%），鹿角胶（67.078%）。阿胶与海龙胶中不含胱氨酸（见表4—4③）。

刘良初用日立KLA—5氨基酸分析仪对新疆阿胶、北京阿胶、山东阿胶的总氮、氨基酸进行分析。

总氮及蛋白质的含量测定：取样品粉末约0.2克，按凯氏定氮常量法，消化，蒸馏，滴定，测得总氮乘6.25即为蛋白质含量。结果新疆阿胶总氮量为12.68%，相当于蛋白质79.25%；北京阿胶总氮含量为11.93%，相当于蛋白质74.56%；山东阿胶总氮含量为13.58%，相当于蛋白质84.94%。蛋白质含量以山东阿胶为最高，北京阿胶最低。

阿胶中蛋白质水解后氨基酸分析：取样品粉末约60毫克，直接称入5毫升硬质安瓿，加6N盐酸5毫升，封口，在105℃ ± 2℃水解24小时。水解后放冷，取出水解液过滤，滤液在水浴上蒸干，再加水溶解，再次蒸干，使盐酸挥尽，加水溶解，调pH为2.2，过滤，使水溶液浓度为0.6毫克/毫升，作自动氨基酸分析，结果三种阿胶中均有17种氨基酸，氨基酸总量新疆阿胶为51.31%，北京阿胶为47.69%，山东阿胶为51.94%，氨基酸总量以山东阿胶为最高，北京阿胶最低（见表4—4④）。

山东平阴阿胶厂（现山东福胶集团）对山东阿胶和新阿胶进行含氮量及氨基酸定性、定量分析。

含氮量分析：按《中国药典》新版附录部分规定氮测定法测定，结果含氮量：阿胶为14.19%，新阿胶为13.20%。

水解氨基酸定性分析：阿胶块溶于6 N盐酸封闭管，110℃水解34小时，分别做硅胶—羧甲基纤维素薄层板单向和双向层析。

结果表明，阿胶和新阿胶显示相同的氨基酸斑点，且均含19种氨基酸。

水解氨基酸定量分析：阿胶块溶于6 N盐酸封闭管，110℃水解36小时，用氨基酸自动分析仪分析。结果表明，阿胶和新阿胶均含有18种氨基酸，阿胶氨基酸总量为67.3063%，其中包括8种人体不能合成的必需氨基酸（见表4—4⑤）。

表4—4 不同来源阿胶氨基酸分析（%）

品名	①	②	③	④	⑤
天冬氨酸（Asp）	2.622	5.14	2.012	3.37	2.284 1
*苏氨酸（Thr）	0.8335	1.29	3.637	1.11	1.6237
丝氨酸（Ser）	1.5919	1.25	6.219	2.04	2.7444
谷氨酸（Glu）	4.9115	9.01	0.345	6.27	7.6293
甘氨酸（Gly）	8.1608	21.50	18.211	13.49	12.2513
丙氨酸（Ala）	4.021	8.15	7.032	5.33	6.7188
胱氨酸（Cys）	–	–	0	–	–
*缬氨酸（Val）	1.559	2.31	2.869	1.71	2.0670
*甲硫氨酸（Met）	0.3973	0.62	1.055	0.29	0.1819
*异亮氨酸（Ileu）	0.5175	1.38	1.876	0.87	1.3453
*亮氨酸（Leu）	1.4744	3.45	2.801	0.19	2.7452
酪氨酸（Tyr）	0.3539	0	0.797	0.46	微量
*苯丙氨酸（Phe）	0.9591	2.44	1.738	1.35	1.8022
*赖氨酸（Lys）	2.1729	3.42	3.137	2.42	3.0933
氨	0.3898	–	0.715	0.28	1.4820
组氨酸（His）	0.347	0.88	0.623	0.53	0.7614
精氨酸（Arg）	4.1745	6.76	7.121	4.54	7.6283
脯氨酸（Pro）	6.8497	11.19	10.877	7.43	12.1371
*色氨酸（Try）	定性测含		未测		显峰
羟脯氨酸（Hyp）	定性测含		–		显峰
氨基酸总量	41.3359	78.76	71.075	51.94	67.3063
必需氨基酸总含量	7.9137	14.91	17.133	7.94	13.6698
含氮量	15.84	未测	未测	13.58	14.19
蛋白质	98.84			84.88	88.69

*为必需氨基酸。

徐康森等对纯驴、猪、黄牛和水牛皮胶的氨基酸成分用Waters PICO·TAGTM系统进行对比研究。结果四种胶均含有18种氨基酸，其中必需氨基酸有8种。如按化学结构分类，可分为脂肪族（Ⅰ）、芳香族（Ⅱ）、含硫（Ⅲ）、羟基（Ⅳ）、碱性类（Ⅴ）、酸性类（Ⅵ）及亚氨基酸（Ⅶ）7类。结果表明，阿胶的Ⅱ、Ⅲ、Ⅳ、Ⅴ类氨基酸含量明显占优势。而Ⅵ、Ⅶ类氨基酸含量略低于其他皮胶，Ⅰ类氨基酸与其他皮胶含量差异不大（见表4—5、表4—6）。

表4—5 阿胶以侧链基团分类的可信度与变异系数

侧链基团类别	可信限	CV（%）	侧链基团类别	可信限	CV（%）
Ⅰ / 总氨基酸	41.94 ± 1.72	3.92	Ⅴ / 总氨基酸	16.04 ± 0.22	1.32
Ⅱ / 总氨基酸	6.24 ± 0.25	3.88	Ⅵ / 总氨基酸	14.72 ± 0.20	1.31
Ⅲ / 总氨基酸	3.34 ± 0.21	5.86	Ⅶ / 总氨基酸	12.63 ± 0.21	1.55
Ⅳ / 总氨基酸	7.04 ± 0.09	1.24			

注：Ⅰ. Cly, Ala, Leu, Ile; Ⅱ. Ser, Thr; Ⅲ. His, Lys, Arg; Ⅳ. Asp, Glu; Ⅴ. Cys, Met; Ⅵ. Phe,（Jyr）; Ⅶ. Pro。

表4—6 阿胶的氨基酸（aa）成分按医药上的用途分类结果

氨基酸的类别	含量（%）	作用与用途
Arg/ 总 aa	8.88	解氨毒
Glu/ 总 aa	10.20	解氨毒、消化道溃疡
Met/ 总 aa	2.70	抗脂肝、解毒
Cyt/ 总 aa	0.64	抗脂肝、解毒
His/ 总 aa	1.94	消化道溃疡、贫血、心绞痛、风湿性关节炎
Lys/ 总 aa	5.20	促进生长使儿童增加身高体重、促进钙吸收
Gly/ 总 aa	21.14	中和胃酸过多
* 必需 aa/ 总 aa	28.88	外伤、烧伤、大手术后营养补给、急救
必需 aa/ 非必需 aa	40.76	外伤、烧伤、大手术后营养补给、急救
** 半必需 aa/ 总 aa	12.40	外伤、烧伤、大手术后营养补给、急救
*** 支链 aa/ 总 aa	12.64	慢肝、肝功能临床诊断指标
支链 aa/ 芳香族 aa	2.03	慢肝、肝功能临床诊断指标

*Lys, Try, Phe, Me, Thr, Leu, I leu, Val; **Cys, Tyr, Agr, His; ***Va, Leu, I leu。

从表4—4、表4—5和表4—6中看出，由于阿胶样品的来源不同，分析方法、操作人员等因素的影响，分析所得的氨基酸数量、含量有差异，故表中所列氨基酸分析结果只供研究者参考，不作为阿胶的质量控制标准。阿胶中氨基酸数量、含量有待于进一步的研究。

（二）微量元素分析

采用发射光谱法和原子吸收法等测定阿胶中的微量元素。经微量元素分析可知，阿胶中含有27种微量元素，主要是K、Be、Nb、Na、Ce、Ni、Al、Co、Sc、Fe、Cr、Sr、Mg、Cu、Th、Ca、Ga、Tl、Zn、La、V、P、Li、Y、Ba、Mn、Yb，其中必需微量元素有Fe、Zn、Cu、Mn、Co、Cr、Ni、Vr、Sr9种。目前国际公认的必需微量元素为16种。尤其是铁、铜、锌、锰、锶等微量元素含量丰富。又如Li的含量也极高，常量元素钠、镁、钙、钾等均有，有害元素未检出。

陈定一等对山东阿胶、宁夏阿胶、张家口阿胶、北京阿胶等进行了21种微量元素分析测定。精密称取样品0.5克于25毫升消化管中，先后依次加入3毫升浓硫酸、3毫升浓硝酸及1毫升高氯酸。在电热石墨消化炉上先进行低温消化（恒温60℃），待黄烟冒尽后升至80℃直至呈棕黄色澄明液，然后转移至50毫升容量瓶并定容，上机分析。结果四种阿胶中均含有20种微量元素（见表4—7①）。

刘良初对新疆阿胶、北京阿胶、山东阿胶采用发射光谱法和原子吸收光谱法（仪器：日立170—50型原子吸收光谱仪）进行了17种微量元素测定。发射光谱和原子光谱法样品制备：取阿胶粉末适量，按药典法制成灰分，供发射光谱法测定；另取灰分约10毫克，加稀盐酸5毫升，溶解，加水稀释过滤，滤液再稀释成约1微克/毫升，供原子吸收测定。结果山东阿胶中含有14种微量元素（见表4—7②）。

孟正木等采用容量法、火焰法、原子吸收光谱法对山东阿胶、新疆鹿角胶进行了14种微量元素测定，结果两种胶中均含有14种微量元素（见表4—7③）。

表4—7　不同来源阿胶中微量元素分析结果汇总表

元素名称	①	②	③
Fe（%）	0.02	8.5×10	1.5
Ca（%）	0.13	0.08	1.25
Mg（%）	0.04	0.12	0.36
K（%）	0.03	0.035	0.07
Na（%）	0.08	0.35	0.26
Ti（%）	0.01	—	0.05
Mn（%）	0.01	0.01—0.03	0.015
P（%）	0.02	—	—
Al（%）	—	<0.01	0.4
Ba（mg/L）	5.12	—	<0.01
Cd（mg/L）	0	—	—
Co（mg/L）	0.32	—	—
Cr（mg/L）	0.06	0.01—0.03	—
Cu（mg/L）	4.65	0	0.01
Nb（mg/L）	0.05	—	—
Ni（mg/L）	0.91	—	—
Sr（mg/L）	12.71	0.1—0.3	0.03
V（mg/L）	0.54	—	—
Zn（mg/L）	25.31	0.03—0.1	0.01
La（mg/L）	0.56	—	—
Th（mg/L）	0.21	—	—
Zr（mg/L）	—	—	0.001
Pb（mg/L）	—	0.001—0.003	0.003
Pt（mg/L）	—	0.03—0.1	—
Ag（mg/L）	—	<0.001	—
Mo（mg/L）	—	0.001—0.003	—
Ga（mg/L）	0.09	—	—

杨福安等采用发射光谱法和原子吸收法对阿胶进行了27种微量元素分析。

发射光谱及原子吸收光谱法样品制备：取阿胶粉末适量，按药典法制成灰分，供发射光谱测定；另取灰分约10毫克，加稀盐酸5毫升，溶解，加水稀释过滤，滤液再稀释成约1微克/毫升，供原子吸收测定。经微量元素分析，阿胶内含有27种微量元素（见表4—8）。

表4—8 阿胶中微量元素分析结果一览表

名称	含量	名称	含量	名称	含量
K_2O（%）	5.11	Be	0.23	Nb	38.84
Na_2O（%）	17.01	Ce	35.98	Ni	54.81
Al_2O_3（%）	2.25	Co	11.89	Sc	3.56
Fe_2O_3（%）	0.94	Cr	61.80	Sr	636.32
MgO（%）	6.25	Cu	1336.67	Th	19.65
CaO（%）	26.87	Ga	35.59	Tl	144.78
Zn	1718.73	La	18.84	V	30.26
P	41533.27	Li	748.61	Y	18.78
Ba	222.53	Mn	283.78	Yb	5.3

注：此结果只对样品负责，仅供参考。

从表4—7、表4—8中看出，由于阿胶样品的来源不同，分析方法、操作人员等因素的影响，分析所得的微量元素的种类、含量有差异，故表中所列微量元素分析结果只供研究者参考，不作为阿胶的质量控制标准。阿胶中微量元素的种类、含量有待于进一步的研究。

（三）活性成分分析

透明质酸（HA）、硫酸皮肤素（DS）也可能成为阿胶的有效成分。

最近，有关科研单位对阿胶进行了分析，发现阿胶中有一种叫含糖胺聚糖类—硫酸皮肤素（dermatan sulfate）的成分，这种成分在国际上已有出售，价格昂贵，主要用于治疗心血管疾病。

硫酸皮肤素的测定：按1 ：7（W/V）加0.4摩醋酸钾溶液（pH 7.8）混匀，加链酶菌蛋白酶（相当于底物量1%—2%），50℃水解4小时，加前量之半的酶保温过夜，离心，取上清液0.1毫升加水稀释至1.0毫升，加染料天青工试液（50微克/毫升）1毫升，以岛津紫外—260型分光光度计536纳米测吸收度，以标准品配制标准液，绘标准曲线，由标准曲线计算含量。经研究发现，驴皮中含有这种成分较高，在2—4毫克/100克，但受工艺及生产条件的影响，非常易被破坏。我们曾经对几家阿胶厂生产的阿胶进行研究分析，发现该成分的含量在1—4毫克/100克不等。

另外，在此项研究的同时，还发现阿胶中含有一种叫多糖的活性成分，这种成分名称尚未确认。

第四节　阿胶的贮藏保管

阿胶是我国最早的传统中药之一，药用历史已有两千五百多年，主产山东省，以我国南方地区习用。古代贮存以日久者入药为佳，故又称陈阿胶。在贮存养护方面，我们的祖先积累了丰富的经验，目前山东省平阴县东阿镇仍保存有一百六十余年前当地邓氏树德堂制胶作坊所产的福牌阿胶，除表面有裂纹外，质量仍佳。

一、阿胶的变异现象

阿胶是马科动物驴的皮，经煎熬浓缩制成的胶块制剂，主要成分是蛋白质及其水解产物氨基酸。阿胶质量与原料、操作工艺等有直接的关系，但在贮存保管过程中，如果贮存、养护不当，也可引起变异现象，常见的变异现象主要有变软溶化、变色发臭、霉变、粘连、碎裂等。

（一）变软溶化及粘连

粘连是指胶块与胶块或包装材料粘连在一起，常因贮存房间的温度过高或湿度过大、包装不严等原因所致。此现象是阿胶贮存过程中发生的主要变异现象。

根据实验，阿胶的含水量超过21%，贮存温度在25℃以上即开始生霉。可见阿胶的安全含水量应控制在20%以内。含水量18%的阿胶，在温度35℃、相对湿度84%，既不增加水分，也不减少水分，且不生霉。证明其临界安全湿度为84%。阿胶长期贮存在35℃、相对湿度81%的空气中，含水量会降至16%左右；贮存温度在35℃、相对湿度75%的空气中，含水量会降至14%以内。故阿胶也不宜贮放在过于干燥的环境中，以防水分散失，胶片脆裂而影响质量。实验表明，阿胶的含水量应控制在16%—18%，适宜的相对湿度为80%—84%。如含水量和相对湿度均在安全范围内，夏季温度对阿胶的贮存保管影响不大。

（二）生霉及变色变臭

生霉：氨基酸为霉菌的一种良好的营养成分。当阿胶表面染有霉菌孢子后，在温度、湿度适宜的情况下，胶块表面便形成了一个天然的霉菌培养基，促使孢子迅速生长，便出现了白色、形状不一的菌丝，发生霉变。

变色变臭：在贮存过程中，胶块发生霉变、颜色变暗、味道变臭等现象，病人服用后引起恶心、呕吐等不适感，甚至发生过敏反应。这主要是因为阿胶吸湿后，动物蛋白在霉菌及酶的作用下，腐败分解而产生游离氨或挥发性碱性低链羟胺、芳香胺等碱性含氮物质，这些物质都有臭味，故引起阿胶发臭，此种阿胶已不能药用。

（三）裂纹或破碎

在胶块表面产生裂纹现象，有的轻触就会破碎。这主要是阿胶的贮存空间过于干燥或贮存过程中风吹，阿胶含水量偏低等原因所致。当阿胶的含水量低于10％时，胶块即有碎裂现象，甚至破碎。

二、阿胶的保管养护

在阿胶贮存过程中引起变质的因素很多，若采用相应的控制温度、湿度、防止风吹、防霉等综合性的养护措施，创造适宜的贮存条件，阿胶比较好保管。

（一）阿胶的在库养护

加强库房管理：贮存库房应具有阴凉、避风的措施，并保持仓库周围温度、湿度适宜。库内地板、墙壁应定期进行灭菌消毒。胶箱应贮存于货架上，不要直接放在地上以免受潮。

加强监督检查：阿胶在入库前或贮存过程中要定期或不定期地进行库房检查，如包装情况，库内温度、湿度及透风的情况等，发现问题及时处理。

防止风吹日晒：阿胶的贮存库房应避免风吹日晒，特别是春、秋季节，更应防止风吹日晒。

控制适当的温度：阿胶的贮存库房温度不宜过高，尤其是在夏季及库房湿度较大的情况下，更应该注意。一般库房温度应控制在20℃以下为宜。贮存阿胶的库房应在门窗上挂上竹帘，以防阳光照射。当温度过高时，可适当通风降温，或空调降温。

控制适当的湿度：控制湿度是防止阿胶软化、粘连、霉败变质的主要措施。如果库内湿度过高，可适当通风降湿，亦可将石灰等干燥剂放在房间四周，以降低湿度。库房干燥后，应立即将干燥剂撤去。或空调除湿。

（二）变异产品的处理

包装：阿胶的包装生产一般应在D级洁净区洁净条件下操作，将小块用药用复合膜或PVC铝箔包严，或将块与块之间隔离，然后装入适宜的盒内，密封。使用过程中消费者在服用阿胶时，一盒阿胶如一次服用不完，应继续密封保存。

对霉菌胶块的处理：阿胶在包装入库前都要进行灭菌处理，保存得当，阿胶一般不会生霉。如果保管不当，一旦生霉，则不能药用。

对变软或粘连胶块的处理：先将粘连的胶块掰开，把变软或掰开的胶块放置于竹帘子床上，晾干（水分在15%以下），再用灭菌过的粗布擦至光滑，灭菌包装。

对裂纹胶块的处理：裂纹胶块采取相应的吸潮方法，并排除导致水分降低的因素后，可防止胶块的继续破碎。

在阿胶贮存过程中，若胶块发生变软、粘连、破碎等现象，经处理后尚可继续使用，因为，此时胶块只是发生了物理变化，尚未发生质的变化。若胶块发生严重的变质现象时，则不能药用，例如胶块变色发臭等，此时阿胶的内在质量已经变化，其内已产生了对人体有害的物质。

（三）阿胶的贮藏方法

阿胶的贮藏包括生产经营企业的贮藏、使用过程中的贮藏。阿胶的生产经营企业，均应建立符合GMP、GSP要求的阴凉库贮藏阿胶，如阿胶的法定贮藏；阿胶在使用过程中的贮藏则以如何保管好阿胶为原则，如阿胶的夏季贮存、石灰缸内贮阿胶、阿胶的谷糠保管、阿胶的隔离保管等。

阿胶的夏季贮存：为了解决阿胶在30℃以上高温天气（夏季）的贮存问题，在夏季可将阿胶贮存于电冰箱的冷藏室中，温度保持在5℃左右，保持阿胶的原包装不动，配方时拆一包用一包，需要即取。其他季节只要贮存在阴凉处，就可保证阿胶的原有特点，保持其包装原型，既便于保管，又方便调剂（江西省宜春市中医院）。

石灰缸内贮阿胶：将阿胶包妥装于盒内，或原包装不动，置阴凉干燥处。夏季可存放于石灰缸中；亦可立放或平放于密封箱内，层层架起（上海《中药材保管技术》）。

阿胶的谷糠保管：阿胶放在石灰缸或瓮内，虽然干燥，但容易碎裂。将其用油纸包好，埋在放有充分晒干了的谷糠容器内密封保管，效果很好（上海喜定县医药商店）。

阿胶与蒲黄炭同贮：以阿胶重量10%比例的干燥蒲黄炭先在贮存容器底面铺一薄层（约3毫米），然后将阿胶块平铺于蒲黄炭上，胶块间隔3毫米左右。依次交叉排放。所强调的是，蒲黄炭必须干燥，如一旦发现蒲黄炭已经吸湿，就应及时更换。这样，在夏季自然高温下，完全可以避免阿胶的溶化、粘连、发霉等变异现象（江苏省高邮县医药公司）。

阿胶的隔离保管：做一个大小适宜的木箱，其内壁（包括箱盖）钉一层无毒厚塑料膜，薄膜上再钉一层1寸厚的棉垫。将阿胶置于箱内，加盖封闭（安徽省怀宁县人民医院）。

三、阿胶的库存要求

（一）库房设施要求

《中华人民共和国药典》（2005年版一部）阿胶“贮存”项下规定：“密闭，置阴凉干燥处。”按药典的术语解释，“密闭：系指将容器密闭，以防止尘土及异物进入。”“阴凉处：系指不超过20℃。”为此阿胶生产的库房应满足如下要求。

库房应满足生产的需要。库房建设应符合GMP要求并与生产规模相适应，便于存放取样及防止交叉污染并杜绝差错。一般应设有驴皮原料库、辅料库、包装材料库、标签库等，其中，固体库与液体库要分开，常温库（温度不超过30℃）与阴凉库（温度不超过20℃）要分开，如需要还应设有危险品库。各种物料及产品均应按贮存条件的要求进行贮存保管。

库区布局要合理。一般应设有收料区、发料区、合格区、不合格区、待验区、退货区等。不合格的产品应专库或专区存放，有易于识别的明显标志，并按有关规定及时处理。仓库宜设取样室或取样车，其空气洁净度级别与生产要求一致。

库房要保持清洁和干燥，有照明、通风、温度和湿度监测控制的设施。一般阿胶保管仓库温度应控制在20℃以下，相对湿度在65%—75%。

仓库应设有五防设施：即库房应有防虫、防鼠、防盗、防火、防潮或防霉等措施。仓库门口应设防虫灯、挡鼠板等；窗户、排风扇应装铁纱网，预防小动物爬（飞）入库。仓库内应设电子猫、粘鼠胶、鼠笼等防鼠措施。仓库内应设置防火、防盗、防水淹设施，宜采用防爆灯。按照国家有关消防技术规范，设有醒目的防火安全标志，设置消防设施，做到安全有效，严禁火种入库及在库区内动用明火。仓库必须按有关要求设计安装防雷装置，并定期检测，保证有效。

产品应码垛存放。产品入库后应按批号码垛存放。码放时，离地应不少于10厘米，离墙应不少于50厘米，货行间距离不少于100厘米，离梁、离柱不少于30厘米，主要通道宽度应不少于200厘米，散热器、供热管道与货垛距离不少于30厘米，照明灯具垂直下方不准堆放物料及产品，垂直下方与物料垛的水平间距不少于50厘米，照明设施及开关应有防爆性能。

库房内有明显的状态标志。库房内各种设施、器具、物料上均应有明显的状态标志。待验标志为黄色，其中印有“待验”字样；检验合格标志为绿色，其中印有“合格”字样；不合格标志为红色，其中印有“不合格”字样；待销毁标志为蓝色（或黄绿色以外其他颜色），其中印有“销毁”字样；抽检样品标志为白色，其中印有“取样证”的字样；更换包装标志为白色，其中印有“换包装”的字样；仓库内所有计量器具均应贴有计量鉴定《合格证》，并标明有效日期。

仓库保管员应进行专业培训，持证上岗，并加强阿胶在库的管理。

（二）库房养护管理

管理制度：各阿胶生产企业应推行药品生产质量管理规范（GMP），实施 GMP 认证；各经营企业应按药品经营质量管理规范（GSP），实施 GSP 认证。为此各企业都应按 GMP、GSP 要求制定一系列的 GMP、CSP 文件，加强库房的管理，确保阿胶的质量。

调节温湿度设施：阴凉库用制冷机组或空调机、空调柜，常温库用排风设施、抽湿机。温湿度监控及调节措施：阴凉库主要依靠调节制冷设施或空调设施的开、停来调节温湿度，常温库通过开关窗户、开排风扇、开抽湿机、拖地或在库内四周加生石灰等措施来调节湿度。每天两次记录库房温湿度。

第五章 阿胶的药理作用

阿胶是一传统中药，具有神奇的疗效和广泛的临床应用，药用历史两千五百余年，但药理研究却进展缓慢。近几十年来，随着科学技术的日益发展及中医药研究的进一步深入，阿胶药理作用的研究已取得了可喜的成果。药理试验表明，阿胶具有升高红细胞和血红蛋白量的作用，可促进造血功能；能升高白细胞、升高血小板、升高血氧含量；有扩张微血管，扩大血容量，降低全血黏度和降低血管壁通透性的作用；能增加血清钙的含量，改善人体内钙的平衡，使低钙血症趋于正常；并有止血、抗疲劳、抗休克、抗辐射、抗肌萎、耐寒冷、提高机体免疫功能、滋阴补肾、强筋健骨、利尿消肿等作用。

第一节　阿胶的药理试验

一、对造血系统的影响

（一）阿胶对造血系统的作用

用放血法，使犬血红蛋白含量由15.6克/100毫升降到9.16克/100毫升，红细胞总数由6.6×10^{12}/升降到3.3×10^{12}/升。

随后每犬分期轮流接受三种实验条件（不给药对照期、铁剂治疗期、阿胶治疗期），并观察各犬在不同给药时期中，血红蛋白及红细胞的增长速度。5只犬每日平均增长数，对照期比阿胶治疗期，血红蛋白为0.29克/100毫升比0.48克/100毫升，红细胞为9.02×10^{10}/升比3.23×10^{11}/升，结果证明，阿胶具有强大的补血作用，疗效优于铁制剂。

（二）阿胶对家兔放血致贫血的影响

方法：取体重2—2.5千克的家兔16只，分别测定Hb、RBC、WBC并分类，然后用放血法造成失血性贫血，随机分成2组。甲组灌阿胶溶液3克/千克，乙组灌生理盐水，连续9天。于末次给药1小时后，分别测定血象。结果见表5—1。

表5—1　阿胶对家兔放血致贫血的影响

组别	剂量（g/kg）	动物数（只）	Hb*	P值	RBC*	P值	WBC*	P值	血小板*	P值
生理盐水	10ml	8	5.1	<0.001	95	<0.001	2 680	<0.05	2	<0.05
阿胶溶液	3	8	0.06	>0.05	2	>0.05	240	>0.05	0.14	>0.05

*Hb、RBC、WBC、血小板治疗前后差数的均数。

结果表明，阿胶溶液组对失血性贫血的家兔有升高Hb、RBC、WBC的作用，治疗前后差数的均数没有显著性差异（$P>0.05$）。生理盐水组对失血性贫血的家兔没有升高Hb、RBC、WBC的作用，治疗前后差数的均数有非常显著性差异（$P<0.001$）。说明阿胶溶液口服有治疗失血性贫血的作用，而生理盐水组则无此作用。

（三）阿胶对小鼠辐射致贫血的影响

方法：取体重20—24克小鼠20只，一次全身照射^{60}Co γ 射线700伦，随机分成2组。甲组灌阿胶溶液0.3毫升/10克，乙组灌生理盐水 0.3毫升/10

克，连续9天。于给药后第二天，每只小鼠腹腔注射0.2毫升苯肼（60毫克/千克）。末次给药1小时后，自小鼠眼内取血，分别测定Hb、RBC及RBC压积。结果见表5—2。

表5—2　阿胶溶液对$^{60}Co\ \gamma$射线照射小鼠后贫血模型的影响

组别	剂量（ml/10g）	动物数（只）	Hb*	P值	RBC*	P值	RBC压积*	P值
生理盐水	0.3	10	6.1 ± 0.99		302 ± 48.17		21.0 ± 1.0	
阿胶溶液	0.3	10	8.02 ± 0.71	<0.001	312 ± 16.43	>0.05	31.8 ± 1.64	<0.001

*Hb、RBC、RBC压积为治疗前后差数的均数。

结果表明，阿胶溶液口服后，可升高小鼠的Hb、RBC压积，与生理盐水组比较有非常显著性差异（$P<0.001$）。RBC没有变化是贫血后大量幼稚小RBC生成的结果，与临床贫血病人的结果相一致。

（四）阿胶对小鼠血红蛋白含量的影响

取小白鼠分为2组，给药组每天灌胃20%阿胶溶液0.5毫升/只，对照组每天灌胃等量的蒸馏水，连续给药11天。尾静脉采血，用白细胞吸血管吸血至0.5处，吹入2毫升蒸馏水中使溶血，立即在721—100型分光光度计540纳米处测OD值，结果见表5—3。

表5—3　阿胶对小鼠血红蛋白含量的影响

组别	剂量（ml/只）	动物数（只）	OD值	P
对照组	0.5	12	0.384 ± 0.032 3	
阿胶组	0.5	12	0.422 ± 0.043 4	<0.05

结果表明，阿胶有明显增加血红蛋白含量的作用。

二、对血凝时间的影响

（一）阿胶对家兔凝血时间的影响

方法：取体重2—2.5千克家兔16只，随机分为2组。甲组灌阿胶溶液3克/千克，乙组灌生理盐水10毫升/千克，连续5天。于末次给药1小时后进行以下工作：将家兔耳静脉上的毛拔净，安静后用针刺破耳静脉，用棉球拭去第一滴血，以清洁的载玻片接取流出的血液1滴，直径5—10毫米，立即开始计时，用大头针不断挑动血液，至出现纤维蛋白丝为止，自血液流出至出现纤维蛋白丝的时间为凝血时间（玻片法）。另取内径8毫米的试管2只，并编号。将家兔置于固定箱内，用干燥注射器由耳缘静脉取血，自血液进入注射器始计时，采血2毫升，除去针头，将血液沿试管壁缓慢注入试管中，每管1毫升，然后将试管放入37℃水浴中，3分钟后，每隔半分钟将第一管倾斜一次，直至将试管倒置血液不动为止。再用同样的方法观察第二试管，如第二管已凝固，即以第二管的凝固时间为凝血时间。结果见表5—4。

表5—4　阿胶对家兔凝血时间的影响（X ± SD）

组别	剂量（g/kg）	动物数（只）	凝血时间			
			玻片法	P值	试管法	P值
生理盐水	10ml	8	4.5 ± 0.35		5.5 ± 0.35	
阿胶溶液	3	8	2.0 ± 0.35	＜0.001	3.0 ± 0.35	＜0.001

结果表明，无论是采用玻片法或试管法测定，阿胶溶液口服给药均能促进家兔的凝血过程，显示有缩短凝血时间的作用。与生理盐水组比较有非常显著性差异（P ＜0.001）。

（二）阿胶对动物犬凝血时间的影响

犬口服阿胶可使血清钙增加10%以上，血凝时间无变化，而给动物注射5%灭菌阿胶溶液，能使血流凝固性增加，血清黏滞性不变。

三、对血管通透性的影响

（一）阿胶对油酸造成肺损伤的保护作用

1．方法

取大白兔，体重2.43千克 ± 0.367千克，雌雄不拘。注射油酸前1小时，给对照组灌温自来水10.8毫升 / 千克，治疗组灌40%阿胶溶液15毫升 / 千克（即含水量同对照组，内加阿胶6克）。油酸剂量为0.075毫升 / 千克。

肺微循环观察：连续5小时。

肺形态学观察：注入油酸5小时后，处死动物取肺，大体检查，并制片，观察水肿、出血和白细胞浸润情况，各分为5级，计算每一级视野占总视野数的百分数，再用秩和检验法求对照组与治疗组的差数。

2．结果

肺微循环变化：对照组观察7只。注入油酸后，立即见肺小动脉和微动脉有短暂收缩，一般持续10—15分钟，以后微动脉和毛细血管转向扩张充血，间质增厚。注入油酸30—60分钟，肺泡及肺间质内开始出现乳白色斑点，以后斑点融合成索状或片块状。肺泡内的斑块呈圆球状，肺间质的斑块则不规则，肺泡大小不均匀。间质水肿附近的肺泡大多萎缩。治疗组观察9只。灌入阿胶后30分钟，即见微静脉、微动脉及毛细血管有轻度扩张，血管更为清晰。注入油酸后，一开始仅见肺小动脉及微动脉轻度收缩，而毛细血管仍处于扩张状态。其中7只兔注入油酸30分钟左右，肺泡内开始出现乳白色斑点状渗出物。在以后2—5小时内，其中5只此斑点仅轻度扩大，没有形成大的斑块；有2只在注入油酸2小时后，肺泡间质及肺泡内见有渗出物融合增大的乳白色斑块。还有2只在注入油酸后，仅见毛细血管扩张充血，始终未见有白色斑点渗出。

肺病理变化：大体观察，对照组所有实验兔肺下叶均有不同程度的充血水肿，上叶与中叶则变化不一致，7只中有3只全肺均见严重斑点状出血。治疗组9只中，7只两肺均见充血，而水肿程度不等。2只两肺仅见充血，而未见水肿。组织学变化，差异非常显著（表5—6）。肺系数均数之比较，两组差异非常显著（见表5—5）。

结果表明，阿胶溶液组对油酸造成的肺损伤有保护作用。治疗组与生理盐水组比较差异非常显著。

表5—5　对照组与治疗组肺系数比较

组别	动物数	体重均数（g）	肺重均数（g）	肺病系数（按肺重/100g体重计）	P值
对照组	7	2351.25 ± 585.31	20.0125 ± 3.808	0.872 ± 0.138	< 0.01
治疗组	9	2342.50 ± 398.77	14.40 ± 3.803	0.617 ± 0.133	

表5—6　对照组与治疗组病理变化分级（视野数）比较

组别		对照组（7只）		治疗组（9只）	
观察项目		视野数合计	占总数百分比	视野数合计	占总数百分比
肺水肿等级	0	13	3.09	47	9.79
	1	109	25.95	231	48.13
	2	130	30.95	104	21.67
	3	112	26.67	74	15.42
	4	56	13.33	24	5.00
	小计	420	100	480	100
肺出血等级	0	109	25.95	263	54.79
	1	203	48.33	176	36.67
	2	86	20.48	35	7.29
	3	20	4.76	6	1.25
	4	2	0.48	0	0
	小计	420	100	480	100
肺内白细胞浸润等级	0	0	0	12	2.5
	1	240	57.14	317	66.04
	2	125	29.76	107	22.29
	3	29	6.9	25	5.2
	4	26	6.19	19	3.96
	小计	420	100	480	100

（二）阿胶对兔耳烫伤后血管通透性的影响

方法：取日本种大耳兔，体重2.72千克 ±0.265千克，雌雄兼用，分成2组，灌温水或药液的剂量方法同法（一），除烫伤前1小时灌胃一次外，再于烫伤后1小时重复原方法一次。

由右耳静脉注入0.5%T_{1824}0.25毫升/千克。将右耳浸入75℃热水中，从耳尖至耳枢正中线8厘米处烫10秒钟，观察耳烫伤后6小时内的变化。再在耳根部用0.5%普鲁卡因浸润麻醉，沿耳根烫伤边缘用肠钳夹住，沿钳缘将左、右耳割下，放入事先准备好的瓷碗内，称重。计算右耳比左耳增加的百分数，即[（右－左）/左]×100%。另取两耳耳组织各一块（1.5厘米 ×1厘米），分别放入蒸发皿内，剪碎，称湿重，烘干（80℃，72小时），再称干重。求干湿比值。

结果：兔耳烫伤后15分钟，可见烫伤局部充血，1小时后出现不同程度的水肿及皮肤蓝染。2小时左右部分兔耳廓见有水泡形成。烫伤后6小时均有大水泡形成，蓝染明显。未烫伤耳肉眼观察无明显变化。两组动物烫伤耳肉眼观察未见差异。

耳重、湿重/干重比值和T1824含量测定见表5—7。

表5—7　对照组与治疗组兔耳重量、湿重/干重比值和T1824含量变化（X±SD）的比较

组别	动物数	耳重（g）			湿重/干重比值		T_{1824}含量（μg/g 干重）	
		右耳（烫伤）	左耳（未烫伤）	右耳比左耳重量增加百分数	右耳	左耳	右耳	左耳
对照组	14	26.740 ±7.40	7.86 ±1.39	249.53 ±59.14	7.81 ±1.06	3.21 ±0.675	183.50 ±80.90	55.06 ±20.513
治疗组	10	22.23 ±2.81	7.68 ±1.15	193.60 ±47.62*	6.76 ±1.12*	2.75 ±0.75	105.44 ±37.97*	42.78 ±29.65

与对照组比：*P<0.05。

结果表明，给药组水肿增重明显低于对照组。说明阿胶对兔烫伤后的血管通透性有改善，有升高血小板、防止烫伤性“渗漏”的功能。

（三）兔胃灌注阿胶后球结膜微循环、血液流变性、凝固性、血小板计数的变化

方法：取大耳兔，雌雄兼用，第一批不麻醉，体重2.48千克 ± 0.146千克，进行前半部分实验，得出灌阿胶后第1、3小时血液流变性改变，灌阿胶后1、3小时血液凝固性改变（动物不用麻醉）的结果。第二批用20% 乌拉坦6毫升 / 千克全麻，体重1.92千克 ± 0.242千克，进行后半部分实验，得出对照组、实验组3小时前后血小板计数、KPTT、血浆纤维蛋白原含量（动物全身麻）的结果。空白对照组动脉放血后，两组灌胃方法同前。

球结膜微循环变化：对照组4只均未见明显变化。实验组9只中有4只在30分钟后，毛细血管血流开始微缓，从线流变为线粒流。60分钟后，微动脉、微静脉皆扩张，3小时微静脉扩张明显，血流仍保持微缓。

血液流变性变化：对照组4只变化不明显。实验组灌药后第1、3小时各与用药前相比，血细胞压积和全血黏度皆下降，并有显著性意义，红细胞电泳时间大多趋向缩短（见表5—8）。

血液凝固性变化：除了凝血酶原时间变化不显著外，其余3项实验结果皆有统计学意义（见表5—9、5—10）。

结果表明，家兔灌胃阿胶液，可使微静脉扩张，血细胞压积和全血黏度皆下降，并有显著意义（$P<0.01$），而对照组均无明显变化，提示阿胶有扩容作用。实验还发现，阿胶能缩短家兔凝血时间，升高血小板数，降低血浆纤维蛋白原含量，提示有止血功能，有利于限制肺出血灶的扩展，起到防渗漏的作用。

分析讨论：油酸肺是化学性急性损害的结果，最后必然导致肺水肿、炎症浸润出血，病损应是极其严重的。治疗组病变明显

表5—8　灌阿胶后1、3小时血液流变性改变

时间平均数 ±SD	动物数	血细胞压积（%）			全血比黏度（比）			血浆比黏度（比）			红细胞电泳时间（秒）		
		药前	药后	前后差	药前	药后	前后差	药前	药后	前后差	药前	药后	前后差
1小时平均数 ±SD	7	45	42	−2.178	5.56	4.85	−0.71	1.73	1.64	−0.08	38.08	37.44	−0.67
		±4.47	±4.07	±1.3*	±1.17	±0.89	±0.59*	±0.17	±0.1	±0.11	±0.29	±0.40	±3.36
3小时平均数 ±SD	8	43.2	40.3	−2.87	5.56	5.07	−0.73	1.87	1.72	−0.19	38.75	36.06	−2.69
		2.65	±2.50	±2.10*	0.90	±0.90	±0.34*	±0.10	±0.1	±0.10	±4.26	±2.91	±1.36

*P＜0.01，**P＜0.001。

表5—9　灌阿胶后1、3小时血液凝固性改变（动物不用麻药）

时间平均数 ±SD	纤维蛋白原（%）				凝血酶原时间（秒）				部分凝血活酶时间（秒）			
	动物数	药前	药后	药后差	动物数	药前	药后	药后差	动物数	药前	药后	药后差
1小时平均数 ±SD	7	445.12	400.50	−44.78	7	14.35	15.36	0.70	6	44.98	37.67	−6.65
		±250.3	±272.19	±47.29*		±2.76	±4.85	±5.22		±8.62	±12.30	±12.00
3小时平均数 ±SD					7	13.33	12.37	−0.56				
						±1.68	±2.75	±2.32				

*0.05＞P＞0.01

表5—10　对照组、实验组3小时前后血小板计数、KPTT、血浆纤维蛋白原含量比较（动物全身麻醉）

组别	血小板数（/mm³）						KPTT（秒）						血浆纤维蛋白原含量（%）					
	1	2	3	4	5	6	1	2	3	4	5	6	1	2	3	4	5	6
对照组	13	20.3	17.5	−2.82	*	**	13	29.61	33.2	3.77	*	***	12	234.8	203.8	−40		**
		±4.53	±4.24	±6.24				±6.14	±4.27	±7.73				±92.8	±90.13	±23.67		
实验组	13	23.85	25.6	1.78	*		14	32.7	28.7	−3.86	**		14	270.0	186.9	−83.16	***	
		±4.12	±3.43	±3.08				±4.70	±6.0	±5.48				±59.82	±59.81	±50.42		

*P＞0.05，**0.05＞P＞0.01，***P＜0.01。

注：1.动物数。2.灌水前数据或灌药前数据。3.灌水后数据或灌药后数据。4.前与后自身对照之差数。5.自身对照之P值。6.两组自身对照差数团体比较之P值，凡差数为负数代表前后是下降或缩短趋势；为正数代表增加或延长趋势。

减轻，疗效令人兴奋。本实验活体肺微循环观察，见治疗组用药后血管网外形更加清晰，此与球结膜微循环观察见血管轻度扩张是一致的，且后者还强调尤以静脉扩张最为明显，这就更增加了压力递减度，当然有利于静脉端血吸收而扩容。血液流变学实验亦提示阿胶有扩容作用。因此，血管扩张伴随扩容，就可与油酸引起的短暂剧烈收缩相抵消，使毛细血管始终避免出现收缩现象，故微血流量减少不显著，器官血液供给始终较对照组好，抗炎能力增强，病变减轻。实验得知，药后3小时RPTT明显缩短，提示该药有止血功效，有利于限制肺出血灶的扩展。还观察到，药后3小时血小板计数明显增加。血小板营养支持和修复血管内皮细胞，又能及时堵塞血管破损裂隙，起到“防渗漏”作用，故使油酸肺间质和肺泡内出现渗出物和乳白色斑块的进程后移，受累范围亦小。

兔耳烫伤是物理性损害的结果。高温直接侵害血管内皮细胞及其周围组织，也同样造成血管通透性增强。在烫伤后以相同剂量重复再灌注一次的方法治疗，取得了与油酸肺疗效类似的预期效果。这种防渗漏的功能，可能还与局部血管周围结缔组织胶原蛋白加固血管以防渗漏的作用有关，尚待进一步探究。

以上3项实验提示，阿胶有扩张静脉和扩容的作用，可抑制因用油酸后毛细血管收缩和减少微血流量，对油酸造成的肺损伤有保护作用，改善器官的血液供给，抗炎力增强，减轻病变。能增加血小板止血功能，有利于限制肺出血灶的扩展，起到防渗漏的作用。

四、对细胞免疫功能的影响

（一）阿胶对正常小鼠细胞免疫功能的影响

1．材料与方法

动物分组及给药：N1H小鼠，18—22克，雌雄不拘，每批实验取同一性别者，随机分组。阿胶组给药分别口服25%或50%的阿胶液，阿胶剂量2.5克/千克,5.0克/千克，每天1次，连服7天；对照组口服等容量生理盐水；氢化可的松组1—7天口服生理盐水，5—7天每天腹腔注射氢化可的松25毫克/千克。

YAC—1细胞培养及标记：用RPMI 1640培养液培养YAC—1细胞，2—3天传一代。实验用传代24小时的YAC—1细胞离心去上清液后，用培养液0.5毫升悬浮，台酚蓝染色计数，按每10^6个细胞加5—FUdR（1×10^{-3}摩/升）10微升、^{125}IUdR 4微居里，于37℃ 5%的CO_2培养箱中培养2小时，离心洗3次，以除去游离同位素，最后用培养液调细胞数为1×10^5/毫升，此即为标记好的靶细胞，供做NK实验。

小鼠脾细胞悬液的制备：将小鼠拉颈处死，无菌取脾，置盛有PBS缓冲液的无菌平皿中，用脾细胞筛网制成单个细胞悬液，离心后用Tris—NH_4Cl破坏红细胞，用BBS液恢复等渗，再离心弃去上清液2次，最后用R—PMI—1640液调细胞数为2×10^7/毫升。

免疫特异性玫瑰花结形成细胞的测定：所有方法和材料与薛昭华、张训桓之方法相同。

阿胶对氢化可的松所致免疫作用的影响，以脾脏重量为指标。实验1—5天动物分别口服生理盐水和阿胶，5—7天口服氢化可的松25毫克/千克。

肝脾单核吞噬细胞功能测定：采用炭粒廓清法。

NK细胞活性测定：参照Wigzel法略加改进。将标记的YAC 1靶细胞和脾效应细胞悬液各0.1毫升放于培养板同一孔内，同时设自发释放孔和最大释放孔。自发释放孔仅含靶细胞，加培养液至0.2毫升；最大释放孔含靶细胞0.1毫升和1%SPS 0.1毫升。置微型振动器上振动1—2分钟，取上清液0.1毫升，用γ计数仪测得cpm值，按下式计算NK活性。

活性=［实验组cpm值－自发释放cpm］/［最大释放cpm－自发释放cpm］

2．结果

阿胶对脾脏免疫性玫瑰花结形成细胞（IFRC）形成的影响：不同剂量的阿胶口服7日后，用5%SRBC 0.1毫升/10克腹腔免疫注射，5日后测定脾脏中IFPC，结果生理盐水组（n=11）的IFRC为9.6 ± SD 3.7%，阿胶2.5克/千克（n=9）组和阿胶5克/千克组（n=12）的IFRC分别为12.9 ± SD2.6%和14.6 ± SD5.5%。阿胶各剂量组与生理盐水组之间的差异均有显著意义（P<0.05）。

阿胶对氢化可的松免疫抑制作用的影响：1—5天动物分别口服生理盐水和阿胶，5—7天给予氢化可的松25毫克/千克。以脾脏重量为指标进行测定。结果，生理盐水+氢可组（n=18）的脾重为371 ± SD37毫克/100克（体重），阿胶2.5克/千克+氢可组（n=15）和阿胶5.0克/千克+氢可组（n=17）的脾重分别为464 ± SD44毫克/100克（体重）和496 ± SD79毫克/100克（体重）。阿胶各剂量组明显对抗氢化可的松所致的脾脏萎缩（P<0.01）。

阿胶对单核吞噬细胞功能的影响：2.5克/千克和5.0克/千克的阿胶口服7天后，其K值和 α 值均比生理盐水对照组高，而氢化可的松组则低于生理盐水对照组，其差异具有显著性或非常显著性意义，说明阿胶对小鼠肝脾单核细胞功能有促进作用（见表5—11）。

表5—11　阿胶对小鼠单核吞噬细胞功能的影响

组别	动物数	K	α
生理盐水	13	0.037 ± 0.0079	4.93 ± 0.24
阿胶2.5g/kg	12	0.046 ± 0.0065**	5.15 ± 0.38
阿胶5.0g/kg	14	0.651 ± 0.0081**	5.29 ± 0.42*
氢可25mg/kg	11	0.021 ± 0.0017***	4.09 ± 0.29***

与生理盐水组比较：*P<0.05，**P<0.01，***P<0.001（下同）。

阿胶对小鼠NK细胞活性的影响：小鼠连续口服2.5克/千克或5.0克/千克的阿胶7日后，能使NK细胞活性增强，而氢化可的松则使NK活性降低

（见表5—12）。

表5—12　阿胶对小鼠NK细胞活性的影响（X ± SD）

组别	动物数	NK细胞活性（%）	P值
生理盐水	12	18.7 ± 6.2	
阿胶2.5g/kg	9	26.4 ± 4.1	<0.01
阿胶5.0g/kg	11	27.7 ± 5.9	<0.01
氢可25mg/kg	8	10.3 ± 4.1	<0.01

实验表明，阿胶可使脾脏免疫性玫瑰花结形成细胞（IFRC）数量明显高于对照组，但对胸腺重量无明显影响。对氢化可的松免疫抑制有拮抗作用，并可对抗氢化可的松所致脾脏萎缩。炭粒廓清法实验表明，阿胶可提高单核细胞吞噬功能。阿胶可提高正常和给予氢化可的松小鼠NK细胞活性。

3．分析讨论

脾脏T淋巴细胞形成玫瑰花结是测定细胞免疫功能的重要指标之一。阿胶可明显提高玫瑰花结形成百分率，提示其对细胞免疫功能有促进作用。

氢化可的松能引起淋巴组织退化及免疫功能低下，阿胶可对抗氢化可的松所致的脾脏萎缩，再次提示阿胶对细胞免疫有促进作用。

阿胶能增强机体单核细胞功能和脾脏NK细胞功能，提高机体免疫力。这可能是该药作为名贵补益中药的重要理论基础。

（二）阿胶对小鼠免疫器官的影响

取体重18—22克小鼠20只，雌雄各半，随机分为2组。甲组灌阿胶溶液0.3毫升/10克，乙组灌生理盐水0.3毫克/10克，连续给药8天。于给药的第4天和第6天分别腹腔注射环磷酰胺30毫克/千克各1次，第9天处死小鼠，分别称脾脏和胸腺重量（见表5—13）。

表5—13　阿胶对小鼠免疫器官重量的影响（X ± SD）

组别	剂量（ml/10g）	动物数（只）	免疫器官指数			
			胸腺	P值	脾脏	P值
生理盐水	0.3	10	33.7 ± 2.13	>0.05	43.10 ± 2.76	>0.05
阿胶溶液	0.3	10	32.0 ± 4.75		49.50 ± 9.80	

结果表明，阿胶溶液组与生理盐水组比较，阿胶对脾脏有明显的增重作用，对胸腺略有减轻，但均没有显著性差异（P>0.05）。

（三）阿胶对巨噬细胞吞噬功能的影响

取体重18—22克小鼠20只，雌雄各半，随机分为2组。甲组灌阿胶溶液0.2毫升/10克，乙组灌生理盐水0.2毫升/10克，连续7天。于给药的第6天分别腹腔注射牛肉培养基溶液1毫升，末次给药1小时后，分别腹腔注射5%鸡RBC悬液0.5毫升，40分钟后将小鼠处死，剖腹，取腹腔渗出液涂片，瑞—吉氏染色，油镜下计数100个巨噬细胞，以吞噬百分率及吞噬指数表示吞噬功能（见表5—14）。

表5—14　阿胶对小鼠腹腔巨噬细胞吞噬作用（X ± SD）

组别	剂量（ml/10g）	动物数（只）	吞噬百分率（%）	P值	吞噬指数	P值
生理盐水	0.2	10	34.37 ± 3.2	<0.01	0.6 ± 0.04	<0.01
阿胶溶液	0.2	10	65.25 ± 5.12		1.17 ± 0.06	

结果表明，阿胶溶液口服后可明显提高小鼠腹腔巨噬细胞的吞噬能力，与生理盐水组比较有非常显著性差异（P<0.01）。

（四）阿胶对小鼠白细胞数量的影响

取小鼠分为两组，给药组每天灌胃20%阿胶溶液0.5毫升/只，对照组每天灌胃等量的蒸馏水，连续给药11天。尾静脉采血，白细胞计数，结果见表5—15。

表5—15 阿胶对小鼠白细胞数量的影响

组别	剂量（ml/只）	动物数（只）	白细胞数（$\times 10^6$/L）
对照组	0.5	10	7780 ± 1183
阿胶组	0.5	10	8070 ± 3332

结果表明，阿胶有升高小鼠白细胞作用。

以上实验表明，阿胶能使机体免疫性玫瑰花结形成细胞和特异性玫瑰花率明显增加，能对抗氢化可的松所致的脾脏萎缩，对氢化可的松免疫抑制有拮抗作用，能提高单核细胞的吞噬功能，明显提高NK细胞活性，明显提高巨噬细胞的吞噬功能，有促进健康人淋巴细胞转化作用。对脾脏有明显的增重作用。提示阿胶具有提高机体免疫功能的作用。

五、对机体耐力的影响

（一）阿胶对小鼠耐缺氧能力的影响

方法：取体重17—19克小鼠20只，雌雄兼有，随机分成2组。甲组灌浓度为0.3克/毫升（以下均同）的阿胶溶液0.2毫升/10克，乙组灌生理盐水0.2毫升/10克，连续5天。于第5天给药1小时后，分别将各小鼠放入500毫升底部置有新鲜钠石灰20克的广口瓶中，加盖密闭，密切观察瓶内小鼠的活动，以秒表记录各鼠的呼吸停止时间（见表5—16）。

表5—16 阿胶对小鼠耐缺氧能力的影响

组别	剂量（ml/10g）	动物数（只）	存活时间*（分）	P值
生理盐水	0.2	10	20.56 ± 0.39	<0.05
阿胶溶液	0.2	10	24.64 ± 2.90	

*存活时间为（X ± SD）值。

结果表明，给药组存活时间为24.64分 ± 2.90分，对照组为20.56分 ± 0.39分，两组相比有显著差异。阿胶溶液组与生理盐水组比较，能够显著提高小鼠的耐缺氧能力（P<0.05）。

（二）阿胶对小鼠耐寒冷作用的影响

取体重20—22克小鼠30只，雌雄各半，随机分成3组，甲组灌阿胶溶液0.2毫克/10克，乙组灌阿胶溶液0.4毫克/10克，丙组灌等容量的生理盐水，连续5天。于末次给药1小时后，将各组小鼠装于铁丝笼中，置于－18℃冰箱中，观察死亡情况（表5—17）。

表5—17　阿胶对小鼠耐寒冷作用的影响

组别	剂量（ml/10g）	动物数（只）	死亡数（只）	死亡率（%）	P值
生理盐水	0.4	10	10	100	
阿胶溶液	0.2	10	6	60	<0.01
阿胶溶液	0.4	10	4	40	<0.01

结果表明，阿胶溶液组与生理盐水组比较，耐寒冷作用明显增强（P<0.01），而且加大阿胶溶液的口服量，耐寒冷作用继续增强。

（三）阿胶对小鼠抗疲劳作用的影响

取体重19—20克小鼠20只，随机分成2组。甲组灌阿胶溶液0.3毫升/10克，乙组灌生理盐水0.3毫升/10克，连续7天。于末次给药1小时后，在鼠尾系上体重1/10重量的负荷物，置于室温25℃、水温25℃、水深40厘米的游泳槽内，并立即计时，直至小鼠无力坚持沉于水底为止，记录各鼠负重游泳持续时间（见表5—18）。

表5—18　阿胶对小鼠抗疲劳作用的影响

组别	剂量（ml/10g）	动物数（只）	游泳时间（分）*	P值
生理盐水	0.3	10	1.30 ± 0.07	<0.001
阿胶溶液	0.3	10	2.21 ± 0.19	

* 游泳时间为（X ± SD）值。

结果表明，阿胶溶液组与生理盐水组比较，阿胶能够非常显著地增强小鼠的抗疲劳作用（P<0.001），说明阿胶溶液能够非常显著地增强小鼠的抗疲劳作用。

（四）阿胶对小鼠抗辐射能力的影响

取体重20—24克小鼠30只，随机分成3组，甲组灌阿胶溶液0.2毫升/10克，并于照射^{60}Co γ 射线前连续给药7天；乙组灌阿胶溶液0.2毫升/10克，于照射^{60}Co γ 射线前连续给药3天；对照组给等容量的生理盐水。照射条件：用^{60}Co γ 射线全身一次均匀照射，距离70毫米，剂量37伦/分，总剂量800伦，照射后继续给药。观察30天各组动物的存活率，观察各组动物的辐射防护效力（见表5—19）。

辐射防护效力=给药组动物30天平均存活日/对照组动物30天平均存活日。

表5—19　阿胶对照射800伦小鼠30天存活率及抗辐射效力

组别	剂量（ml/10g）	动物数（只）	存活数（只）	存活率（%）	防护效力
生理盐水	0.2	10	0	0	0
照前给药7天	0.2	10	7	70	2.81
照前给药3天	0.2	10	2	20	1.80

结果表明，阿胶溶液照射前给药3天或7天的各组与生理盐水组比较，能够提高照射800伦小鼠的存活率（P<0.01）；照射前给药7天的阿胶组比较照射

前给药3天的阿胶组的防护作用强（P<0.001），说明小鼠口服阿胶溶液后有抗辐射损伤的作用。

（五）阿胶对小鼠^{60}Co照射所致造血损伤的治疗作用

取体重18—20克小鼠60只，雌雄各半，用^{60}Co γ 射线一次照射，剂量为4.5戈瑞，剂量率1.076戈瑞/分，随机分为2组，一组做血象观察，另一组做骨髓象观察。

血象观察：经^{60}Co照射的一组小鼠再随机分为2组，一组做空白对照，另一组于照射次日起每日灌胃阿胶溶液，剂量为成人临床常用量换算成小鼠等效剂量，即1.56克/千克，对照组每日灌服等容量的生理盐水，连续给药10日，停药次日尾静脉取血查Hb和WBC（见表5—20）。

表5—20　Hb和WBC测定结果（$\bar{X}\pm SD$）

组别	Hb（g/100ml）	P值	WBC（$\times 10^3/mm^3$）	P值
对照组	10.83 ± 0.49	<0.001	5.16 ± 1.58	<0.01
阿胶组	13.08 ± 0.64		8.55 ± 3.05	

骨髓象观察：另一组小鼠给药方法同上，停药次日颈椎脱臼法处死动物，剥取股骨制成涂片，查骨髓有核细胞数（见表5—21）。

表5—21　骨髓有核细胞测定数（$\bar{X}\pm SD$）

组别	骨髓有核细胞（$1\times 10^6/mm^3$股骨）	P值
对照组	8.975 ± 1.250	<0.01
阿胶组	13.253 ± 3.847	

表5—19、表5—20说明，阿胶可使经^{60}Co照射小鼠血中血红蛋白、白细胞数以及骨髓有核细胞数均明显增高。提示阿胶对^{60}Co照射引起的造血损伤具有显著的治疗作用。说明小鼠服阿胶溶液后有抗辐射损伤的作用。

六、对钙代谢的影响

在给犬基本饲料的基础上，若每日加服阿胶30克与不加者对比，前者食物中钙的吸收率增加，此与阿胶所含甘氨酸能促进钙的吸收有关。服阿胶者血钙浓度有轻度增高，有正钙平衡作用，这对肌变性症者也有利。以阿胶为主的阿胶血钙能明显提高由口服维甲酸或缺乏维生素 D 所致的实验性骨质疏松大鼠血清钙、磷含量，降低碱性磷酸酶（ACP）活力。X 线片显示，病变骨质有明显改善。提示阿胶有正钙平衡作用。

犬实验证明，用阿胶灌胃，同时在食物中加碳酸钙，能增加钙的吸收和在体内的潴留，使血钙略有增高，有正钙平衡作用。阿胶中含有较高的钙，服用后可增加体内钙的摄入量，有效地改善因缺钙而致的骨钙丢失、钙盐外流、骨质疏松和骨质增生及各类骨折。

七、对进行性营养性肌变性病的影响

实验用幼年豚鼠，持续喂以葛巴二氏致肌变11号（低蛋白）饲料，可发生类似人的营养性进行性肌变性症。轻者跛足状，行走困难，重者瘫痪难起立，发育障碍，瘦削虚弱，甚至引起死亡。待症状出现时，即用阿胶拌入基本食物予以治疗，经6—19周，其肌软跛瘫症状逐渐减轻乃至消失，达到痊愈。

在进行性营养性肌变性症时，一般尿中肌酐系数降低，而肌酸系数升高，经阿胶治疗者肌酐与肌酸一般逐渐恢复正常水平，同时肌肉内肌酸含量明显增加。以上改变与症状的改善相平行。病理组织切片检查显示，在病变时期，肌细胞发生严重退行性变性，肌纤维消失。经阿胶治疗后，肌细胞再生，并出现正常的肌纤维。阿胶中含有肌肉组成成分的多种氨基酸，皆对肌变性者有利。此外，豚鼠在开始喂上述致肌变性饲料的同时，每日加服阿胶，可防止进行性肌变症的发生。治疗作用固然与其所含多种氨基酸有关。但有人认为，维生素 E 可以防治此症。阿胶的疗效可能与其能防止饲料中维生素 E 的氧化破坏也有一定关系。

实验证明，用特别饲料喂养豚鼠，使全部造成进行性肌营养障碍症，加用阿胶者，其肌软跛瘫症状逐渐减轻乃至消失，达到痊愈。豚鼠在开始喂上述致肌变性饲料的同时，每日加服阿胶，可防止进行性肌变性症的发生。已发生此症后，再用阿胶，亦可使症状逐渐减轻。

八、抗休克作用

（一）阿胶对麻醉猫血压的影响

麻醉猫反复从股动脉放血，造成严重出血性休克，静脉注射5%—6%阿胶溶液约8毫升/千克，能使极低水平的血压恢复至正常高度，且作用较为持久。另用麻醉猫静脉注射组胺使血压下降，此时，反复注射等渗氯化钠溶液共4次，每次10毫升，血压未见升高。随即改用5%阿胶溶液20毫升静脉注射，血压逐渐恢复正常。

猫试验证明，在创伤性休克危急期，用生理盐水亦难挽救的情况下，注射阿胶精制溶液，可使血压上升而转危为安。用市售阿胶于4例胆囊造影者（5—20克，加水冲服），仅1人有明显胆囊收缩，余3例无改变。

（二）阿胶对内毒素性休克狗血液动力学、流变学及微循环的影响

材料与方法：健康成年杂种狗16条，体重7.5—11.0千克，雌雄各半，随机均分成给药组和对照组。用戊巴比妥钠静脉麻醉（30毫克/千克）。劲动脉插管连接4道生理记录仪记录动脉压。股动脉插管连接心输出量计算仪用染料稀释法测定心输出量，计算心指数及体循环总阻力。

心指数=单位体表面积的心输出量。

体循环总阻力=平均动脉压/心输出量。

由股静脉抽血测血细胞比容、全血相对黏度及血浆相对黏度，

光镜下观察球结膜微循环的变化。

手术后测定上述指标，待稳定后，经胃管注入45%阿胶溶液3克/千克。对照组动物注入同容量的自来水。分别在注药或注水后1小时，经股静脉注入灵杆菌（Serratia marcesccns）内毒素2.0毫克/千克，1分钟内匀速注入，观察6小时内上述指标的变化。

对血液动力学的影响：注入内毒素后两组动物的血压均急剧下降，5分钟左右达到最低值，60分钟后都恢复到基础水平的60%左右，以后再次下降。对照组下降至基础水平的30%左右，并在该水平上徘徊。而给药组在下降后又很快回升，在基础水平的80%左右波动，120分钟后给药组的血压明显高于对照组（$P < 0.01$）（见图5—1）。

给内毒素后心输出量与心指数均显著降低，两组无明显差异。阿胶不能阻止内毒素对心功能的影响。给内毒素后6小时，对照组体循环总阻力显著增强，而给药组仅轻度增强，二者差异非常显著（$P < 0.01$）（见表5—22）。

对血液流变性的影响：注入内毒素2小时和6小时，两组动物全血相对黏度均不同程度地升高，且对照组明显高于给药组（$P < 0.01$）。同时可见，给药组在6小时时血浆相对黏度轻度降低，开始向好的方向转化，而对照组仍继续升高（$P < 0.01$）。但阿胶不能阻止内毒素引起的血细胞比容的增加（见表5—23）。

对球结膜微循环变化的影响：注入内毒素1—2分钟，两组动物的球结膜微动脉、微静脉和毛细血管内血流速度均显著减慢，毛细血管血流从线粒流变为粒缓流，部分毛细血管呈时停时流，一般持续5—8分钟。此阶段的变化两组动物是相似的，在15分钟后有不同程度的恢复。给药组所观察到的4只动物在微循环血流恢复正常后，直至360分钟血流状态一直比较稳定。对照组所观察的6只动物中仅有2只微循环血流恢复较好，但与正常时相比血流仍较慢，毛细血管扩张。其余4只动物的球结膜微血流状态一度好转后，在240分钟内先后恶化，血管明显扩张，血流从粒缓流至完全

表5—22　阿胶对内毒素休克狗心功能及体循环总阻力的影响

组别	心输出量（L/min）			心指数（$L/min \cdot m^2$）			体循环总阻力（$10^{-5}N \cdot s/cm^2$）		
	基础水平	给内毒素后（h）		基础水平	给内毒素后（h）		基础水平	给内毒素后（h）	
		2	6		2	6		2	6
给药组	1.94 ± 0.18	1.19 ± 0.21	1.02 ± 0.28	4.30 ± 0.30	2.65 ± 0.40	2.17 ± 0.62	11507 ± 1840	11226 ± 2850	13460 ± 2283**
对照组	2.91 ± 0.27	1.02 ± 0.17	1.13 ± 0.28	4.87 ± 0.54	2.35 ± 0.43	2.40 ± 0.56	1530 ± 1265	11789 ± 4092	18905 ± 4322

注：数据为 X±SD，*P＜0.05，**P＜0.01（下同）。

表5—23　阿胶对内毒素休克狗全血相对黏度、血浆相对黏度和血细胞比容的影响

组别	心输出量（L/min）			心指数（$L/min \cdot m^2$）			体循环总阻力（$10^{-5}N \cdot s/cm^2$）		
	基础水平	给内毒素后（h）		基础水平	给内毒素后（h）		基础水平	给内毒素后（h）	
		2	6		2	6		2	6
给药组	7.29 ± 0.57	8.25 ± 0.75**	8.95 ± 0.70**	1.73 ± 0.04	1.72 ± 0.09	1.65 ± 0.07**	51 ± 1.4	60 ± 2.5	62 ± 2.8
对照组	6.45 ± 0.32	8.47 ± 0.54	9.06 ± 0.42	1.69 ± 0.06	1.66 ± 0.04	2.02 ± 0.21	48 ± 1.4	60 ± 2.1	62 ± 1.8

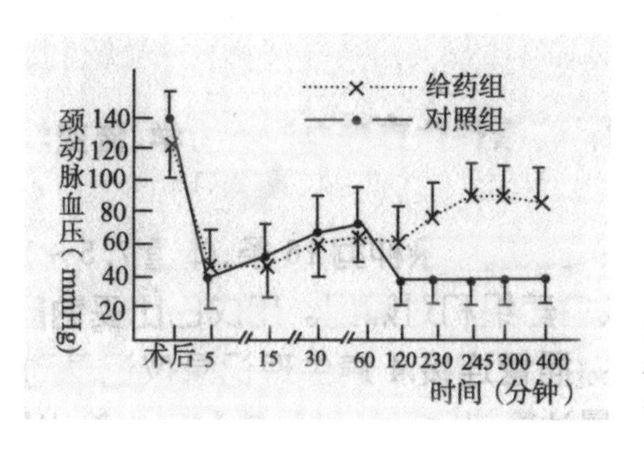

图5—1　阿胶对内毒素休克狗颈动脉压变化的影响

停止。

对存活时间的影响：对照组8只犬在6小时内死亡4只，平均存活时间153分钟。而给药组8只犬仅死亡2只，平均存活时间240分钟。可见，阿胶能延长内毒素休克犬的存活时间（$P<0.05$）。

分析讨论：本实验用灵杆菌内毒素复制了狗内毒素性休克模型，观察口服阿胶对动物的影响，发现阿胶能使内毒素引起的血压下降、总外周阻力增强、血黏度上升及球结膜微循环障碍减轻或尽快正常。

实验表明，给药组在注入内毒素后血黏度比对照组明显降低，提示阿胶可使血液黏滞性的增加程度有所下降，证实阿胶具有对抗病理性血管通透性增加的作用。在内毒素性休克时，此种作用可减少血浆渗出，在一定程度上维持了有效循环血量，有利于微循环的血流灌注恢复正常，使血液动力学状况得到改善。

九、对实验性肾炎血浆氨基酸与氮平衡的影响

（一）材料与方法

实验动物和造型方法：新西兰雄性白兔30只，体重1.5—2.5千克。造型采用Vassali改良法，用羊抗兔肾小球基底膜抗血清与正常兔血球吸附，置56℃水浴灭能，经处理后的抗血清按1.1毫

升/千克体重分3次给兔静脉注入，每隔30分钟1次。1周后出现蛋白尿，按蛋白尿轻重分为服药组和对照组。

饲料和药物供应：饲料为加工厂轧成的粒状青饲料，阿胶由上海医药公司供应。每天每兔给饲料130克（含氮1.6克），服药组每天每兔加阿胶18克（含氮2.7克）。将每天吃剩饲料及阿胶量从摄入量中扣除，统计实际摄入量（克）。

观察指标及测定方法：在造型兔出现蛋白尿1周后服药，分别在服药前、后2周和4周与对照组同时抽血3次，作血浆氨基酸、血肌酐测定。采用LKB 4400型自动氨基酸分析仪测定血浆氨基酸。采用微量凯氏定氮法在服药后2周、4周连续3天与对照组同时24小时测定粪尿及阿胶、饲料含氮量，取3天平均值作为统计数据。

（二）结果

两组不同时间的血浆氨基酸含量的变化情况见表5—24。

2周后，服药组血浆氨基酸浓度与服药前造型时比较，服药组有5种必需氨基酸（亮氨酸、异亮氨酸、缬氨酸、蛋氨酸、赖氨酸）和4种非必需氨基酸（酪氨酸、精氨酸、丙氨酸、胱氨酸）含量以及酪氨酸/苯丙氨酸比值、缬氨酸/甘氨酸比值显著降低（P为0.05—0.001），其余氨基酸无明显改变；对照组与服药组的血浆氨基酸含量基本相同。

4周后，服药组血浆氨基酸浓度与服药前（造型时）比较，除谷氨酸明显下降外，其余的氨基酸浓度均有不同程度的升高，其中有5种非必需氨基酸（脯氨酸、甘氨酸、丙氨酸、酪氨酸、精氨酸）及1种必需氨基酸（苯丙氨酸）均有显著升高（P为0.05—0.001）；而对照组与造型时比较，仅4种非必需氨基酸（脯氨酸、甘氨酸、精氨酸、酪氨酸）浓度明显升高（P为0.05—0.01）。

表5—24 两组不同时间的血浆氨基酸含量（ng/L）的变化情况

氨基酸分类	造型时	2周后		4周后	
		服药组	对照组	服药组	对照组
脯氨酸	12.9 ± 3.4（10）	15.9 ± 10.1(5)	13.9 ± 0.6（5）	42.0 ± 22.9(8)	30.0 ± 10.0(6)
甘氨酸	45.8 ± 11.2(11)	54.3 ± 15.8(8)	53.7 ± 7.2（6）	76.8 ± 13.8(8)	59.8 ± 13.4(7)
丙氨酸	23.3 ± 6.0（11）	18.5 ± 0.9（8）	17.4 ± 4.3（6）	42.0 ± 12.0(7)	28.4 ± 11.6(7)
缬氨酸*	11.5 ± 4.6（11）	7.6 ± 1.8（8）	7.2 ± 1.8（6）	15.5 ± 4.1（7）	13.2 ± 3.7（7）
异亮氨酸*	4.7 ± 1.6（11）	3.2 ± 0.8（8）	3.1 ± 0.6（6）	5.5 ± 1.4（8）	5.1 ± 1.4（7）
亮氨酸*	6.7 ± 3.5（11）	4.1 ± 0.7（8）	3.7 ± 1.2（6）	8.2 ± 1.9（8）	7.1 ± 1.7（7）
酪氨酸	3.6 ± 1.8（11）	2.3 ± 0.5（8）	2.5 ± 0.4（6）	5.3 ± 0.8（8）	4.5 ± 0.3（7）
苯丙氨酸	2.6 ± 0.8（11）	2.3 ± 0.5（8）	2.1 ± 0.5（6）	3.9 ± 0.5（8	3.0 ± 0.4（7）
组氨酸	10.8 ± 6.2（11）	9.2 ± 3.7（8）	9.6 ± 1.1（6）	11.4 ± 2.4（8）	13.1 ± 3.0（7）
赖氨酸	12.9 ± 3.6（11）	7.2 ± 1.7（8）	8.3 ± 1.8（6）	14.5 ± 3.7（8）	15.6 ± 2.0（6）
精氨酸	10.1 ± 2.5（11）	6.9 ± 2.8（8）	7.3 ± 4.4（6）	26.4 ± 9.3（8）	16.9 ± 4.3（7）
胱氨酸	1.9 ± 1.3（11）	0.69 ± 0.2（7）	0.75 ± 0.2（6）	1.6 ± 0.7（7）	1.9 ± 1.2（7）
蛋氨酸*	2.7 ± 0.8（11）	1.2 ± 0.3（8）	1.3 ± 0.4（6）	3.2 ± 0.7（7）	2.7 ± 0.5（7）
谷氨酸	17.3 ± 4.4（11）	16.1+6.5（8）	17.7 ± 4.7（6）	9.1 ± 7.0（8）	16.1 ± 5.5（7）
门冬氨酸	3.1 ± 1.3（11）	4.3 ± 2.9（8）	3.3 ± 1.6（6）	3.0 ± 2.0（8）	3.9 ± 4.3（7）
酪/苯丙氨酸	1.3 ± 0.2（11）	0.9 ± 1.1（8）	1.1 ± 0.1（6）	1.3 ± 0.1（8）	1.3 ± 0.1（7）
缬/甘氨酸	0.2 ± 0.1（11）	0.1 ± 0.02（8）	0.1 ± 0.02（6）	0.2 ± 0.03（7）	0.2 ± 0.04（7）

注：表内数字为均值 ± 标准差（实验的动物数）；*必需氨基酸。

4周后，服药组血浆氨基酸中的甘氨酸、苯丙氨酸、精氨酸明显高于对照组（P 为0.05—0.01）。

两组不同时间的氮平衡情况：服药组服用阿胶2周即获正氮平衡，而对照组4周后仍为负氮平衡。服药组和对照组4周时排出的氮总量（尿氮与粪氮之和）均较2周时明显降低（P 为0.05—0.001），其中服药组降低更为明显（P＜0.001）（见表5—25）。

表5—25　两组不同时间的氮平衡

组别	检测时间	摄入氮总量（g）	排出氮总量（g）	氮平衡
服药组（8只兔）	2周	3.67 ± 0.31	3.39 ± 1.01	+0.29 ± 1.00
	4周	3.79 ± 0.61	2.41 ± 0.45	+1.34 ± 1.15
对照组（7只兔）	2周	1.51 ± 0.23	2.03 ± 0.36	−0.52 ± 0.51
	4周	1.40 ± 0.45	1.60 ± 0.11	−0.21 ± 0.44

注：对照组4周时检测6只兔，表内数字为均数值 ± 标准差。

两组不同时间血肌酐与尿蛋白的变化分析见表5—26。

血肌酐变化：服药组和对照组2周时的血肌酐量均较造型时明显降低（P 为0.05—0.01），其中服药组降低更为明显（P ＜0.01）。服药组4周时血肌酐量虽较2周时有下降，但下降不明显（P>0.05）；对照组4周时与2周时比较仍有明显下降（P<0.05）。

尿蛋白的改变：服药组和对照组2周时的尿蛋白日排出量均较造型时显著下降（P 为0.05—0.01）。两组4周时的尿蛋白日排出量虽仍继续下降，但与2周时相比，下降均不明显（P>0.05）。

表5—26　两组不同时间的血肌酐和尿蛋白变化

组别	检测时间	血肌酐（%）	尿蛋白（mg/d）
服药组（8只兔）	造型时	3.50 ± 0.81	1584.25 ± 1266.62
	2周	1.45 ± 0.33	408.72 ± 482.94
	3周	1.15 ± 0.35	142.67 ± 93.89
对照组（7只兔）	造型时	3.78 ± 1.76	1040.57 ± 673.70
	2周	1.91 ± 0.78	268.51 ± 174.21
	4周	0.83 ± 0.54	124.50 ± 51.51

注：表内数字为均值 ± 标准差。

两组的肾活检改变：服药组和对照组均分别于2周、4周时各做一次肾活组织光镜检查。镜下见肾小球呈弥漫性增殖，周围有较多单核淋巴细胞和少量嗜酸性细胞浸润，部分肾小球纤维组织与包氏腔壁层粘连，部分玻璃样变，肾单位体积缩小，纤维细胞增生，包氏腔闭塞，肾小管上皮细胞浊肿。两组的病理改变情况相似，无明显差异。

实验表明，在造型兔出现蛋白尿1周后服用阿胶，能使体内蛋白质的储量增加，改善营养不良性负氮平衡，随之血浆蛋白质提高，血中胶体渗透压升高，有利于利尿消肿，但没有消退蛋白尿的直接作用，肾组织病理的改善不明显。由于全身营养改善，增加食欲，使氨基酸分解减少，也有利于肾脏疾病的改善。阿胶含非必需氨基酸为主，故对肾功能不全者应慎用，否则，不利于肌酐、尿素氮的下降。

（三）讨论

慢性肾炎尤其是肾病综合征，由于大量蛋白从尿中漏出，胃肠道吸收不良，而出现营养不良性负氮平衡。本实验服药组8只兔，用阿胶治疗2周后出现正氮平衡，当治疗4周时摄入氮贮存量亦有较多增加。这是由于蛋白质摄入增加时体内合成蛋白质能力亦增加，故机体贮存氮量随之增加。

动物服阿胶4周后，氮排出总量明显低于2周时的氮排出量（$P<0.001$），较对照组的降低（$P<0.05$）更为明显。这是由于服用阿胶增加了氮的摄入，蛋白质合成量大于分解量所致。

阿胶含有多种氨基酸，但必需氨基酸含量低，仅占总氨基酸量的13%，因此在治疗肾炎兔2周时，虽已达到正氮平衡，但必需氨基酸比治疗前反而明显降低。治疗后4周，由于蛋白尿减少，营养状况改善，必需氨基酸有所上升，另外有5种非必需氨基酸比造型时明显升高，而对照组中仅有4种非必需氨基酸明显升高，这与摄入阿胶含氨基酸成分有关。

服药组4周时血肌酐的下降与2周时相比，不如对照组明显，可能由非必需氨基酸过多潴留引起。由此可以设想阿胶对肾炎患者有治疗作用，使体内氨基酸库增加，随之血浆蛋白质提高，血中胶体渗透压升高，有利于利尿退肿。因肾组织病理的改善不明显，故阿胶无直接消退蛋白尿作用，但由于全身营养改善，增加食欲，使氨基酸分解减少，也有利于肾脏疾病的改善。

实验结果还提示，阿胶含非必需氨基酸为主，不利于肌酐、尿素氮的下降，肾功能不全者应慎用。

十、抗人工血管栓作用

用阿胶预衬人工血管后种植内皮细胞（EC），能明显提高EC在人工血管的黏附率，且对EC的生长和形态均有良好影响。阿胶的作用与纤维结合素相近，优于明胶和白蛋白，主要成分蛋白质多为非糖链蛋白，可抑制血小板在人工血管的黏附而减少血栓形成机会。

（一）材料与方法

主要试剂和材料：阿胶块为山东平阴阿胶厂产品。0.01%纤维结合素（FN）：山东株式会社，大坂，日本。20% Albumin（Human）LosAngeles USA。20%明胶：大连生物制品厂产品。涤纶人工血管：上海编织厂产品。

EC的获取、预衬及培养：内皮细胞的获取，以胰蛋白酶灌注入脐静脉获取EC。将人工血管纵行剪开，内腔面向上固定于自制塑料环中，以阿胶等预衬物浸透人工血管，近干燥时使用，另设对照组。

将细胞悬液等量地注入人工血管，37℃，5%CO_2浓度下培养，24小时后测细胞数，计算黏附率，另分别于24小时及3—5天后取出人工血管制成扫描电镜标本。

电镜标本的制备及观察：以不同浓度阿胶处理人工血管后，制成透射电镜标本，按比例测量阿胶膜厚度，测量切面上阿胶膜附着长度估算附着面积。扫描电镜标本制备及观察：取出人工血管，戊二醛固定，乙醇梯度脱水、干燥、喷金、扫描电镜下观察、拍片。

黏附细胞数测定：培养液中掺入3H-TaR计算黏附细胞数。

数据处理：按Smirno氏法决定所得异常值的取舍，以方差分析检验所得数据差异的性质。

（二）结果

人工血管扫描电镜下观察结果：单纯人工血管所见，纤维排列呈条索状，不很规则，纤维间有缝隙，束束之间有凹陷。10% 阿胶预衬后所见，人工血管腔面有一层约0.5微米的阿胶膜，充填于凹陷处及缝隙，纤维裸露区 <15%。

培养24小时后 SEM 下观察：10% 预衬阿胶预衬组，细胞呈梭状，胞浆丰满，胞核明显，大部分细胞有初生伪足。对照组，有较多圆形细胞，少部分有初生伪足，细胞密度低于阿胶组。

培养3—5天后 SEM 观察：10% 阿胶组，细胞为多角梭形，有大量伪足呈树枝或丝状，大部分细胞融合，单层不重叠呈铺路石样镶嵌排列。对照组，较多椭圆形细胞，伪足少，融合少见。预衬条件对黏附率的影响见表5—27。

表5—27 不同预衬条件对 EC 黏附率的影响（X ± SD）

预衬物	黏附细胞数（$\times 10^5/cm^2$）	黏附率（%）	P
对照组	0.81 ± 0.24	27	
5% 阿胶	1.59 ± 0.16	53	<0.01
10% 阿胶	2.22 ± 0.21	74	<0.01
15% 阿胶	2.13 ± 0.19	71	<0.05
0.01%FN	2.13 ± 0.15	71	<0.01
2% 明胶	1.65 ± 0.18	55	<0.05
20% 白蛋白	1.32 ± 0.17	44	<0.01

注：对照组以 PBS 处理，n=10。

（三）讨论

涤纶等合成材料对 EC 有排斥作用，加之人工血管内膜面不平坦，不利于 EC 的附着和生长，另外有的缝隙较大，使部分 EC 丢失。因此，单纯人工血管种植 EC 后附着率不高，本实验为27%。经阿胶处理后黏附率明显提高达74%（10% 阿胶），且细胞形态较好，易融合。这主要是因为：阿胶的充填作用，使内膜面趋于平坦，有利 EC 黏附呈单层排列，也使 EC 丢失减少。阿胶的附着降低了合成材料的排斥性。阿胶的主要成分为高分子胶原蛋白及凝胶蛋白，与血管基底膜成分相近，可能对EC有趋化作用。

阿胶处理后的人工血管近干燥时，15%浓度的弹性明显下降，10%有轻度降低，5%降低不明显。在透射电镜下观察，5%的阿胶膜较薄，厚度在0.3微米以下，无明显充填作用，裸露区较大，在30%以上；10%厚度在0.5微米左右，充填作用较好，内膜面趋向平坦，裸露区在15%左右；15%厚度>1.0微米，不均匀，有较多的隆起。种植24小时后，15%、10%和5%浓度的黏附率分别为71%、74%和53%。综上所述，10%浓度阿胶效果较好。

人工血管与血液接触后，吸附血浆蛋白，若为糖链蛋白如纤维蛋白或γ球蛋白时，则与血小板形成复合体产生血栓。FN、胶原等属于此类，既能使EC黏附率增高，也能使血小板沉积增加而增加血栓形成的机会。阿胶的成分蛋白多属于非糖链蛋白，故此可以推论阿胶既能提高EC黏附率，进入体内后又可竞争性地抑制血流中糖原蛋白的附着，即使在无EC附着的裸露区，可能也会减少血栓形成的机会。

阿胶作为异种蛋白进入人体后可能会引起免疫反应，是否可以引起剧烈变态反应及局部改变有待于进一步研究。

第二节　阿胶的作用机理

阿胶，性平、味甘，入肺、肝、肾三经，集治疗保健于一体，有病治病，无病强身，具有补血、止血、滋阴润燥的功能，被称为血病要药、妇科病良药和强壮滋补剂。几千年来，阿胶在治疗血液病及营养滋补方面表现出独特的疗效，被称为血液的“保护神”、固体代血浆。

人的血液是一种红色的在身体各组织和心血管内不断循环流动

的液体，正常人血液总量为体重的8%，由血浆和血细胞所组成。血浆由水和固体物组成，水是组成血浆的主要部分，占血液重量的93%左右；血细胞则由红细胞、白细胞和血小板组成。血液的大部分在心脏、血管内循环着，还有一部分血液贮存在骨髓、肝、脾和皮下组织的毛细血管内。

血液对人体有重要的作用：它从肺部将氧带入体内，将二氧化碳排出体外；向各组织和器官提供营养和体内分泌物，排除体内废物；调节各种离子浓度、氧和二氧化碳含量、酸碱平衡，维持体内各组织和器官的温度相对平衡；还有传递信息和防御功能；血液在运行过程中还可通过凝血和抗凝血防止失血和保持血液在血管内流畅等作用。但其主要功能是运输氧和二氧化碳，如果人体失血过多或血液循环一旦停止，组织缺氧，将会危及生命。如果血液质量有了病变，可能要发生许多病症，如贫血、出血、发烧、黄疸、淋巴结肿大、脾肿大、舌改变、指甲改变等，影响人们的健康。

阿胶具有升高红细胞、升高白细胞、升高血小板、升高血氧含量、扩充血容量、增加血清钙的含量等作用，是名副其实的治疗血液病的药物。阿胶通过对血液质量的改善达到补血、止血、耐缺氧、耐寒冷、抗疲劳、抗辐射、提高机体免疫功能，及抗休克、抗肌萎、滋阴补肾、强筋健骨、利尿消肿等作用。

一、补血作用

阿胶能促进造血功能，能明显提高红细胞和血红蛋白量，能增加血红素铁的含量，并能促进体内铁的吸收和利用，对缺铁性贫血和失血性贫血有明显的疗效，是治疗贫血及产后血虚等的首选药物。素有血病要药之称，亦可用于治疗因贫血引起的心悸、头晕、气喘等。

（一）贫血的有关概念

贫血是一种常见的血液病变，其定义是在单位容积内的红细胞（RBC）或血红蛋白（Hb）浓度低于同年龄、同性别、同地区健康人的正常水平。如成年男性Hb<120克/升，成年女性（非妊娠）Hb<110克/升，孕妇Hb<100克/升；成年男性RBC<4.0×10^{12}/升，成年女性（非妊娠）RBC<3.5×10^{12}/升，即可视为贫血。但不同的年龄、性别正常值各异，不同类型的贫血其红细胞和血红蛋白下降不一定成比例。

贫血是临床上多发病、常见病，特别是儿童、老年人、孕妇及耐力型运动员的贫血更是多见。贫血主要是因为血液携带氧供给全身的功能减弱，因而会出现全身各组织和脏器缺氧，临床症状可涉及全身各处。由于引发贫血的原因不一，个体差异不同，因而临床表现也不尽相同，即使两个病人贫血程度相同，每个人的表现也不一定一样。但总结起来还是有共性的，常见的临床症状和体征如下：

全身症状：疲乏、无力、困倦等。但是这些表现是非特异性的，在许多疾病中皆可见到。

上皮组织：皮肤、黏膜、眼结合膜、口腔黏膜、指甲等处苍白等。

心血管系统：活动后明显心悸气短（不一定有心脏病），有心脏病者更甚，即在休息时也有心悸气短。

中枢神经系统：常见头晕、头痛、耳鸣、眼花（尤其是在蹲下再起来时加重）、注意力不集中、失眠或嗜睡、急躁、晕厥（一时性的意识丧失），严重者可出现神志不清、昏迷等。

消化系统：常见食欲不振、腹胀、恶心、腹泻、便秘等。

泌尿生殖系统：可有性欲减退，妇女可有月经失调、闭经或月经过多等；贫血严重者尿中可见有少量蛋白，有合并肾脏病者易导致肾功能不全、氮质血症或尿毒症。

骨骼系统：儿童长期持续的缺铁性贫血，颅骨变化类似地中海贫血或慢性溶血性贫血。表现板障间隙增宽，外板变薄，有时有垂直的条纹产生，如竖立的短发状。此外，长骨亦有异常，特别是掌骨与指（趾）骨，出现髓腔扩大与皮质变薄。这些改变考虑儿童骨骼处于生长发育期间，由红骨髓的扩充所致。

其他：偶见有低烧、急性溶血性贫血者可见有高烧、寒战等。由于原发病不同，有的可见有眼底改变。少数病人可见有轻度下肢浮肿等。

可见，贫血的危害性是很大的。

（二）阿胶补血作用的机理

阿胶的补血作用与其所含的甘氨酸、苏氨酸、组氨酸、精氨酸等氨基酸有关。阿胶中含有18种氨基酸能促进血红蛋白的合成。甘氨酸有调节血清铁的作用，精氨酸又可促进机体生长素和睾丸酮分泌增加，苏氨酸、组氨酸、赖氨酸等其他氨基酸均具升血作用，促进血红蛋白合成，共同起到补血的效果。所以，阿胶能促进造血功能，能明显提高红细胞和血红蛋白的含量，因而具有生血作用。

阿胶的生血作用与Fe、Cu、Ca、Mn等微量元素有关。阿胶含有27种微量元素，本身富含极易吸收的血红素铁，是一种理想的铁补充剂，食入后可增加血红素铁的摄入量，达到升血作用。同时阿胶也能促进非血红素铁的吸收和利用，达到升血的作用。铜为铁利用及造血的重要促进因子以及数十种酶的成分，并参与免疫机制、弹性蛋白的合成，是血红细胞的组成元素，服用阿胶可补充机体内所必需的铜元素，并可加速铁的吸收和利用，吸收的铁、锰协同产生生血效应，而达到补血的目的。丰富的钙元素，有助于除去磷酸、草酸和植物酸，保护铁的吸收。

阿胶本身是一种动物蛋白，可促进铁的吸收和利用，达到升血作用。实践证明，人体在摄入动物蛋白时，才能有效地吸收和利用食物中的强化铁。阿胶本身含有丰富的铁元素和较高的动物蛋白，是一种极易吸收的铁补充剂，长期服用阿胶可使机体内铁元素的摄入量增加，恢复铁在体内的生理功能，有效地控制缺铁性贫血。

二、止血作用

阿胶能改善血管壁的通透性，使血凝度增加，使血液中血小板的含量增加，有明显的止血作用，可用于因阴亏血虚所致的吐血、衄血、咯血、便血、尿血等内出血。

（一）出血的有关概述

正常人受轻度外伤后可有少量出血，如果伤口不大，出血在数秒钟内自行停止。如果未受任何损伤自发的某处出血，或轻度外伤也出血不止者应考虑患者有出血性疾病，血管疾病、血小板的量和质的异常，凝血因子缺乏导致凝血机制障碍都可以发生出血现象。常见的出血症状有口腔黏膜、舌部出现血泡，鼻衄，皮肤出血点，出血斑大块瘀血斑或血肿，咯血，吐鲜血或咖啡样物，黑色大便（柏油样便），或便鲜血，各种组织和脏器出血，肌肉和关节处出血，有时反复出血而致畸致残。可见出血的危害是很大的。

凡是以出血为主要症状表现的血液病称出血性疾病，这些病主要由于血管有病或血小板有病以及有凝血机制障碍者。出血特点为自发性出血或轻度外伤后即出血不止，因为是全身性疾病，因此全身各组织、器官都可有出血表现，但常因病理机制不同，临床表现也不完全一致。

出血性疾病常见有血管病（血管性紫癜、遗传性出血性毛细血管扩张、过敏性紫癜等）、血小板疾病（血小板减少、血小板增多性疾病、血小板功能性缺陷性疾病等），血液凝固机制异常引起的出血性病症（血友病、维生素 C 和 K 缺乏、弥漫性血管内凝血等）。

血管性疾病常见有过敏性紫癜，可见于病毒、细菌、寄生虫、药物或某些食物所致，但多数原因不清。原因有单纯性紫癜、老年性紫癜、遗传性出血性毛细血管扩张症、严重维生素 C 缺乏（坏血病）、严重感染性疾病、机械创伤性、中毒性（物理、化学毒物、毒蛇、蜂毒等）。其他如高血压动脉硬化、糖尿病、自身免疫性疾病、库欣综合征、尿毒症等凡是引起血管病变者都可发生出血。血小板减少有原发性和继发性，还有白血病、再生障碍性贫血、脾功能亢进、药物或严重感染等引起血小板减少者。血小板质的异常可见于先天性血小板病、血小板无力症、尿毒症及应用抑制血小板药物如阿司匹林、潘生丁、右旋糖酐等。有些病虽然血小板增多但有质的异常，也可出血。人体任何一个凝血因子缺乏都可有出血，常见如血友病、维生素 C 和 K 缺乏、严重肝病以及各种疾病引起的弥漫性血管凝血（DIC）等。有出血表现者一定要查出出血的原因，针对病因进行治疗。

血小板减少：成年正常健康人的血小板总数（PLT）为（100—300）$\times 10^9$/升，血小板的寿命为8—12天。血小板来自于骨髓的巨核细胞，为不规则扁平状，直径2—4微米。血小板平时在血管内流动，当血管壁受伤时，它迅速黏附于创伤处并聚集成团，吸附血浆中的凝血因子和血细胞，促进血液的凝固，血小板有保护血管壁和参与止血作用。如果血小板低于100×10^9/升时称血小板减少，此时可导致出血。有些血液病血小板数目减少，有的增多，但质量不正常都可引起出血性疾病。血小板减少的原因很多，有的也不明确，有的因为血小板的生成减少，有的因为破坏、消耗或丢失过多，有的在脾内潴留过多而外周血内相对减少，因此发现血小板减少时要查找可能的原因进行治疗。

（二）阿胶止血的作用机理

传统医学认为，“黑则止血”，阿胶为黑褐色固体物，具止血作用。

阿胶能增加血小板含量。现代医学研究证明，阿胶的止血机理是通过提高人体血液中血小板的含量，来阻止因血小板减少而引起的出血。

阿胶含有胶原蛋白，具有黏滞性，当被人体吸收后，附着在毛细血管的表面，缩短了血液的凝固时间，起到止血作用。

此作用只用于吐血、衄血、咯血、便血、尿血等内出血。对体外大出血效果不明显。

三、滋阴补肾作用

阿胶具有滋阴补肾的作用，能更好地增加儿童发育及更好地改善男子不育、女子不孕等症状。特别是阿胶的补肺、补血、补肾及各种治疗功能，可防治阳痿、早泄、不育、前列腺炎等。临床证明，阿胶可以提高精子质量，增强精子活力，治疗精子形态异常导致的不育症。阿胶能添肾补精，对于肾气不足、肾精失于封藏的早泄有防治效果。阿胶添精补肾，合补肾药同用，能使肾阳充盈，有助于防治阳痿。

阿胶滋阴补肾的机理，与其所含的蛋白质及氨基酸有关，但重要的是锌元素含量较高之故。

（一）锌元素概述

锌是人体必需的微量元素之一，它与生物的生长发育有着密切的关系。锌参与DNA和RNA聚合酶、胸腺嘧啶、核苷激活酶等二百多种重要酶的合成与激活。参与生殖性机能及免疫功能。有人提出了“肾元≈锌”的观点，认为锌是决定人体生命周期的要素，肾气的盛衰规律与精子活力有关，若缺锌，可导致一系列女子不孕、男子不育、发育迟缓、智力下降等症状。

锌被誉为“智慧元素”，是细胞成长的关键物质，孩子成长过程就是细胞成长的过程。如果缺锌，必然导致发育受阻，骨骼和大脑皮层发育不完全，甚至造成“缺锌性发育不良”。锌对婴儿、儿童、青少年有更重要的营养价值。有试验证明，母体内含锌量较低，可导致胎儿畸形，可见锌在生长发育中的重要作用。

阿胶含有较高的锌元素，不失为预防缺锌的药物之一。

（二）阿胶滋阴补肾的作用机理

补充氨基酸：机体吸收阿胶中的赖氨酸、亮氨酸、精氨酸等并使之参与机体各种酶的合成，以改善体内平衡，而精氨酸又可促进机体生长素的分泌增高，加快新陈代谢及生长发育。

补充锌元素：阿胶能增加锌的摄入量及有利于体内锌的吸收利用。阿胶中含有较高的锌，服用后可增加人体锌的摄入量，故可纠正体内缺锌、免疫功能低下，更好地改善男子不育、女子不孕、发育迟缓的症状，起到滋阴补肾的效果。同时阿胶为一动物蛋白，还可促进摄入食物中锌的吸收利用。如半胱氨酸、组氨酸、谷氨酸等可促进锌的吸收作用。

四、提高机体免疫力作用

阿胶能增强机体内单核细胞、巨噬细胞的吞噬能力，提高 NK 细胞活性，增强脾脏的功能；可明显促进白细胞分泌细胞因子，促进淋巴细胞增殖、调整淋巴细胞亚型比例及促进造血干细胞增殖分化，能提高细胞免疫力、增强机体免疫调节作用；提高机体免疫力，减少疾病的发生。因此，对年老体虚、久病虚衰、易患感冒等有良好的效果，同时亦可作为因免疫功能低下所致疾病及放化疗患者的辅助治疗药物。

（一）白细胞概述

健康成年人外周血白细胞总数（WBC）为（4—10）$\times 10^9$/升。白细胞包括粒细胞（由嗜酸性、嗜碱性、嗜中性组成）、淋巴细胞、单核细胞，起源于骨髓造血干细胞，在造血因子的作用下，经数次分裂成熟，成熟的粒细胞为圆形，直径10—13微米。白细胞的寿命只有数小时。白细胞总数少于4×10^9/升时称为白细胞减少，因为中性粒细胞占白细胞总数的绝大多数，因此，白细胞减少主要是中性粒细胞减少（当中性粒细胞小于1.5×10^9/升时称为中性粒细胞减少，若中性粒细胞小于0.5×10^9/升时称为中性粒细胞缺乏症）。嗜中性粒细胞在人体内负责抵御外来微生物的摄入，该细胞减少或缺乏时易引起机体的感染性疾病，严重者如败血症以致危及生命。单核细胞从骨髓成熟后释放入血，数小时后可分布到各组织中去定居并分化为巨噬细胞。单核细胞参与机体免疫功能，清除衰老的红细胞和细胞碎片、异物等，起人体“清道夫”作用。淋巴细胞在骨髓内分化成熟为B细胞，在胸腺内分化成熟为T细胞。B细胞受抗原刺激后可分化为浆细胞，后者分泌特异性抗体即免疫球蛋白，可中和病毒、杀灭微生物及清除异物。T细胞又有许多种，有的可分泌淋巴因子，协助嗜中性粒细胞和巨噬细胞的功能。引起白细胞减少的原因很多，如病毒性感染、严重的败血症、大出血、急性中毒、电离辐射、放疗和化疗后、脾功能亢进及某些血液病；应用抑制骨髓药物、解热止痛药、治疗神经精神药、抗甲状腺药、治疗心血管药等；细菌、立克次体、衣原体、支原体、病毒或寄生虫感染及一些自身免疫性疾病都可引起某些人的白细胞减少。

（二）阿胶提高机体免疫力的作用机理

阿胶具有提高NK细胞活性、提高免疫器官的功能，促进健康人淋巴细胞转化作用，提高机体免疫力。阿胶能明显促进白细胞分泌细胞因子，促进淋巴细胞增殖、调整淋巴细胞亚型比例及促进造血干细胞增殖分化，产生免疫抗体，即免疫球蛋白，提高机体免疫力。故阿胶在提高细胞免疫力、增强机体免疫调节作用等方面，具有较高的中医临床价值。

阿胶能增强机体内单核细胞、巨噬细胞的吞噬能力，提高机体免疫力。机体腹腔内单核细胞、巨噬细胞的吞噬能力低下时，机体免疫力差，易患病；机体腹腔内单核细胞、巨噬细胞的吞噬能力强时，机体免疫力强，身体健康。阿胶能使机体腹腔内单核细胞、巨噬细胞的吞噬能力增强，因而达到提高机体免疫功能、强身健体的目的。

阿胶能升高白细胞，使机体内白细胞数量增加，提高机体免疫力。放疗、化疗过程中，杀死癌细胞的同时，也杀死了正常的红细胞、白细胞，致使红、白细胞降低，引起机体损伤，免疫力下降，机体支撑不住，不得不停止治疗。阿胶具有升高白细胞和抗辐射损伤作用。因此，阿胶可作为白细胞减少症及放化疗的辅助治疗药物，使放化疗顺利进行。

五、提高机体耐力作用

阿胶能升高红细胞提高血氧含量，使动物在密封缺氧条件下存活时间及小鼠持续游泳时间明显延长。能补充营养（氨基酸、微量元素等），具健脑之功，因而有耐缺氧、耐寒冷、抗疲劳的作用。对于长期从事脑力劳动者、紧张学习的学生及大运动量训练的运动员，能迅速解除疲劳，使之精力充沛。

（一）红细胞概述

红细胞（RBC）是血液中最多的血细胞，男性（4.0—5.5）$\times 10^{12}$/升，女性（3.5—5.0）$\times 10^{12}$/升，新生儿（6—7）$\times 10^{12}$/升。成熟的红细胞内充满血红蛋白，因而使血液成红色。红细胞起源于骨髓中红系祖细胞，该细胞在促红细胞生成素作用下分化为原红细胞，经数次分裂发育为早幼、中幼和晚幼红细胞，后者丧失分裂能力成为网织红细胞，再进一步成熟即为成熟红细胞，一个原红细胞将生成8—16个成熟红细胞。红细胞在成熟过程中需利用蛋白质、铁、各种维生素及微量元素，成熟红细胞内含的血红蛋白每克携带1.34毫升的氧，它不断地由肺部将氧运到全身，并将各处的二氧化碳送到肺部呼出体外，每个红细胞寿命约120天。由肺到组织往返5万—10万次。一个正常的红细胞直径为7微米左右，中心薄呈双凹形，但可变性很大，它能通过直径3微米的毛细血管，成人每天约有8%的红细胞衰老而被脾等破坏，不断地由骨髓造出新的红细胞进行补充，使血循环中的红细胞相对恒定。

（二）阿胶提高机体耐力的作用机理

阿胶通过促进红细胞的合成，增加血氧含量，补充营养、强心补肺，达到耐缺氧、耐寒冷、抗疲劳、增强机体耐力的作用。

大家知道，人们在剧烈运动后，感到头晕眼花，腿部疼痛，乏力，不愿动，这是因为人体内血氧含量不足所致。改善这些症状的办法之一，就是要增加血氧含量，使人不感疲劳。阿胶中含有大量的蛋白质、氨基酸和微量元素，是红细胞合成的重要原料，可以促进红细胞的合成，增加红细胞在血液中的含量，因而增加血氧含量，耐缺氧、耐寒冷、抗疲劳。

阿胶具健脑之机理。人的一切运动，来源于脑指挥。脑功能低下，出现一系列症状，阿胶中氨基酸及铜元素等可营养脑组织，起到健脑作用。实验证明，从事脑力劳动的大学生需要较多的铜和铁，在他们的饮食中，补充更多的铜和铁，对提高学习效率可能会很有益处。阿胶能供给人体必需的氨基酸（亮氨酸、赖氨酸等）及微量元素铜、铁等，因此，能营养脑神经、增智健脑，使人聪慧。

阿胶能强心补肺。中医认为心主血，心的功能需要血的充养。阿胶为补血要药，可增强心功能。阿胶为补肺要药。实验表明，阿胶能够显著提高动物耐缺氧、耐寒冷、抗疲劳能力。实验还显示，阿胶可减轻肺血管的渗出性病变，长期服用阿胶可滋养肺阴，提高肺功能，增强防御呼吸道疾病的能力。心、肺是人体的重要器官，好比汽车的发动机，是至关重要的动力系统。汽车只有动力系统正常，才能快速行驶，所向披靡。人要强健，心、肺功能的强健必不可少。所以，善养生者，可通过服用阿胶来增强心血管及肺功能，使人的动力系统更加强盛。也可以通过增加心、肺功能来增强机体的耐力。中医有“肺朝百脉”的理论，认为肺与百脉相贯通，参与了气血的循环，起到维持人体生命活力的作用。阿胶是补肺要药，而肺为血之上源，补肺可以从根本上解决血的源泉不足问题，能收到良好的补气益血的效果，因而又通过补血增强心肺功能。

六、强筋健骨作用

阿胶含丰富的钙元素，能增加血清钙的含量，改善人体内钙的平衡，使低钙血症趋于正常。因阿胶富含胶原，能促进钙的吸收和贮存，有效地改善因缺钙而导致的骨钙丢失、钙盐外流、骨质疏松和骨质增生及各类骨折。同时阿胶中的钙、锌、铁、锰及胶原蛋白软骨素等营养物质能促进骨骼的成长，所以阿胶是防治骨质疏松及补钙的有效药物之一。

（一）骨质疏松概述

骨质疏松是以骨量减少、骨组织微细结构退化导致骨脆性增加和骨折危险性增高为特征的一种系统性（全身性）骨骼疾病。

骨质疏松是一种老年性疾病。人的骨骼系统，对人体有着支架作用、保护作用、运动和持重作用，参与钙、磷代谢作用以及造血等重要生理功能。现代医学研究证明，伴随人体的生长发育，成熟衰老，骨组织始终不断地进行着破骨、成骨的代谢过程。由此决定了人体不同年龄阶段的骨组织结构是不同的。主要表现为：从中年以后，人体骨组织中，成熟骨单位逐渐减少，骨陷窝明显增多以后，骨组织即呈多孔、脆硬的改变。这种状态由发生到发展的过程，即骨组织年龄性变化所表现出的骨组织萎缩，通常就称之为老年性骨质疏松。

医学研究证明，骨量的减少与年龄有明显关系，发育正常的骨组织，在成年时骨矿含量最高，30岁左右时达到高峰。中年以后骨矿量开始减少，一般以年约1%的速度递减，其中骨密度和骨强度均下降。美国每年约有21万骨质疏松、骨折患者，大多数发生在60岁以上的老人。因此，骨质疏松防治对象主要是中老年人。原发性骨质疏松分为绝经后骨质疏松（Ⅰ型骨质疏松）和老年性骨质疏松（Ⅱ型骨质疏松）。Ⅰ型骨质疏松均为绝经后妇女，Ⅱ型骨质疏松则发生于60岁以上的老人。

我国是骨质疏松的高发国家之一，且女性高于男性，据统计我国有9000万患者。仅据上海市调查统计，该地区老年人中有56.8%的骨质疏松患者，其中男性为52.85%，女性为87%；中老年患者达12.5%，其中男性为7.05%，女性为18.26%。

骨质疏松的临床症状主要表现为疼痛、身长缩短、驼背、容易发生骨折等。骨质疏松症状出现后，首先是容易引起胸腰椎变形及压缩性骨折，以及身高变矮、腰背疼痛、胸廓畸形、呼吸困难、脊椎侧弯等症状。其次是容易引起股骨颈骨折。由骨质疏松导致的股骨颈部骨折极易导致病残甚至死亡。

骨质疏松是一种无声无息的疾病，只有当人们发生脊椎骨折或发生髋骨骨折时才会意识到已经发生了骨质疏松。因此，在骨折发生之前了解自己的骨骼情况，尽早预防和治疗是极为重要的。

骨质疏松的治疗方法很多，目前多采用骨矿化类药物、抑制破骨细胞类药物、促进成骨细胞类药物等，如钙制剂、雌激素类、降钙素类、氟化物、维生素D类药物、双磷酸盐、维生素K及中医疗法、运动疗法、饮食改善、脉冲中药治疗法等各有优缺点。

按中医肾主骨的理论，骨质疏松为肾虚所致。肾虚者肾精不足，骨失所养，骨髓空虚，骨则疼。现代医学对骨质疏松的病因尚不十分清楚。目前尚无特效药能够治愈此病，因而重在预防。

中医把骨质疏松辨证分为五型：肝肾阴虚、肾阳衰弱、肾精不足、气血不足、气滞血瘀。中医认为阴证、阳证、虚证、实证，体外与体内多种因素最后均可为骨质疏松。所以中医治疗骨质疏松症，多以健脾和胃、滋补肝肾、温阳补阴、行气活血为基础，按中医基础理论，肾之在体为骨，主骨生髓，其华在发，“齿为骨之余”，明确指出肾中精气盛衰在齿、骨、发生长中的作用。这种肾气盛衰的规律与现代生理中骨的代谢极其吻合。即骨骼的生长在16岁最为迅速，24岁进入持平期；40岁后骨代谢异常，骨质日渐疏松；50岁后骨总量可减少30%，因而，肾的盛衰史其实亦是骨的盛衰史。中医理论认为，肾藏精，精气得到较好的闭藏，才能在人体内充分发挥其应有的生理效应，达到强筋健骨的作用，所以依中医说法，补肾治疗可以强筋健骨，防治骨质疏松。阿胶入肺、肝、肾三经，能较好地通过滋补肝肾而达到强筋健骨的作用。

（二）阿胶强筋健骨的作用机理

阿胶通过补钙、补肾、补充骨骼发育所需的营养物质等而达到强筋健骨的作用。

补钙：阿胶含有较高的钙元素，服用后可增加体内钙的摄入量，有效地改善因缺钙而导致的骨钙丢失、钙盐外流、骨质疏松和骨质增生及各类骨折。同时，阿胶中含胶原蛋白，还能促进体内已摄入钙的吸收，增加钙的储量和沉积，改善上述症状，达到强筋健骨的作用。

补肾：阿胶中含有较高的锌元素，有补肾作用。按中医肾主骨理论，阿胶可通过补肾而固钙（钙质不外流），而达到强筋健骨的作用，预防或治疗骨质疏松等症。

补血生津：阿胶能补血生津，血能养筋，津液能润滑关节，充实骨髓、脊髓、脑髓，故能强筋健骨，流利关节，增加抗风湿能力。

补充骨骼发育所需的营养物质：阿胶能提供骨骼发育所需的钙、锌、铁、锰及胶原蛋白软骨素等营养物质，促进骨骼的发育成长，达到强筋健骨的作用。

七、调经安胎作用

妇女月经正常，是生殖器成熟的一个重要标志，也是妊娠必要的条件之一。月经异常是临床上最常见的妇科疾病。阿胶被称为血病要药、妇科病良药，几千年来，在治疗妇科病方面表现出独特的疗效。阿胶补血补肾，能调治妇女的经、带、胎、产病症，可用于妇女月经不调、行经腹痛（痛经）、崩漏带下、滑胎、胎动不安、不孕不育、腰腿酸痛、习惯性流产、产后失血、恶露不止及各种血虚等病症。亦可用于青春期、经期、孕期、产期（哺乳及产后恢复期）、中年期、更年期、老年期的调理滋补。

（一）肾为天癸、冲任、胞宫之根源，月经以肾为主导

妇人童幼时期身体健康，无月经来潮；值青春期成熟时期亦有月经不能如期而至者；因此，月经是一定年龄阶段的妇女生殖功能成熟的重要象征。血是月经的主要物质。气能生血、行血与统血。气血又皆源于脏腑。肾既滋发脏腑的阴阳活动，肾又是天癸、冲任、胞宫之根源，它与月经生理十分密切。

肾藏精化血。精是构成人体的基础物质，来源于父母的先天之精与脏腑的后天之精，皆藏于肾中。二者相互依存又相互促进，共同主宰着人体的生殖、发育、衰老等生命过程。精可化血，用以营运全身，充养胞脉。《张氏医通》指出："气不耗，归精于肾而为精。精不泄，归精于肝而为清血。血不泄，归精于心化而为真血。"精充血则盛，经候如期；精虚则血少，易致胞脉血虚经量过少或闭经。

肾气盛天癸至。天癸是肾中先天之精。它于女子二七时方能泌至，于七七时竭止。因其初生甚微，在后天之精的滋养下逐渐发育，当肾气由稚渐充盛之时，天癸成熟泌至，并促使冲任二脉通盛，血海由满而溢。天癸竭止，月经终绝。因此，妇女在一生中有月经来潮时的30年内，若肾气虚弱、天癸迟至，可导致月经延

后而至，甚至天癸竭而早发绝经。

肾气资调冲任。冲为血海，任脉为阴脉之海，冲任流通，血海满溢。然冲任二脉皆起于胞中，出会阴、循腹上行，其间冲任二脉不仅蓄溢和调节十二经气血，亦不仅是天癸的道路，其通盛还直接禀受肾气的资助，接受天癸的调节。虽景岳言“冲任为月经之本”，实则肾为冲任之本。若肾气虚弱、精血不足，天癸难至，则冲任失养而发为月经疾病。

肾气温养胞宫。胞宫是主行月经与育胎之处。由于肾阴的滋养和肾阳的温煦，才使青春时期的子宫发育并日趋成熟。当肾气盛泌至天癸时，部分精、血、津、液汇集于胞宫胞脉胞络，以备种子育胎。若未孕，胞宫除旧生新，经血由满而溢是谓月经。肾气充盛，胞宫发育完备，藏泻经血及胎儿正常；肾气虚弱，胞宫发育障碍或衰萎而发生经病或绝经。因此，经云“胞经者系于肾”，肾气对胞宫的温养直接影响着子宫功能的正常。

肾气滋发五脏。以肾精为物质基础所化生的肾气总称为元阴元阳。元阴即肾阴，主以滋润形体、脏腑，充养脑髓、骨络等，并约制肾阳，使阴平阳秘。元阳即肾阳，主以温煦形体、脏腑，蒸发水液，使阴精盛实，并促进人体的生长发育。脏腑受肾气的温养才能化生气血以供人体生命和生殖的需要。《景岳全书》认为“五脏之阴气非此不能滋，五脏之阳气非此不能发”，即肾为脏腑生理活动的根本。肾气虚弱，或肾的阴阳虚损脏腑失于滋发，则导致精血不足而加重肾虚，累及冲任发为经病。

从上可知，月经的生理既以脏腑功能正常、血气调和为基础，更以肾气充盛为其轴心。因肾为天癸之源、冲任之本、胞宫之系、五脏之根，故月经以肾为主导。

（二）肾虚为经病之本，调经重在补肾

月经疾病（排除内外生殖器器质性疾病、妊娠与妊娠出血、产褥出血、全身性疾病与其他原因）虽与脏腑功能失常、气血失调

有关，但终因病在冲任损伤所致，尤其子宫异常出血者，与冲任的热、寒、虚、淤病理密切。由于素体差异和机体对致病因素的易感性不同，基本上可将肾虚的病理规范为肾气虚弱、肾阴虚损、肾阳虚弱及阴阳俱虚。

肾气虚弱与经病。肾气虚弱则天癸迟至或不至，精血不足则冲任失养。可见月经初潮较晚或原发性闭经，亦可月经后期、月经过少而渐至闭经或月经早绝。胞失温养而发育不良则月经过少或痛经、闭经。若封藏失司则冲任失固而月经先期、月经后期、月经无定期、月经过多、经期延长，甚而崩中漏下。血失温煦而色淡质稀，可伴有第二性征发育不良或头晕耳鸣、腰膝酸软、舌质淡、脉沉细等症。治宜补益肾气为主。

肾阴虚损与经病。肾阴虚损则虚火内炽，热扰冲任而迫血妄行。可见月经先期、月经过多、经期延长、经间期出血，甚至崩漏带下。若阴虚血燥而冲任失养，则月经过少或闭经。血为热灼而色紫红稠黏，夹少许血块。可伴有头晕耳鸣、腰膝酸软、颧红烦热、失眠多梦、舌质红少苔、脉细数等症。治宜滋肾益阴。

肾阳虚弱与经病。肾阳虚弱，摄固无权令血海溢泻失司，可致月经先期、月经过多、经前期出血，甚至崩中漏下。真火不足而血色淡黯清稀，可伴有精神萎靡、形寒肢冷、头晕耳鸣、腰膝酸软、性欲减退、舌质淡或胖嫩、苔薄白、脉沉迟细弱等症。治宜温肾助阳。

肾阴阳俱虚与经病。肾虚封藏失司或虚热迫血妄行，久则阴损及阳或阳损及阴而崩漏更甚。病多寒热偏颇，诸证杂现。治宜滋阴助阳，补肾固冲。

《医宗必读》强调“无阳则阴无以生，无阴则阳无以化”，故补肾宜在阴阳互补；精可化血，血可生精，当选用阿胶、龟胶、鹿胶、紫河车等血肉有情之品以填补精血。又因冲任损伤有寒、热、虚、瘀之别，出血日久，会程度不同地兼有气血、阴阳或他脏的虚损以及虚而夹瘀或复感邪毒等病理变化。其治本着“急则治其标，缓则治其本”的原则，灵活立法遣方用药。但不论经病的始末及其传变病机的如何，都应根据肾虚为经病之本，把握调经重在补肾的治疗大法，使月经成为有规律的、周期性的子宫出血。

（三）阿胶调经安胎的作用机理

补肾：按照“肾虚为经病之本，调经重在补肾”的中医理论，阿胶为血肉有情之品，功在补肾，可通过滋阴补肾而调经。

通瘀：中医认为，瘀则痛，通则不痛。阿胶具有活血化瘀、调经止痛的作用，可用于妇女月经不调、行经腹痛（痛经）、崩漏、胎动不安、不孕不育、孕妇身体虚弱、腰腿酸痛及习惯性流产、产后失血、恶露不止等症。

补血：妇女以血为本，阿胶善于补血，故尤适用于女性保健，对妇女青春期、经期、孕期、产期（哺乳及产后恢复期）、中年期、更年期、老年期均有良好的调理滋补作用。

青春期：阿胶养血、补气、调经，有利于建立正常月经周期，提高免疫力，还能够提高经期内的抗病能力，同时对多种妇科疾病都有良好的预防和调治作用。

经期：妇女月经期间，盆腔充血，子宫颈口放松，精神、情绪处于低潮状态，机体抵抗力明显下降，主要表现为全身乏力、小腹有下坠感、腰酸腿软等，病理表现主要有痛经、闭经、经量过多或过少、经期赶前或错后。根据中医理论，气鼓则血行，气虚则血瘀，瘀则痛经、停经。气虚则不摄而致月经过多、过少或赶前错后。阿胶养血、补气、调经，有利于建立正常月经周期，提高免疫力，还能够提高经期内的抗病能力，同时对多种妇科疾病都有良好的预防和调治作用。

孕期：妇女怀胎后，因生理的特殊改变和需要，摄生是极为重要的，这对孕妇的健康和胎儿的正常发育有着重要意义。除慎起居、节房事、调饮食、产前检查外，此时用药要谨慎，凡腹下行血、破血有毒、对胎儿有损害的药物及缩宫的药物应禁服。调理不当，孕期可出现体虚贫血、胎动不安，祖国医药认为气血充盛则构精胎孕，由于胎儿发育的需要、妊娠反应又造成营养物质摄入不足而致贫血或胎动不安。阿胶益气养血安胎，增加血红蛋白含量及微量元素等使营养有源，胎孕母健，母子无恙。

产期：女性分娩之后，因分娩时的产创出血及临产用力，大量的阴血过度损耗，使产妇元气大损，而且又面临哺乳和产后的恢复，因此贵在补充气血。阿胶含有丰富的氨基酸、微量元素及活性物质，具有滋阴、补血、补气功能，能够帮助产妇补足气血，同时阿胶还可以促进钙的吸收，有利于提高母乳质量。此外，阿胶还可以用来防止产后肌肤老化、变黑与变皱。

中年期：中年妇女，特别是职业妇女，往往是家庭事业负担最重的时候，身心的压力较重，有时会出现失眠、疲倦、心烦、面容憔悴等病理表现。阿胶富含丰富的氨基酸、微量元素及活性物质，补充机体所需的营养物质，补阴养血，有效地帮助中年女性改善睡眠、食欲、精力、体质、情绪等诸多方面的状况。阿胶还能促进钙的吸收，有助于锁住水分，舒展肌肤，因而能起到护肤养颜的作用。

更年期：更年期多指妇女在45—55岁范围的肾气渐衰，冲任脉弱阴阳失调而表现的头晕耳鸣、烦躁易怒、心悸失眠、烦热自汗等症，即更年期综合征，亦称绝经期前后诸症。在此期间由于心情急躁易怒，易产生生殖肿瘤和其他器质性病变。贵在调补，阿胶补气滋阴养血，可改善造血功能，提高机体适应能力，增强机体免疫力，滋阴补肾使肝肾调和引火归源，改善睡眠和饮食来缓解更年期内分泌紊乱造成的诸症，顺利度过更年期。

老年期：从中年到老年阶段，体质渐趋衰弱，特别是肾功能衰弱，可产生各种疾病，故用阿胶补血、补肾、补肺，调补身体，增强体质，补充血液，养心提神，强筋健骨，预防更年期综合征，延缓衰老，益寿延年。

八、抗肌萎作用

阿胶能使肌细胞再生，并可促进钙的代谢，有正钙平衡作用，并可改善进行性肌萎性症状，因而可用于防治或治疗进行性肌营养不良症。

阿胶中的氨基酸能使肌细胞再生。阿胶中含有肌肉组成成分的多种氨基酸，能使肌细胞再生，并出现正常的肌纤维，皆对肌变性者有利。肌软跛瘫症状逐渐减轻乃至消失，达到痊愈。

阿胶能增加钙摄入量及促进钙的吸收。阿胶本身富含钙元素，可增加人体内易吸收钙的摄入量，同时亦可增加体内钙的吸收和贮存。钙吃得再多，不吸收、不沉积等于白费，有时还因为纯补钙会造成钙结石，危害人体健康。阿胶中含胶原蛋白及钙元素等，不仅能增加钙的摄入量，而且还能促进体内已摄入钙的吸收和利用。

阿胶能补充骨骼发育所需的营养物质。阿胶能提供骨骼发育所需的钙、锌、铁、锰及胶原蛋白软骨素等营养物质，促进骨骼的发育成长。阿胶中的 Mn 元素等可促进骨骼生长发育。

药理实验证明，阿胶对用特别饲料喂养致成进行性肌营养障碍症的豚鼠，有改善症状的作用，此作用与阿胶中所含 Ca、Mn 及甘氨酸有关。阿胶中含有较高的钙，服用后可增加体内钙的摄入量，有效地改善因缺钙而导致的骨钙丢失、钙盐外流、骨质疏松等。锰能促使骨骼成长。甘氨酸有抑制胃酸分泌、治疗肌衰弱的作用。

另外，阿胶中尚含较高的锶元素，锶元素为人体必需微量元素之一。主要作用与血管构成和功能有关，与神经和肌肉兴奋有关，还是护齿三要素之一，因而认为阿胶在治疗心血管病及保护牙齿方面具有积极作用。

九、抗衰老作用

阿胶富含胶原蛋白及氨基酸、微量元素，具有丰富的综合营养价值，同时微量元素能激活酶，使之发挥生物学的作用，加快新陈代谢，因而阿胶能强身健体，营养肌肤（可使肌肤光洁、红润、富弹性），美容养颜，抗衰老（延缓衰老），延年益寿。

胶原蛋白能美容。胶原蛋白是构成肌肤的主要蛋白质，占肌肤细胞中蛋白质含量的70%以上，在皮肤的生长、修复和营养中发挥着关键作用，是保持皮肤弹性润泽、细腻光滑不可缺少的成分。足够的胶原蛋白可以令细胞变得丰满，从而使肌肤充盈润泽，起到防皱去皱的作用。医学研究表明，人到18岁后体内胶原蛋白的自动生成能力就开始下降，皮肤也逐渐变得不再细腻，失去弹性，所以及时补充体内的胶原蛋白是非常重要的。食品中含胶原蛋白的主要有肉皮、猪蹄、牛蹄筋等。按中医“吃什么、补什么”的理论，阿胶是以动物皮为原料精制而成，富含胶原蛋白，具有营养皮肤、美容养颜的作用。胶原蛋白的美容作用已被实践所证实。国外报道，在有皱纹的皮肤下注射胶原蛋白液可使皱纹舒展。

补血升血能养颜。由于阿胶具补血升血的作用，可使肌肤内血液充盈，肌肤红润，展现青春光彩，达到标本兼治——由内而外的美丽。人体缺血，除贫血外，还表现为面部萎黄、口唇青紫、无精打采的病态，服用阿胶后可改善这些症状。阿胶标本兼治，美容养颜抗衰老，是每一个爱美者及热爱生活者的理想伴侣。

微量元素激活酶。一切生命现象和过程，无不与酶的特异作用息息相关，而必需微量元素恰是很多酶的活性中心。实验证明，70%以上的酶是在具有必需微量元素激活酶时方能发挥生物学的作用，而这些酶无不与锌、铁、锰、铜、碘、硒及其化合物有关，阿胶中含有微量元素锌、铁、铜、锰等27种微量元素，而这些微量元素在抗衰老方面占有重要位置，因而阿胶在抗衰老方面具有积极作用。

补充营养能延年。阿胶（补血）为一高级补品，与人参（补气）、鹿茸（补阳）并称“中药三宝”，能补充蛋白质、氨基酸、微量元素，营养价值甚高。此与其所含的蛋白质、氨基酸及微量元素密切相关。从成分分析可知，阿胶中含较高蛋白质和18种氨基酸及27种微量元素，是人体必需氨基酸和微量元素的主要补充来源。在体内，蛋白质可转变成氨基酸被吸收。被吸收的氨基酸在血液中参与组织蛋白的合成。同时，一部分氨基酸与微量元素在体内相互协调，相互结合，生成多种酶激素、维生素，构成这些具高度活性成分的组成部分，来改善体内代谢平衡，起到防病治病、营养神经、延年益寿的作用。

综上所述，阿胶的药理作用主要是其所含的蛋白质、氨基酸、微量元素及活性成分等共同协调完成的。利用蛋白质、氨基酸和微量元素理论来解释阿胶的作用机理，是一种运用阿胶内所含主要成分的功能来解释作用机理的传统理论，这一理论已得到了普遍的承认与肯定。但这种传统理论有它的局限性，如阿胶的疗效是哪一个元素作用于人体的哪一部位，通过何种方式吸收、分布与排泄，等等。随着科学的发展和中医药研究的进一步深入，阿胶的作用范围将会不断扩大，阿胶的作用机理也将会更加明了。

目前，亦有人提出了利用“改善造血微环境理论”来阐明阿胶的作用机理。这与运用蛋白质理论和微量元素理论来解释阿胶的作用机理相吻合，是传统理论的进一步深化和发展。

体外血细胞培养说明，造血干细胞的生长发育受三个方面的调控，其一是干细胞基因表达；其二是干细胞近距离微环境的诱导效应；其三是远距离体液因子的调控。显然，阿胶不具备基因表达的直接功能，也不可能具有修正干细胞基因缺陷的作用，这正是阿胶不能治疗所有类型的血液病的原因。参与远距离调控也不大可能，因为体液因子调控的是造血的后期过程，即根据体液环境的变化，如病理或生理情况下的抗原、氧分压等变化，定向地调控某一类单向造血细胞的进一步增殖分化，这与阿胶临床和药理事实不符。那么，阿胶最可能的作用机理是，依靠它所含有的同其他一切胚胎样组织相似的微环境物质去改善造血微环境。我们认为，阿胶的治疗作用就是提供HIM中作用于干细胞进一步增殖分化的诱导物质，这便是阿胶改善造血微环境理论。现有研究表明，阿胶的补血机理可能主要是：阿胶刺激与造血有关的细胞因子，作用于造血链，产生生血效果。但是这种理论仍处于研究状态，阿胶作用机理的研究将是一个长期的系统工程。

阿胶作为一味疗效确切的传统中药，是我们祖先两千五百多年来医疗实践经验的结晶。近几年来，阿胶的研究越来越引起医药研究者的广泛重视，阿胶的药理作用也和其他研究一样，取得了可喜的成绩，这些工作为我们继承和发扬这一中药瑰宝奠定了基础。现在，中国已经加入WTO，为进一步阐明阿胶的作用机理和阿胶的有效成分，让外国人认识阿胶，加快中药阿胶进入国际市场的步伐，目前，福胶集团、东胶集团及阿胶研究者均已开始了这方面的工作，试图用基因工程、分子学、细胞学等现代高科技手段破解阿胶补血止血、抗衰老、抗休克、抑制癌细胞发生、增强免疫力、促进钙的吸收和贮存等广泛的临床医疗保健功能，确定其相关有效成分和作用机理，推出现代新型阿胶。不久，一个全新的阿胶的药理研究及作用机理和阿胶新剂型将会展现在我们的面前，这将对阿胶的发展产生深远影响。

第六章 阿胶的临床应用

阿胶，性平、味甘，入肺、肝、肾三经，集治疗、保健于一体，有病治病，无病强身，具有补血、止血、滋阴、润燥之功能，广泛应用于血虚萎黄、眩晕心悸、肌萎无力、心烦不眠、虚风内动、虚劳咳嗽、劳嗽咯血、吐血尿血、便血崩漏、妊娠胎漏等症，为血病要药、妇科病良药和强壮滋补剂。在治疗血液病及滋补方面表现出独特的治疗效果，被称为血液的“保护神”、固体代血浆。在临床上既可单味使用，又可以配伍应用，还可以通过饮食疗法达到强身健体、延缓衰老、延年益寿的作用。它以神奇的疗效，被历代医家所重视，两千多年来经久不衰，为人类的健康事业做出了突出的贡献。

第一节　阿胶的单味应用

阿胶是一味常用的中药，药用历史悠久。历代本草均有记载，早在《神农本草经》就较为准确地记载了阿胶的主治范围，并将其列为上品。谓其“主心腹内崩，劳极洒洒如疟状，腰腹痛，四肢酸痛，女子下血。安胎，久服益气”。《别录》有“丈夫小腹痛，虚劳羸瘦，阴气不足，脚酸不能久立，养肝气”。其后，唐代《药性论》

言其"主坚筋骨，益气止痢"。《千金·食治》"治大风"。孟诜"治一切风毒骨节痛，呻吟不止者，消和酒服"。《日华子本草》用治"治一切风，并鼻洪、吐血、肠风、血痢及崩中带下"。《本草纲目》用治"疗吐血衄血，血淋尿血，肠风下痢。女人血痛血枯，经水不调，无子，崩中带下，胎前产后诸疾。男女一切风病，骨节疼痛，水气浮肿，虚劳咳嗽喘急，肺痿唾脓血，及痈疽肿毒。和血滋阴，除风润肺，利小便，调大肠，圣药也"。《本草纲目拾遗》"治内伤腰痛，强力伸筋，添精固肾"。以后逐渐总结出阿胶补血、止血、滋阴、润肺等功效。

一、单味内服

（一）治疗贫血等血虚证

一般资料：本组297例，男96例，女201例，年龄最小6岁，最大68岁，临床症状以头晕、乏力、心悸、食欲减退、苍白等为依据；血象检查；血色素、红细胞、白细胞、血小板其中一项低于正常标准者均可作为本药物治疗观察的对象。

剂量与服法：每次2.5—5钱，日服两次，早晚炖化吞服，一般为3个疗程（每服一斤或2斤为一疗程），半个月或一个月检查一次症状改善及血象变化情况。要求在服用阿胶期间，除再生障碍性贫血（个别白细胞减少症）可采用中西医结合治疗外（也有单独服阿胶的），其他病症一律停用其他影响血象的药物。

治疗结果：阿胶治疗贫血、再生障碍性贫血、白细胞减少症、血小板减少症、产前产后血虚、虚劳羸瘦、头晕、乏力、心悸、胃纳差等血虚证297例，显效82例，有效263例，总有效率88.6%，显效率27.6%。其中，贫血23例，显效10例，有效5例，无效8例，总有效率为65.2%；再生障碍性贫血15例，显效2例，有效11例，无效2例，总有效率86.7%；白细胞减少症12例，显效7例，有效4例，无效1例，总有效率91.7%；血小板减少症9

例，显效4例，有效1例，无效4例，总有效率55.6%。产前产后血虚5例，显效2例，有效3例，总有效率100%；虚劳羸瘦50例，显效19例，有效20例，无效11例，总有效率78%；头晕60例，显效11例，有效36例，无效13例，总有效率78.3%；乏力61例，显效12例，有效48例，无效1例，总有效率98.4%；心悸35例，显效7例，有效18例，无效10例，总有效率71.4%；胃纳差27例，显效8例，有效15例，无效4例，总有效率85.2%。结果表明，阿胶治疗贫血、再生障碍性贫血、白细胞减少症、血小板减少症、产前产后血虚、虚劳羸瘦、头晕、乏力、心悸、胃纳差等血虚证有显著疗效（山东省新阿胶协作组，新阿胶的研究，1976年8月）。

（二）治疗出血证

一般资料：本组治疗49例，临床症状以出血等为依据。

剂量与服法：每次2.5—5钱，日服两次，早晚炖化吞服。

治疗结果：阿胶治疗子宫功能性出血、肺结核咯血、肺痿咯血、衄血、牙龈出血、产后崩漏、月经量多等出血证49例，显效16例，有效29例，总有效率91.8%，显效率33.7%。其中，功能性子宫出血5例，显效1例，有效4例，总有效率100%；衄血9例，显效4例，有效1例，无效4例，总有效率55.6%；产后崩漏10例，显效3例，有效7例，总有效率100%；咯血15例，显效4例，有效11例，总有效率100%；月经量多10例，显效4例，有效6例，总有效率100%。治疗结果表明，阿胶治疗出血症有显著疗效。

另取阿胶30克，加黄酒和水适量，火炖溶化后，调入赤砂糖适量。日服2次，连服7天治肌衄（出血性紫癜）（《山东药用动物》）。

取阿胶炒黄研末，每以6克于饭前米汤送服，治血尿（含妊娠血尿）。

（三）治肺结核咯血（治肺痨咯血）

一般资料：本组56例，男21例，女35例；初治16例，复治40

例；干酪样浸润型25例，空洞型31例；大量咯血（＞500毫升）5例，中等量咯血（200—500毫升）29例，反复小量咯血（＜200毫升）22例。

治疗方法：采用市售阿胶研成末，每日2—3次，每次20—30克，温开水送下，或煮成糊状服下。大量咯血不止者，可先注射脑垂体后叶素5—10单位，或用其他止血剂，咯血减少后改用阿胶口服。中小量咯血者则单独使用阿胶止血。常规抗结核药物按化疗原则使用。

治疗结果：显效37例（服药1周后大咯血停止），有效15例（服药2周后大咯血转小量咯血或转为血痰），无效4例（服药2周后咯血量未见明显减少），总有效率为92.7%，显效率为66.1%。

（四）治疗习惯性流产

一般资料：治疗滑胎46例中，习惯性流产34例，习惯性早产12例。其中：2次妊娠，2次滑胎者17例；3次妊娠，3次滑胎者16例；4次妊娠，4次滑胎者10例；5次滑胎者3例。除22例由摔扭、过劳、愤怒、性生活频繁等明显诱因致滑胎外，其余24例均无明显诱因，至时而胎滑。但在46例滑胎中，38例在滑胎之前均有腰酸、腹痛、下坠、阴道出血等胎动不安之先兆，仅8例无明显症状，至时而胎滑。本文46例中，中气亏损型17例，血虚失养型12例，肾气不固型10例，阴虚内热型7例。

治疗方法：针对不同类型，用基础方阿胶12克，鸡蛋2枚，红糖30克。辨证加减用药分治。对于有腰酸、腹痛、下坠、阴道出血等明显胎动不安先兆者，急用文火清水炖胶、煮蛋、化糖，1日2次煎服，早晚各1次。对滑胎无明显先兆症状者，应从滑胎好发月份前一个月开始，辨证分型，固本保胎治疗。滑胎前一个月，一日一剂，每晚服；滑胎月份过后，再服一个月，间日每晚煎服一剂。

治疗结果：治疗滑胎46例中，临床治愈41例（不论滑胎前有无明显的胎动不安先兆，服药后，各型临床自觉症状和体征全部消失，胎儿得保，并足月出生者），占89.1%；无效（服药后各型临床自觉症状和体征不能控制，至时仍难免滑胎者）5例，占10.9%。

另据临床报道，用阿胶12克，鸡蛋2枚，红糖30克。先将阿胶加水200毫升，煎煮。待阿胶完全溶化后，打入荷包蛋，待蛋熟后搅入红糖治疗胎动不安、滑胎36例，痊愈30例，无效6例，有效率83.3%。

（五）治疗坐骨结节滑囊炎

治疗方法：先把阿胶砸成高粱米大小的碎块，再将麻油250—500克倒入锅内烧沸，像炸虾片一样把阿胶碎块一匙一匙地投入锅内油炸，炸得膨胀酥脆捞出，凉后碾为细末冲服。每服4—6克，每天3次，连服2—3周。结果治疗坐骨结节滑囊炎7例，均获较好疗效。

病案举例：例1. 黄某，女，58岁，1986年发现右侧臀部坐时痛，可扪及枣大硬块，半年后如大核桃，曾用中药治疗无效，后经口服油炸阿胶1周，硬块便见缩小，2周后硬块已化为无有，至今未复发。例2. 胡某，女，71岁，1990年9月右侧臀部疼痛不能坐3个月就诊。查右侧坐骨结节处可扪及3厘米 ×3厘米大的圆形包块，质坚硬表面光滑，有轻度触痛。曾在某医院检查诊断为坐骨结节囊肿，建议手术治疗而本人不肯接爱。给口服油炸阿胶，每次6克，每天3次，只服了8天囊肿便见缩小，3周后囊肿已全部消失，2年后随防未再复发。

（六）治手足搐搦

一般资料：患者刘某，女，46岁，1977年9月10日住院。该患者自1950年由于生气和惊吓，开始知觉异常，有四肢发麻、刺痛，进而手足搐搦、僵直，各关节屈曲痉挛，严重时全身骨骼肌及平滑肌均呈痉挛状态且呼吸困难，日渐加重。1960年经某医院确诊为甲状旁腺低功能症。经用钙剂、中西药治疗，只能缓解。查体：耳勃（Erb）氏现象及渥斯提克（Chrostek）氏现象均呈阳性。实验室检查：血 Ca_2+5.0%。

治疗方法及效果：用阿胶15克，每日2次，水冲加温内服，用药3日后，手足及全身不抽搐。步态恢复正常，渥斯提克弱阳性，多年无月经，现又来潮，共服2000克告愈。

（七）其他

阿胶尚可用于解氨毒、抗脂肝、慢性肝炎、消化性溃疡、心绞痛、风湿性关节炎，促进儿童生长，使身高、体重增加。用于外伤、烧伤、大手术后营养补充、急救。

阿胶注射液作为血浆代用品，比等渗氯化钠注射液具有胶体溶液的优点，对维持血容量有利。但阿胶含蛋白胨与肽类，具有抗原性，应注意引发过敏反应。

阿胶可抑制和杀伤癌细胞。阿胶对抑制和杀伤癌细胞具有明显效果。这是专家将阿胶直接作用于肿瘤进行实验观察，或分离出不同的阿胶组成物质进行直接抑瘤实验，得出的结论（《济南时报》，2003年11月12日）。

二、单味外用

（一）治泄泻（慢性溃疡性结肠炎）

一般资料：200例，男110例，女90例；20岁以下者10例，21—30岁37例，31—40岁97例，41—60岁56例。患者均有腹泻、腹痛、反复血便、便中有脓或黏液，多次大便培养无致病菌生长，亦未见滴虫或阿米巴原虫。结肠镜检查见肠黏膜充血水肿，有散在小出血点，病变区黏膜较脆，触之易出血，或有直径0.1—0.3厘米的溃疡或溃疡融合成片，并在溃疡表面上有黄白色分泌物。活检病理报告为慢性溃疡性结肠炎。

治疗方法：取重20—30克阿胶一块，隔水加热软化后剪成1.5—2.0克的小段，然后逐块置沸水中充分软化，待充分软化后，用镊子镊出，捏制成椭圆光滑的栓剂。让患者取膝胸卧式或膀胱截石位，将预先用热水软化过的阿胶栓立即塞入肛门（若为事先备好的栓剂，用时先将栓剂放入热水内，待充分软化后塞入肛门），再用肛门管（26号）送入。送入的深度和枚数以病变高低和范围大小而定，一般1—2枚，每日大便后用药一次，7—10天为一疗程，两个疗程间停药4天。

治疗效果：显效118例（两个疗程内，症状全部消失，内镜检查溃疡愈合或留有疤痕，随访1—3年无复发），有效76例（症状减轻，内镜检查病理部位变小，部分颗粒状息肉仍存在或停药后2个月复发），无效6例，有效率达97%，显效率为59%。

（二）治瘰疬（破溃性颈淋巴结结核）

一般资料：11例全部为女性，其中6—13岁者8例，30岁、47岁、50岁各1例。11例患者中7例有结核病接触史。病程2—3年7例，4—7年4例。全部病例均见颈前部后三角区有干酪样坏死，液化而形成脓肿，继之破溃流出黄色含豆渣样碎屑的稀薄脓液，形成窦道或久治难愈的溃疡。同时伴有低烧、盗汗、食欲不振、消瘦等全身中毒症状。病理报告可见淋巴结大片或局灶性干酪样坏死及数量不等的郎罕氏巨细胞和类上皮细胞增生，还见到纤维组织增生及慢性浆细胞浸润。9例做OT试验，均阳性反应（++），余2例未做，但病理报告证实，临床症状典型。

治疗方法：将阿胶200克捣成细粉，倒在硬纸上摊开，用紫外线治疗灯消毒15—20个生理剂量，若想装瓶则连瓶一起消毒，若不装瓶则把消好毒的阿胶包好备用。治疗前，先将溃疡或窦腔道等患部清创消毒，清除坏死组织，疏通管腔，然后将阿胶粉敷于创面或填入窦道内，用无菌纱布或纱条覆盖创面，每日或隔日换药1次，治愈为止。

治疗效果：11例病人中，换药28次以内者10例，换药34次者1例，溃疡完全愈合，随访2年未见复发。

（三）治疮疡（治腋瘘、乳瘘、下肢溃疡）

阿胶一块，烘软压平，修剪与疮面一样大小，盖贴于疮面上，外盖纱布，如有瘘道可捻成一小柱条插到瘘道底部。治疗痤疮、瘰疬、腋瘘、乳瘘、下肢溃疡等疮疡病症疗效显著。

治腋瘘一般资料：吴某某，女，36岁，1968年3月初诊，右腋窝部肿疡化脓破损，两月余未愈。疮口凹陷，深约2厘米，周围皮肤紫褐色，触之有硬结，且见脓水外溢。方法及效果：将阿胶烘软，搓成柱条，插入疮口，3日后已无分泌物，但尚未结痂，继而以阿胶烘软压平如硬币状贴盖疮面，越3日，疮面愈合。随访数年未复发。

治乳瘘一般资料：张某某，女，30岁。右乳乳晕生痈，切开引流三月余创口未敛，形成乳瘘，溃口约0.5厘米×0.5厘米大小，触之有条索状物通向乳房，且见稀乳状分泌物溢出。方法及结果：将阿胶烘软，搓成与疮口大小的小柱条，插入疮口，翌日疮面分泌明显减少，瘘道变浅，经治5次，疮口愈合。

治下肢溃疡：下肢溃疡患者，常规用药疗效慢，见效难。用阿胶治疗下肢溃疡一例，效果尚可。患者男性，45岁，右足内踝上1厘米处溃疡已6年，屡经中西药治疗，均无效。见溃疡面2厘米×2厘米大小，溃疡四周皮肤色素沉着，肉芽紫暗。经清疮处理后，用阿胶一块烘软压平，加钱币厚薄，剪成疮面同样大小，敷于疮面上，外盖纱布固定，5天后复诊，疮面明显缩小，肉芽变红润，后经治疗半月而愈，随访2年未复发。

（四）治初、中期肛裂

一般资料：30例中，男13例，女17例；年龄最小18岁，最大43岁；病程短者8天，最长者3个月；患者均便后肛门疼痛，便后便纸染血，其中还有9例便时滴血；诊断为初期肛裂（肛门齿线下裂口）22例，中期肛裂（有“哨兵”痔及肛乳头肥大并发症）8例。

治疗方法：患者于便后及临睡前洗清肛门后用药。取阿胶切成花生仁大，置60—80℃热水中，浸泡1—2分钟，取出揉搓成条状，长约2厘米，立即送入肛门内，肛外以塔形纱布及胶布封固。1日2次，5日为一疗程。

治疗结果：肛痛定，便血止，肛裂创面愈合为痊愈。本组30例全部治愈。经一个疗程痊愈者14例，两个疗程痊愈者11例，三个疗程痊愈者5例。

第二节　阿胶的配伍应用

阿胶既可单用，又可配伍。如宋代《圣惠方》载治大衄，口耳皆出血不止，用阿胶15克（掏碎炒黄），蒲黄30克，煎至六分，不计时间温服。《仁斋直指方》亦载胶蜜汤，取炒阿胶9克，连根葱白3寸，蜜2匙，新水煎，去葱，入阿胶，蜜溶开，食煎温服。亦治老人、虚人大便秘涩之症。《汤液本草》：“仲景猪苓汤，用阿胶滑以利水道。《活人书》四物汤加减例，妊娠下血者加阿胶。”《本草纲目》：“小儿惊风后瞳仁不正者，以阿胶倍人参煎服最良，阿胶育神，人参益气也。”《经方中成药研究集成》：“仲景配艾叶止血，配甘遂行血，配当归补血，配蒲黄止血，配葱白治虚秘，配当归、黄连治妊娠腹痛下利”等。历代本草对阿胶的药用均有不同的记载，仅晋王叔和《金匮要略方论》用阿胶配伍入药的处方占3.2%，足以证明阿胶临床应用之广泛。

一、古方选录

阿胶药用历史悠久，配伍应用广泛，历代医籍古方收录甚多，现选录如下。

（一）治血虚诸证

治面色无华。来源:《中国皇室秘方大全》皇后洗面药。处方：川芎、细辛、附子、藁本、藿香、冬瓜子、沉香各30克，白檀、甘草、杜苓苓、白芨、阿胶、吴白芷、白茯苓各60克，楮桃250克，白术、生栗子第二皮各15克，白蔹45克，广苓苓、土瓜根、皂角末各30克，脑子6克，丝瓜4个，糯米粉750克。以上药物共研为极细粉。每日早晚蘸药粉洗面。功效：嫩肤增白。

治面部黑斑。来源:《中国皇室秘方大全》朱砂红丸子。处方：朱砂、白术、白蔹、白附子、白芷、白僵蚕、木香、阿胶各15克，白芨、白茯苓、密陀僧各8克，钟乳粉60克。上药研为细末，用阿胶15克熬成膏，入上药末为丸，如梧桐子大，贮瓶备用。每晚临卧时以温水加蜜少许磨丸，调涂于脸上，次晨用温水洗去。功效：清热解毒，祛风清肿，活血减皱。主治：面部黑斑。

治面部粉刺、褐斑。来源:《中国皇室秘方大全》玉容散。处方：牵牛子120克，香白芷、甘松、川芎、藿香、藁本各15克，广零陵香30克，栝楼根22克，细辛、阿胶各8克，皂角、楮桃儿各60克。以上药物均研为细末，每天早晚各用3克洗面。功效：清除面部斑点。主治：面部粉刺，褐斑。

治疗心动悸脉结代。来源:《伤寒论》、《金匮要略》炙干草汤。组方：炙甘草四两、阿胶二两、人参二两、生地一斤、桂枝三两、麦冬半升（去心）、麻仁半斤、生姜三两（酒切）、大枣三十枚。功效：益气养阴，补血复脉。主治：气血虚衰所致的心悸怔忡，少寐，脉结代。

（二）治出血诸证

治大衄、口耳皆出血不止。来源：《圣惠方》。处方：阿胶半两（捣碎炙令黄燥），蒲黄一两。上药捣细罗为散，每服二钱，以水一中盏，入生地黄汁二合，煎至六分，不计时候，温服。主治：大衄、口耳皆出血不止。

治便血如小豆汁。来源：《圣济总录》阿胶芍药汤。处方：阿胶（炙令燥）、赤芍药、当归（切，焙）各一两，甘草（炙，锉）半两。上四味，粗捣筛，每服五钱匕，水一盏，入竹叶二七片，同煎至八分，去滓，食前温服。主治：便血如小豆汁。

治冷热不调、痢下脓血不止、腹痛不可忍。来源：《证治准绳》阿胶丸。处方：阿胶（锉碎，炒令燥）、炮姜、木香、炒黄连、炒当归、黄芩各一两，赤石脂、龙骨各二两，姜厚朴一两半。为细末，炼蜜为丸，梧桐子大，每服30丸，不拘时粥饮送下。主治：冷热不调、痢下脓血不止、腹痛不可忍。

治阴虚下痢五色、至夜发热。来源：《张氏医通》阿胶梅连丸。处方：阿胶、黄连各三两，炮姜一两，黄柏（炒黑）、赤芍药、赤茯苓、乌梅肉（炒枯）各一两五钱。为末，醋煮阿胶为丸，梧桐子大，每服30至50丸，米饮下，日三次。主治：阴虚下痢五色、至夜发热。

治产后下利。来源：《金匮·产后病脉证》白头翁加甘草汤。组成：白头翁二两，黄连三两，黄柏三两，陈皮三两，甘草二两，阿胶三两。功能：凉血止痢，滋阴养血。主治：产后热痢，亦可用于素体阴血亏虚而患热痢，或痢疾，日久不愈而阴血耗伤者。

治肠风下血。来源：《金匮·惊悸吐衄下血》黄土汤。组成：甘草三两，干地黄三两，白术三两，附子三两（炮），阿胶三两，黄芩三两，灶中黄土半斤。功能：温脾摄血。主治：脾气虚寒，不能统血所致的大便下血，面色萎黄，四肢不温，舌淡苔白，脉沉细无力者。吐血、衄血、妇人血崩等属虚寒者亦用之。

治眵泪黏浓、出而不绝。来源：《银海精微》阿胶散。处方：阿胶（蛤粉炒）、炒牛蒡子、糯米、马兜铃、款冬花、紫菀各一两，甘草五钱。为末每服六钱，水煎服。主治：眵泪黏浓、出而不绝。

（三）治阴虚火旺诸证

治阴虚失眠。来源：《伤寒·少阴》黄连阿胶汤。组成：黄连四两，黄芩二两，芍药二两，阿胶烊化三两，鸡子黄2枚。功能：养阴清热，交通心肾。主治：少阴病血少火旺，热病久延，灼及真阴，而见口干舌燥，心烦少寐，或口舌生疮，身热心悸；少阴病热化后，久痢腹痛，便下脓血。

治虚劳。来源：《金匮·血痹虚劳病脉证》薯蓣丸。组成：薯蓣三十分，当归十分，桂枝十分，干地黄十分，麦曲十分，豆黄卷十分，甘草二十八分，人参七分，川芎六分，芍药六分，白术六分，麦冬六分，杏仁六分，柴胡五分，桔梗五分，茯苓五分，阿胶七分，干姜三分，白蔹二分，防风六分，大枣百枚为膏。功能：健脾益气，扶正祛邪。主治：脾胃虚弱，气血不足兼有风气诸疾，如头晕、目眩、腰酸、背痛、肢体麻木、产后风湿及大病后周身疼痛、疲惫无力等。

治小儿肺虚、气粗喘促。来源：《小儿药证直诀》阿胶散，又名补肺散。处方：阿胶一两五钱（麸炒），黍粘子（炒青）、甘草（炙）各二钱五分，马兜铃五钱（焙），杏仁七个（去皮、尖、炒），糯米一两（炒）。上为末，每服一二钱，水一盏，煎至六分，食后温服。主治：小儿肺虚、气粗喘促。

治虚劳久咳。来源：《圣济总录》阿胶饮。处方：阿胶（炙燥）一两，人参二两。上二味，捣罗为散，每服三钱匕，豉汤一盏，入葱白少许，同煎三沸，放温，遇嗽时呷三五呷；依前温暖，备嗽时再呷之。主治：虚劳久咳。

治血虚久咳。来源：《杂病源流犀烛》阿胶四物汤。处方：阿胶、川芎、当归、白芍药、地黄。水煎服。主治：血虚久咳。

主治哮喘。来源：《中国皇室秘方大全》人参定喘汤。处方：人参、阿胶、麻黄、半夏曲、炙甘草各30克，罂粟壳60克，桑白皮15克，五味子45克。上药锉散。每次9克，加水一盏、姜3片，煎至7分，食后温服，每日一次。主治：喘促气逆，喉中有声，坐卧不安，胸膈紧满。

主治虚劳咳嗽咯血、潮热盗汗，不思饮食。来源：《中国皇室秘方大全》蛤蚧散。处方：蜜炙蛤蚧1对，人参、百部、款冬花、紫菀茸各15克，贝母、阿胶、鳖甲、柴胡、肉桂、黄芪、甘草、杏仁、半夏各30克。上药为末。每服9克，水1.5盏、生姜片3片，煎至1盏，不拘时温服。主治：虚劳咳嗽咯血、潮热盗汗，不思饮食。

治老人虚大便秘涩。来源：《仁斋直指方》胶蜜汤。处方：阿胶（炒）二钱，连根葱白三片，蜜二匙，新水煎，去葱，入阿胶、蜜溶开，食前温服。主治：老人、虚人大便秘涩。

治水道不利。来源：《伤寒论》（猪苓汤）。组成：猪苓一两，泽泻一两，茯苓一两，阿胶一两，滑石一两。功能：滋阴、清热、利水。主治：阴虚有热，水气不利所致的口渴欲饮，小便不利，心烦不眠，或咳嗽，恶心呕吐，下利等证。

治遗尿。来源：《中国皇室秘方大全》泽泻散。处方：泽泻、牡丹皮、牡蛎、鹿茸、桑螵蛸、阿胶、赤茯苓各30克。以上药物共研为极细末。每于食前以酒调下6克。功效：固涩止遗。主治：遗尿。

治摊缓风及诸风手足不遂、腰脚无力者。来源：《广济方》。处方：驴皮胶炙令微起，先煮葱豉粥一升别贮；又以水一升，煮香豉二合，去滓，内胶更煮六七沸，胶烊如饧，顿服之；并暖吃葱豉粥任意多少。如冷吃，令人呕逆。主治：摊缓风及诸风手足不遂、腰脚无力者。

治热邪久羁、吸烁真阴。来源：《温病条辨》大定风珠。处方：生白芍六钱，阿胶三钱，生龟板四钱，干地黄六钱，麻仁一钱，五味子二钱，生牡蛎四钱，麦冬六钱，炙甘草四钱，鸡子黄（生）

二枚，鳖甲（生）四钱。水八杯，煮取三杯，去滓，再入鸡子黄，搅令相得，分三次服。主治：热邪久羁、吸炼真阴，或因误表、或因妄攻、神倦瘛疭、脉气虚弱、舌绛苔少、时时欲脱者。

（四）治妇科病证

主治不能孕育。来源:《中国皇室秘方大全》千金保胎膏。处方：桑寄生、当归、砂壳、熟地、白芍、蕲艾、蒲黄、黄芪、甘草、川芎、阿胶、益母草、条芩各30克。上药加香油2000克，熬至枯色，去滓，入黄丹700克，成膏。每用此膏适量，贴于丹田，3—4天一换。功效：益气养血，暖宫种子，固本安胎。主治：妊娠脾胃虚弱，气血不足，诸虚百损，子宫虚冷，腰膝酸痛，胁肋胀满，面色萎黄，四肢浮肿，腹部疼痛，时常见血，屡经小产；并治月经拖后，行经腹痛，赤白带下，崩漏不止，久不孕育者。

主治妊娠气血不足、胎瘦不长。来源:《中国皇室秘方大全》干地黄汤。处方：熟干地黄、阿胶、川芎、当归各60克，赤芍药、炙甘草、人参各15克。上药捣研为末。每服10丸，用水一盏，加粳米少许，同煎至七分，去滓温服，每日3服。功效：养胎助长。主治：妊娠气血不足，胎瘦不长。

治经水不调。来源:《金匮要略》温经汤。组成：吴茱萸三两、当归二两，川芎二两，白芍二两，人参二两，桂枝二两，阿胶二两，牡丹皮二两，生姜二两，甘草二两，半夏半升，麦冬一升。功能：温经散寒，养血祛瘀。主治：瘀血内阻，冲任虚寒所致的月经不调，或前或后，或多或少，或逾期不止，或一月再行者，或兼有少腹胀痛，掌心发热，傍晚发烧，唇干口燥者。也可用于妇人少腹虚寒，久不受孕。老年妇人因血虚血瘀而致的下痢不止，用之也颇有效。

治胎动漏下。来源:《金匮·妇人妊娠》胶艾汤。组成：阿胶二两，艾叶三两，川芎二两，当归三两，芍药四两，干地黄六两，甘草二两。功能：养血安胎，调经止血。主治：冲任脉虚，阴气不守所致的崩漏；肝脾不和所引起的胎动胎漏；血海虚寒，阴血不足，胎元失养导致的胞阻。

治女子月经不调。来源:《中国皇室秘方大全》金衣八宝坤顺丹。处方：益母草、白芍、琥珀、乌药、川芎、橘红、酒芩、大生地、熟地、川牛膝、炙香附、当归、白术、党参、茯苓各60克，紫苏、木香、缩砂、阿胶各30克，甘草15克。上药均研为极细粉，炼蜜为丸，每丸9克，用大赤金为衣。每日3服，每服一丸，温水送下。功效：滋阴养血，理气调经。主治：女子月经不调。

主治崩漏带下、月经不调。来源:《中国皇室秘方大全》乌金丸。处方：台乌、熟大黄、人参、莪术、三棱、赤芍、黄芩、延胡索、丹皮、阿胶、蒲黄、香附、乌豆皮、生地、川芎各90克，寄奴、蕲艾、白扁豆各60克。上药共研为细末，炼蜜为丸，每丸重3克，蜡皮封固。每日3服，每服3丸，温水送下。功效：活血化瘀，理气通经。主治：妇人七情抑郁，气滞食少，口苦咽燥，五心烦热，面黄肌瘦，崩漏带下，月经不调。

主治月经过多、胸腹胀满、肢体酸软无力。来源:《中国皇室秘方大全》和肝归脾汤。处方：黄芪12克，归身、茯苓、茯神、续断各9克，焦白芍、枣仁、丹参、石斛各6克，半夏、橘红、艾叶、阿胶各4.5克。上药作1服，加荷叶梗五寸为引，水煎，去滓温服。功效：养肝健脾，调营止血。主治：月经过多、胸腹胀满、肢体酸软无力。

治女人行经后腹痛。来源:《中国皇室秘方大全》三才大补丸。处方：人参、白术、黄芪各12克，熟地、山药15克，当归、白芍、阿胶12克，川芎9克，杜仲、补骨脂、香附、熟艾叶各6克。上药研为极细末，炼蜜和丸，如梧桐子大，每服3—6克，温水送下，每日2服。功效：大补气血。主治：女人行经后腹痛。

治损动母（胎）、去血腹痛。来源:《小品方》胶艾汤。处方：阿胶二两（炙），艾叶二两。上二味，以水五升，煮取二升半，分三服。主治：损动母（胎），去血腹痛。

治妊娠五月、胎动不安。来源:《证治准绳》阿胶汤。处方:阿胶四两，人参一两，生姜六两，当归、芍药、甘草、黄芩各二两，旋覆花二合，吴茱萸七合，麦门冬一升。为粗末，水九升煎减半，加清酒三升并下阿胶，再煎三升半，食后分四次(昼三夜一)服。主治:妊娠五月，胎动不安。

治妊娠跌打内挫而致的胎动不安。来源:《妇科玉尺》阿胶蕲艾丸。处方:川芎、阿胶、艾叶、当归、白芍药、熟地黄、甘草。为末，水泛为丸，梧桐子大，每服三钱。主治:妊娠跌打内挫而致的胎动不安。

主治妊娠胎动不安。来源:《中国皇室秘方大全》胶艾安胎饮。处方:阿胶、艾叶、黄芪、杜仲、川断、熟地、川芎、当归、白芍各12克，香附、茯苓各9克，人参15克，葱白2茎。以上药物均研为粗末，用水2盏，煎至1盏，去滓温服，每日1服。功效:补气养血安胎。主治:妊娠胎动不安。

治胎动不安。来源:《中国皇室秘方大全》艾胶汤。处方:熟艾、阿胶、葱各30克。以上药物分作3服。每日1服，水煎去滓温服。功效:安胎。主治:胎动不安。

主治胎漏。来源:《中国皇室秘方大全》胶艾四物汤。处方:阿胶、苎麻根、续断、杜仲、地榆炭各9克，当归12克，川芎、白芍各6克，熟地炭15克，艾叶4.5克，香附炭、升麻炭各3克。上药作1服，加杏仁衣炭9克，水两碗，煎至半碗，去滓温服。功效:养血止血，调经安胎。主治:胎漏。腰酸腹坠，有时疼痛，按月来血点滴。

治妊娠腹痛、下痢不止。来源:《经效产宝》。处方:黄连、石榴皮、当归各三两，阿胶二两(炙)，艾叶一两半。上药，水六升，煎至二升，分为三服。忌生冷肥腻。主治:妊娠腹痛、下痢不止。

治产后下痢。来源:《僧深集方》。处方:粳米一合，蜡(如鸡子)一枚，阿胶、当归各六分，黄连十分。上五味切，以水六升半先煮米，令蟹目沸。去米内药煮，取二升，入阿胶，蜡消烊，温分三、二服。主治：产后下痢。

治产后虚羸、大便秘涩。来源：《局方》阿胶枳壳丸。处方：阿胶（碎炒）、枳壳（浸去瓤，麸炒）各二两，滑石（研飞为衣）半两。上为末，炼蜜丸如梧桐子大。每服20丸，温水下，半日来未通再服。主治：产后虚羸、大便秘涩。

治崩漏。来源：《中国皇室秘方大全》延龄护宝丸。处方：禹余粮、龙骨、人参、肉桂、赤石脂、紫石英、熟干地黄、杜仲、桑寄生、续断、吴白芷、川芎、当归、石斛、远志、白茯苓、阿胶、牡蛎、五味子、艾叶各30克。上药均研为细末，炼白沙蜜和丸，如梧桐子大。每日2服，每服40—50丸，空腹温粥送下。功效：补益肝肾。主治：崩漏。妇人血脏虚损，月经过多，经行时暴下不止，连日不断，面黄肌瘦，或经行暂止，数日又发，劳则更甚。

治妇人漏下不止。来源：《千金方》。处方：阿胶、鹿茸各三两，乌贼骨、当归各二两，蒲黄一两。上五味治下筛。空心酒服方寸匕，日三，夜再服。主治：妇人漏下不止。

治妇人白带不止。来源：《中国皇室秘方大全》千金止带丸。处方：人参、肉桂、蕲艾、川芎、龙骨、山药、赤石脂、阿胶各30克，白术、香附、巴戟、当归、牡蛎、茯苓、杜仲、山萸肉、椿根皮各60克，白芍、黄芪、川断、故纸各45克，半夏、苍术各15克。上药均研为细末，水泛和丸。每日3服，每服3—6克，空心用白开水送下。功效：补益气血，燥湿止带。主治：妇人气血不调，赤白带下，淋沥不止；或带下如鱼脑，醒臭秽气，胁胀腰酸，带下日久，气血两虚，头眩耳鸣，四肢倦怠，多睡少食，肌肉消瘦，致成劳疾。

医圣张仲景将阿胶配伍后广泛应用于临床，特别是在治疗心动悸脉结代、治阴虚失眠、治水道不利、治胎动漏下、治经水不调、治产后下利、治肠风下血、治虚劳、治阴虚劳嗽等方面取得了较好的临床效果。

二、经方例选

（一）炙干草汤（又名复脉汤）

分类：补益剂。

来源：《伤寒论》、《金匮要略》。

组成：炙甘草四两，阿胶二两，人参二两，生地一斤，桂枝三两，麦冬半升（去心），麻仁半斤，生姜三两（酒切），大枣三十枚。

用法：上九味，以清酒七升、水八升，先煮八味，取三升，去滓，内胶烊尽，温服一升，日三服。（现代用法：留下阿胶，其余各药，混合煎煮，取汁倒出，加入清酒10毫升。另将阿胶略加开水炖化，分三次入药汁搅匀服。一剂煎服三次，一天服完。）

功效：益气养阴，补血复脉。

主治：气血虚衰所致的心悸怔忡，少寐，脉结代；虚劳肺痿。

应用：现代多用于风湿性心脏病、病毒性心肌炎、甲状腺机能亢进引起的心律不齐、传导阻滞、房性早搏；植物性神经功能紊乱导致的心悸气短、心动过速，早期肺结核证见盗汗心悸失眠者。

化裁：应用本方时，便秘者重用麻仁；便溏者去麻仁；不寐多汗者改麻仁为枣仁、合欢花等；脉弱者重用党参或山茱萸。气阴两伤之虚劳干咳等证，对阴伤肺燥较显著病症，方中姜、桂、酒应考虑减少用量或不用。

方解：本方在《伤寒论》用治于“脉结代，心动悸”之证。脉结代的临床表现，正如《濒湖脉学》所说：“结脉，往来缓，时一止复来”“代脉，动而中止，不能自还，因而复动。”本证是由于阳虚不能宣通脉气，阴虚不能养心血所致。心烦不眠，舌光少津，亦由阴血不足而形成。虚劳干咳，痰中带血，自汗盗汗，咽干舌燥等，皆是阴液不足，肺失润养，内燥伤及肺络，或阴虚生热，内蒸迫汗外泄而致。尤在泾云：“脉结是荣气不行，悸则血亏而心无所养，荣滞血亏，而更汗出，岂不立槁乎。”气血亏损，血行不畅，心失所养，故心动悸脉结代，甚至危及生命。治当益气补血，通阳复脉。故方中重用炙甘草之甘温益气补中，以生血源，兼通血脉为君；臣以人参扶正健中，而阴阳俱补；配地黄、阿胶、麦冬、麻仁养阴补血而壮血源为佐；生姜和酒，辛温走散，温通心阳，以畅利心脉，桂枝温经络以达四肢而入血分为使。合而用之，使气血充足，阴阳调和，则心动悸、脉结代等证可自愈。

（二）补肺阿胶汤（原名阿胶散，又名补肺散）

分类：补益剂。

来源：《小儿药证直诀》。

组成：阿胶一两五钱，黍粘子（即牛蒡子）二分五钱，甘草二分五钱，马兜铃五钱，杏仁七个，糯米一两。

用法：上为末，每服一二钱，水一盏，煎至六分，食后温服。（现代用法：作汤剂，水煎服，阿胶加开水炖化，分次调入药汁。）

功能：养阴补肺，镇咳止血。

主治：肺虚热盛。咳嗽气喘，咽喉干燥，咯痰不多或痰中带血，脉浮细数，舌红少苔。

方解：本方证由肺阴虚而感受外邪，邪从热化，侵及于肺，则咳嗽气喘咽干。咳久不愈，肺络受损，故痰中带血。脉浮细数，舌质红少苔，均属邪从热化之证。证以肺阴虚为本，故重用阿胶，滋阴补肺，养血止血。牛蒡子以疏风热，利咽膈；马兜铃清肺热，化痰止咳。更加苦温润降之杏仁为佐，从而肺气顺降，热邪疏散，喘咳、咽干自平。全方重点，固然在于补肺，但本方用治本证，不仅在于滋阴，还须与培土生金并用，因而又加糯米、甘草以滋益脾阴，与阿胶协作，则补肺之功力更大。脾肺得补，母子兼顾，共奏养阴补肺、宁嗽止血之效。

本方不仅对小儿肺阴虚燥热之咳喘证适宜，即成年人而见此证者亦可使用。

（三）薯蓣丸

分类：补益剂。

来源：《金匮·血痹虚劳病脉证》篇。

组成：薯蓣三十分，当归十分，桂枝十分，干地黄十分，麦曲十分，豆黄卷十分，甘草二十八分，人参七分，川芎六分，芍药六分，白术六分，麦冬六分，杏仁六分，柴胡五分，桔梗五分，茯苓五分，阿胶七分，干姜三分，白蔹二分，防风六分，大枣百枚为膏。

用法：上二十一味药，末之，炼蜜和丸，如弹子大，空腹酒服1丸，100丸为一剂。

功能：健脾益气，扶正祛邪。

主治：脾胃虚弱，气血不足兼有风气诸疾，如头晕、目眩、腰酸、背痛、肢体麻木、产后风湿及大病后周身疼痛、疲惫无力等。

应用：现代多用于周期性麻痹、早期重症肌无力、产后受风、体虚反复感冒及一切慢性衰弱病症。

方解：诸虚百损，一则源于先天禀赋不足，二则属于后天失调。脾胃为后天之本，为气血生化之源，脾虚胃弱则水谷之精微无以充实补养。日久则成“虚劳”。虚劳之人，气血受损，百脉空虚，易被外邪侵袭。风为百病之长，善行而数变，故见头晕目眩，心悸气短，四肢无力，腰背酸痛等证。尤在泾说：“虚劳证多有挟风气者，正不可独补其虚，亦不可着意去风气。”因补虚则恋邪，攻邪则伤正，故仲景用薯蓣丸，从调理脾胃入手，兼可疏风去邪。方以薯蓣专理脾胃，以培土厚肠，益气扶正为君；以参、术、苓、草、地、芍、归、芎八珍汤补气养血为辅；阿胶合四物汤以加强养血之功；而以柴胡、桂枝、防风、大豆黄卷疏风去湿，温经活络；麦冬、白蔹、桔梗、杏仁以清宣肺热；重用大枣取其健脾和中养血之意；干姜温脾胃以助阳。诸药共奏“健脾益气扶正去邪”之功。可谓补虚不恋邪，驱风不伤正。故适用于虚劳之人而患风气百病、风眩风痹者。

（四）黄连阿胶汤

分类：清热剂。

来源：《伤寒·少阴》篇。

组成：黄连四两，黄芩二两，芍药二两，阿胶三两（烊化），鸡子黄二枚。

用法：上五味，以水六升，先煮三物，取二升，去滓，内胶烊尽，小冷，内鸡子黄，搅冷即得，温服七合，日服三次。

功能：养阴清热，交通心肾。

主治：少阴病血少火旺，热病久延，灼及真阴，而见口干舌燥，心烦少寐，或口舌生疮，身热心悸；少阴病热化后，久痢腹痛，便下脓血。

应用：现代多用于温热病后阴虚火旺之失眠，或神经官能症，口腔溃疡，失音，胎漏，肾炎，阳痿，血精，支气管扩张咯血，小儿阴虚咳嗽、夜啼、疳热、夏季热等疾。

化裁：应用本方时，兼口渴咽干者，加麦冬、元参、花粉；咽痛者，加桔梗、甘草；心中烦热较甚、小便黄赤者，加竹叶、灯心、通草、白茅根；热灼真阴，血溢皮肤，牙龈或见皮下紫斑者，加女贞子、旱连草、炒地榆、丹皮、生地；失眠严重和女子精神抑郁者，加甘草大枣汤、酸枣仁汤或百合地黄汤。

方解：此方乃治少阴阴虚阳亢，水不制火之方。邪从热化灼烧真阴，肾水不足而心火更炽，故见胸热，心烦不眠，舌红苔黄，脉象细数等，均是属阴亏于下，虚火上炎之证。正如陈修园所谓："下焦水阴之气，不能上交于心火……上焦君火之气不能下入于水阴"，故心肾不交，水火不能相济。所以此方以芩、连直折心火，除烦宁神；用阿胶以补肾阴，鸡子黄佐芩、连于泻火中生血养心；芍药佐阿胶以滋阴并敛阴气，使心肾交合，水升火降，阴虚阳亢之证则可自愈。

（五）白头翁加甘草阿胶汤

分类：清热剂。

来源：《金匮·产后病脉证》篇。

组成：白头翁二两，黄连三两，黄柏三两，陈皮三两，甘草二两，阿胶三两。

用法：上六味，以水七升，煮取二升，去滓，温服一升。不愈，更服一升。

功能：凉血止痢，滋阴养血。

主治：产后热痢，亦可用于素体阴血亏虚而患热痢，或痢疾日久不愈而阴血耗伤者。

方解：本方为治产后热毒深陷血分，纯下血痢的常用方剂。方中以白头翁清热解毒，凉血止痢，为治热毒赤痢之要药，故以为君；黄连、黄柏、陈皮清热泻火燥湿，助白头翁清热解毒止痢；甘草缓急止痛且调和药性；阿胶则滋补阴血。六药伍用，既可祛邪，又能扶正，共奏凉血止痢、滋阴养血之功。

（六）温经汤

分类：理血剂。

来源：《金匮要略》。

组成：吴茱萸三两，当归三两，川芎二两，白芍二两，人参二两，桂枝二两，阿胶二两，牡丹皮二两，生姜二两，甘草二两，半夏半升，麦冬一升（去心）。

用法：上十二味，以水一斗，煮取三升，去滓，分温三服。（现代服法：水煎服。）

功能：温经散寒，祛瘀养血。

主治：冲任虚寒，瘀血阻滞。瘀血内阻，冲任虚寒所致的漏下不止，月经不调，或前或后，或多或少，或逾期不止，或一月再行，或经停不至，而见傍晚发热，手心烦热，唇干口燥，少腹里急，腹满；也可用于妇人少腹虚寒，久不受孕。老年妇人因血虚血瘀而致的下痢不止，用之也颇有效。

化裁：应用本方时，崩漏下血或经血过多者，易生姜为炮姜；少腹疼痛，经血色紫块多者，加桃仁、红花、香附、乌药；下焦虚寒较甚者，改桂枝为肉桂；经寒血虚不孕者，加青皮、香附。

方解：本方虽寒热消补并用，但以温养冲任为主，为妇科调经常用方，主要用于冲任虚寒而有瘀滞的月经不调、痛经、崩漏等证，故名“温经汤”。

本方治证皆因冲任虚寒，瘀血阻滞所致。冲为血海，任主胞胎，二经皆起于小腹，与月经关系密切。冲任虚寒，血凝气滞，故漏下不止，或月经不调，或小腹冷痛，久不受孕；瘀血不去，新血不生，则濡润不足，故口唇干燥，气血凝滞，内阻于里，故少腹里急而腹满；至于傍晚发热，手心烦热，均属阴血不足所致。证属虚实寒热挟杂，故非纯用祛瘀之法所宜，当以温经散寒与养血祛瘀并用，使血得温则行，血行瘀消，诸证可愈。方中吴茱萸、桂枝温经散寒，通利血脉，为君药。当归、川芎、芍药活血去瘀，养血调经；丹皮祛瘀通经，并退虚热，共为臣药。阿胶、麦冬养阴润燥而清虚热，阿胶还能止血；人参、甘草益气健脾，以资生血之源，并达统血之用；冲任二脉均与足阳明胃经相通，半夏能通降胃气而散结，有助于祛瘀调经；生姜温胃气以助生化，共为佐药。甘草又能调和诸药，兼为使药。诸药合奏温经通脉，养血祛瘀之用，则瘀血去，新血生，虚热消，月经调而病自解。

（七）胶艾汤

分类：理血剂。

来源：《金匮·妇人妊娠》篇。

组成：阿胶二两，艾叶三两，川芎二两，当归三两，芍药四两，干地黄六两，甘草二两。

用法：上七味，以水五升，清酒三升合煮，取三升，去滓，内胶令烊尽，温服一升，日服三次。不差，更作。（现代用法：水煎去渣，或加酒适量；入阿胶化，温服。）

功能：补血止血，调经安胎。

主治：妇人冲任脉虚。阴气不守所致的崩中漏下，月经过多，淋沥不止，或伴产后下血不绝，或妊娠下血、腹中疼痛者。肝脾不和所引起的胎动胎漏；血海虚寒，阴血不足，胎元失养导致的胞阻。

应用：现代多应用于妇女月经量过多、先兆性流产及功能性子宫出血偏于虚寒者。血虚腹痛亦可用之。

化裁：本方所主出血，偏于虚寒者较好。气虚不摄者，加党参、黄芪；脾不统血者，加归脾汤；伴产后出血不止因于瘀血内停者，加桃仁、红花；先兆性流产或习惯性流产者，加白术、黄芩、桑寄生、杜仲。

方解：本方可止三种出血，一为经水淋沥不断，曰崩漏；二为伴产后继续下血不止；三为妊娠胞阻下血，而非癥积所致者。故此方为安胎止血之要方。三种出血，其源一也，皆属冲任虚损，阴气不能内守。冲为血海，任主胞胎，冲任虚损，阴血不能内守，故崩中漏下，月经过多，或伴产后下血不止，或妊娠下血（胎漏），胎动不安，腹中疼痛。治当补血止血，调经安胎。方中阿胶专于补血、止血；艾叶温经止血；二药又为调经安胎、治崩止漏的要药，共为君药；熟地、当归、白芍、川芎即后世四物汤，补血调经，并能活血调血，以防出血日久留瘀，共为臣佐药。甘草调和诸药；配阿胶则善止血；配芍药能缓急止痛；加入清酒助药力运行，亦防出血日久留瘀之意；共为使药。诸药合用，以补血止血为主，兼以调经安胎，为治疗血虚崩漏以及安胎的常用方剂。

（八）黄土汤

分类：理血剂。

来源：《金匮·惊悸吐衄下血》篇。

组成：甘草三两，干地黄三两，白术三两，附子三两（炮），阿胶三两，黄芩三两，灶心黄土半斤。

用法：上七味，以水八升，煮取三升，分温二服。（现代用法：先将灶心土水煎取汤，再煎余药。）

功能：温阳健脾，养血止血。

主治：脾阳不足，中焦虚寒。脾气虚寒，不能统血所致的大便下血，或吐血，衄血，及妇人崩漏，血色暗淡，四肢不温，面色萎黄，舌淡苔白，脉沉细无力者。

化裁：应用本方时，胃纳较差者，阿胶改用蛤粉炒；气虚者，加党参；心悸者，去黄芩，加龙眼肉、酸枣仁；此外，三七、白芨、姜炭、地榆炭等均可酌加。

方解：脾主统血，气能摄血。若脾阳不足，脾气亦虚，失去统血之权，则血从上溢为吐、衄，下溢而为便血、崩漏。但必血色黯淡，四肢不温，面色萎黄，舌淡苔白，脉沉细无力，才是脾阳气虚及阴血不足之象。治当温阳止血为主。本方是以温药止血的代表方剂。方中灶心黄土（即伏龙肝）能温中止血，为君药。配以白术、附子温脾阳而补中气，助君药以复统摄之权，为臣药。但辛温之白术、附子易耗血动血，且出血量多，阴血每亦亏耗，故佐以生地、阿胶滋阴养血，并能止血；更配苦寒之黄芩与甘寒滋润之生地、阿胶共同制约术、附过于温燥之性，生地阿胶得术、附又不虑其滋腻呆滞。甘草调药和中为使药。诸药配合，寒热并用，标本兼治，刚柔相济，温阳而不伤阴，滋阴而不碍阳。

（九）猪苓汤

分类：祛湿剂。

来源：《伤寒论》。

组成：猪苓一两，泽泻一两，茯苓一两，阿胶一两，滑石一两。

用法：上五味，以水四升，先煮四味，取二升，去滓，内阿胶烊化，温服七合，日服三次。（现代用法：水煎服，阿胶分二次烊尽。）

功能：利水、清热、养阴。

主治：水热互结。阴虚有热，水气不利所致的口渴欲饮，小便不利，发热，或心烦不寐，或兼有咳嗽、恶心呕吐、下痢等。又治血淋，小便涩痛，点滴难出，小腹满痛者。

应用：现代多用于泌尿系感染、肾炎属阴虚有热者。

化裁：微热消渴，小便不利，去滑石、阿胶，加桂枝、白术；阴伤过重者，加沙参、玉竹、花粉等。

方解：本方原治伤寒之邪，传入阳明或少阴，化而为热，与水相搏，遂成水热互结，邪热伤阴，小便不利之证。水热相搏，不得气化，阴津不布，加之热邪伤阴，故口渴欲饮；水热互结，气化不行，则小便不利；水湿下渗于大肠，故而下利；水气上逆于肺，则为咳逆；中攻于胃，则为呕逆；阴虚且邪热上扰，则心烦不寐。此时急当利其小便以渗水湿，兼施清热养阴之法治之。方用茯苓甘淡，渗脾肾之湿；猪苓甘淡；泽泻咸寒，泄肾与膀胱之湿热，渗利小便；滑石清热通淋，利窍泄热；阿胶甘咸，滋阴润燥，又能养血止血。诸药合用，渗利与清热养阴并进，利水不伤阴，滋阴不敛邪，使水气去，邪热清，阴液复，诸证自解。但总以渗利为主，清热养阴为辅。血淋而小便不利者，亦可用本方利水通淋，清热止血。

《伤寒论》224条云："阳明病，汗出多而渴者，不可与猪苓汤，以汗多胃中燥，猪苓汤复利其小便故也。"从此条可以看出，猪苓汤证的口渴，虽说是阴虚有热，但阴虚并不是主要的，主因还是水气不化，津不上腾而口渴，待水气一行则口渴自愈。如汗多伤阴而口渴者，不能用猪苓汤。猪苓汤的主要作用是以利小便为主，兼顾其阴为辅。

（十）鳖甲煎丸

分类：消导化积剂。

来源：《金匮·疟病脉证》篇。

组成：鳖甲十二分，乌扇三分（烧），黄芩三分，鼠妇三分（熬），干姜三分，大黄三分，桂枝三分，石苇三分（去毛），厚朴三分，瞿麦三分，阿胶三分（炙），紫薇三分，柴胡六分，蜣螂六分（熬），芍药五分，丹皮五分（去心），蔗虫五分（熬），蜂窠四分（炙），赤硝十二分，桃仁二分，人参一分，半夏一分，葶苈一分（熬）。

用法：上23味药，为末，取煅灶下灰一斗。清酒一斛五斗，浸灰，候酒尽一半，着鳖甲于中，煮令泛烂如胶漆，绞取汁，内诸药，煎为丸，如梧子大，空心服七丸，日三服。（现代用法：取灶下灰1.5千克，黄酒5千克，浸灰内滤过取汁，煎鳖甲成胶状，其余22味药共为细末，将鳖甲胶放入炼蜜中和匀为小丸，每服3克，每日三次。）

功能：行气活血，祛湿化痰，软坚消癥。

主治：疟疾日久不愈，胁下痞鞭成块，结成疟母。以及癥积结于胁下，推之不移，腹中疼痛，肌肉消瘦，饮食减少，时有寒热，女子月经闭止等。

应用：现代常用此方治疗慢性肝炎、血吸虫病以及黑热病等肝脾肿大者，均有一定效果。并对其他瘀血见证，如妇女子宫肌瘤、囊肿、顽固性胸胁疼痛等，亦有一定疗效。

化裁：使用鳖甲煎丸治疗慢性肝炎、肝硬化时，往往不单独使用本方。常宜攻补兼施，交替使用补正之品，或与其他舒肝和胃、健脾益血药同用。

方解：本方原治疟母结于胁下，今常以治腹中癥瘕。疟母之成，每因疟邪久踞少阳，正气渐衰，气血运行不畅，寒热痰湿之邪与气血搏结，聚而成形，留于胁下所致。正如程林所云："疟母者，邪气内搏于脏腑，血气羁留而不行，息而成积，故内结癥瘕，外作寒热。"遵《内经》之旨，"坚者消之，结者行之"，故以鳖甲软坚散结，消癥瘕除寒热为君；邪结血分者，用大黄、芍药、桃仁、赤硝、牡丹、鼠妇、紫薇攻逐血结为臣；邪结于气分者，有厚朴、半夏、石苇、葶苈、瞿麦、乌扇(射干)、蜂房、蜣螂下气利小便均以为佐;调寒热和阴阳则有黄芩、干姜;通营血则有桂枝、柴胡;和血气则有阿胶、人参二味以为使也。结得温即行，灶灰之温，清酒之热宜之。制鳖甲同诸药合而用之，扶正祛邪，软坚散结，破瘀消痞。乃攻补兼施，寒温并用之剂，对于疟母内结，癥瘕积聚，实有攻邪不伤正，气畅血行，癥积内消之功。诸药为末和丸服之，乃取峻药缓攻之意。

此方破瘀攻逐之品甚多，故非癥久痼深之患，不宜轻投，以防伤正气。孕妇禁服。不宜作煎剂。

(十一)清燥救肺汤

分类:治燥剂。

来源:医门法律。

组成:冬桑叶三钱，石膏二钱五分，人参七分，甘草一钱，胡麻仁一钱(炒、研)，真阿胶八分，麦门冬一钱二分(去心)，杏仁七分(去皮尖、炒)，枇杷叶一片(刷去毛，蜜涂炙黄)。

用法:水一碗，煎六分，频频二、三次热服。

功能:清燥润肺。

主治:温燥伤肺。头痛身热，干咳无痰，气逆而喘，咽喉干燥，鼻燥，胸满胁痛，心烦口渴，舌干无苔，脉虚大而数。

化裁:若痰多难咳者，加贝母、瓜蒌以润肺化痰。

方解:本方所治乃温燥伤肺之重证。燥热伤病，肺失肃降，故气逆而喘，胸胁满痛。热伤气，燥伤阴，燥热偏胜，则耗气伤阴，故其病除身热头痛、干咳无痰外，并见咽喉干燥，心烦口渴，脉虚大等气阴两伤之症状，治宜清燥润肺，切忌辛香苦燥之品，重损气阴。方中以桑叶为君，清宣肺燥。以石膏、麦冬为臣，一者清肺经之热，一者清肺金之燥。如此配合，宣中有清，清中有润;石膏虽质重沉寒而量少，故不碍桑叶轻宣之性。余皆为佐药，杏仁、枇杷叶利肺气，使肺气肃降有权;阿胶、胡麻仁润肺养阴，使肺得濡润之性；人参、甘草益气和中，使土旺金生，肺气自旺。诸药相伍，燥邪得宣，气阴得复共奏清燥救肺之功，故以清燥救肺名之。

（十二）阿胶鸡子黄汤

分类：治风剂。

来源：通俗伤寒论。

组成：陈阿胶二钱（烊冲），生白芍三钱，石决明五钱（杵），双钩藤二钱，大生地四钱，清炙草六分，生牡蛎四钱（杵），络石藤三钱，茯神木四钱，鸡子黄2枚（先煎代水）。

用法：水煎服。

功能：滋阴养血，柔肝熄风。

主治：邪热久羁，灼烁阴血。筋脉拘急，手足瘈疭，类似风动，或头目眩晕，舌绛苔少，脉细数者。

方解：本方证为邪热久羁，热伤阴血，虚风内动所致。温热病后每见此证。血不养筋则筋脉拘挛，伸缩不能自如，故手足瘈疭。头目眩晕，为水不涵木，肝虚风动之象。治以滋阴养血熄风为主，辅以潜阳通络。方中以阿胶、鸡子黄为君，滋阴血，熄风阳；生地、芍药、甘草为臣，酸甘化阴，柔肝熄风。然阴血虚者，肝阳偏亢，故以钩藤协石决明、牡蛎为佐，取其介类潜阳，合用以平熄肝木之亢；复用茯神木平肝安神，以加强其效。筋挛则络亦不舒，故用络石藤为使，配以白芍、甘草，以舒筋通络。合而用之，成为养血滋阴、柔肝熄风之剂。

（十三）大定风珠

分类：治风剂。

来源：温病条辨。

组成：生白芍六钱，阿胶三钱，生龟板四钱，干地黄六钱，麻仁二钱，五味子二钱，生牡蛎四钱，麦冬六钱（去心），炙甘草四钱，鸡子黄二枚（生），鳖甲四钱（生）。

用法：水八杯，煮取三杯，去滓，再入鸡子黄，搅令相得，分三次服。（现代用法：水煎去滓，再入鸡子黄搅匀，温服。）

功能：滋阴熄风。

主治：温病热邪久羁，热灼真阴，或因误用汗下，重伤阴液。神倦瘈疭，脉气虚弱，舌绛苔少，有时时欲脱之势。

方解：本方证是因为温病时久，邪热灼伤真阴，或因误汗、妄攻，重伤阴液所致。真阴大亏，故见神倦脉虚，舌绛苔少，有时时欲脱之势；虚风内动，故手足瘈疭。此时邪气已去八九，真阴仅存一二，故治用味厚滋补的药物为主以滋阴养液，填补欲竭之真阴，平熄内动之虚风。方中鸡子黄、阿胶滋阴养液以熄内风，为君药。地黄、麦冬、白芍滋阴柔肝；龟板、鳖甲滋阴潜阳，均为臣药。麻仁养阴润燥，牡蛎平肝潜阳；五味子、炙甘草酸甘化阴，以加强滋阴熄风之功，均为佐使药。合用具有滋阴养液，柔肝熄风之效。

三、对药应用

阿胶配黄连、鸡子黄可育阴清热、养血安神，以治虚烦不眠；配甘草能生血复脉，疗心动悸脉结代；配人参则气血双补；得白头翁清热凉血，治产后下痢，里急后重等；配猪苓养阴利尿，治少阴病下痢烦渴；配薯蓣健脾益气，以愈虚劳风气百疾；配艾、归、芍、芎、地等则奏益肾固冲、养血止血之功；合吴茱萸温肝散寒，养血调经；配白术健脾除湿、养血安胎；合灶心黄土、附子为温阳止血剂；伍白芨、黄芩可止肺出血；血热吐衄配白茅根、生地、旱莲草、仙鹤草等；治肺咳嗽则与天冬、麦冬、杏仁、杷叶、麻仁、石膏等同用。

（一）配艾叶炭

功能：温经止血。

主治：经血虚寒，行经腹痛，崩漏下血，胎动不安。

用量：阿胶6—10克，艾叶炭10克。

方解：阿胶甘平，滋阴养血、止血。艾叶炭温经止血。两药配伍，温经止血，治下元虚寒，月经过多，崩漏，胎漏下血，以及孕妇受寒，腹中疼痛，胎动不安等证。如属血热者不宜用。

（二）配仙鹤草

功能：补血养阴，收敛止血。

主治：阴血不足，心悸怔忡，脱力劳伤及多种出血证。

用量：阿胶6—10克，仙鹤草15—30克。

方解：阿胶甘平，滋阴补血止血，为血肉有情之品。仙鹤草苦涩平，收敛止血。两药配伍共奏补血养阴、收敛止血之功。

（三）配紫菀

功能：止咳止血。

主治：肺虚久咳，痰中带血或咳嗽吐血。

用量：阿胶10克，紫菀10克。

方解：阿胶甘平，补血滋阴，润肺止血。紫菀蜜炙，润肺止咳效强，能治肺虚咳血。两药配伍，止咳止血，用于肺劳咳嗽，痰中带血或肺萎、肺痈等证。

（四）配鹿角胶

功能：益精补血。

主治：精血不足，面色无华，虚损劳咳，吐血，崩漏。

用量：阿胶10克，鹿角胶10克。

方解：阿胶甘平，补血滋阴，润肺止血。鹿角胶甘平，善补下元，通督脉，补血止血。两药合用，益精补血，用于精血不足证。

近代多用于各种贫血。

（五）配鹿角霜

功能：温肾补脾。

主治：脾肾阳虚水肿，脘闷腹胀，纳差便溏，面黄，小便短少等。

用量：阿胶珠2—3克，鹿角霜2—3克。

应用：用本方治疗慢性肾炎及肾病综合证百余例，均获显效。

（六）配西洋参

功能：补气养阴。

主治：气阴两虚，咳嗽痰少，少气，自汗。

用量：阿胶3克，西洋参3克。

用法：两药共研细末，温开水送服，1日2次。

（七）配黄芪、大枣

功能：补气益血。

主治：血虚证。

用量：阿胶珠3克，黄芪18克，大枣10枚。

用法：先煎黄芪、大枣，水沸1小时后取汤，将阿胶纳入溶化，口服，每日1剂。

（八）配大黄

功能：养血凉血，祛瘀止血。

主治：对血虚有瘀的各种血证均有效，如血淋、吐血、衄血、咯血、崩漏、便血、月经量过多等，崩漏尤宜。

用量：阿胶3—9克，大黄3—9克。

方解：阿胶养血止血。大黄泻血分瘀热止血。两药养血与祛瘀并用，凉血与止血兼施，扶下祛邪，相得益彰。

（九）配荆芥炭

功能：养血疏风止血。

主治：风邪入血，扰动血络之各种出血证，对痔血、肠风下血尤宜。

用量：阿胶3—9克，荆芥炭4.5—9克。

方解：阿胶养血止血。荆芥芳香气清，温而不燥，疏散风邪，炒炭后止血作用大增。二药合伍，养血止血中寓疏散，则血中风邪外出，风不激荡，妄行之血可止。

（十）配蒲黄、琥珀

功能：养血凉血，化瘀止血。

主治：肾炎血尿迁延不愈者。急性泌尿系感染引起的尿血痛属阴虚血热者亦可选用。

用量：阿胶珠3—9克，蒲黄4.5—9克，琥珀1.5—3克。

方解：阿胶养血止血。蒲黄散瘀止血，兼利小便。琥珀行血散瘀，利尿通淋。三药养血与化瘀并用，止血不留瘀，化瘀不伤血，养而能利，相辅相成。

四、复方应用

（一）血虚诸证

血虚证见面色萎黄无华、指甲苍白、头晕眼花等证。将阿胶作为良好的补血药，成无已认为："阴不足者，补之以味，阿胶之甘，以补阴血。"对于血虚诸证，历代均作为主药使用，单用一味即有效果，临床上常与熟地、当归、人参、黄芪等补气之品同用。中医认为气能生血，气盛则生血功能自强，气虚则生血功能自弱。在临床上，血虚症、气血两虚症的治疗，常常于补血之药之中，配以益气之品，以增强补血之功。如《益寿效方》用本品与党参、山楂同用治疗气血两虚而见神痨气短、面色无华、食欲不振等症。

《国家药品标准》收载的阿胶补血口服液、山东阿胶膏、复方阿胶浆等均有与党参、黄芪同用之。目前临床上多用于急性、慢性、病毒性肝炎，肝硬化，营养不良，神经衰弱，血小板减少，白细胞减少，贫血的治疗。

据报道，王钟贤等用生血片（胎盘粉35克、皂矾50克、海螵蛸7.5克、肉桂7.5克、阿胶适量不仅作治疗也作为赋形剂起黏合作用制成片剂）治疗再生障碍性贫血100例，服法每日3次，每次2片，饭后服。结果基本治愈15例，缓解21例，明显进步17例，进步33例，无效14例，总有效率为86%，远期疗效5年以上者55例，占55%。另用阿胶补浆（由阿胶、人参、熟地、党参、山楂组成）治疗失血性贫血及白细胞减少症有明显效果；并能增强骨髓造血的功能，保护干细胞免受毒害。杨旭才等用中西医结合治疗化疗中白细胞减少症56例，56例中全部为化疗引起的白细胞减少的晚期恶性肿瘤患者。随机分为2组，每组28例。治疗组在中断化疗后立即给予阿胶浆20毫升，口服，2次/日，并用鲨肝醇50毫克，口服3次/日，维生素B420毫克，口服3次/日，维生素B6100毫克+10%GS500毫升静点1次/日；观察组在中断化疗后立即应用上述三种西药（用法用量同上）。不论治疗组还是观察组，连续用药3周以上，白细胞仍低于4.0×10^{9}/升者，应用血液制品（新鲜血液或血浆）。结果，治疗组显效18例，有效8例，无效2例，总有效率92.9%；观察组显效5例，有效9例，无效14例，总有效率50.0%。陈惠忠用“705”注射液（鸡血藤、当归、阿胶，按10∶5∶1组成）肌肉注射有升白细胞作用，但有局部疼痛的副作用；也有用党参、枸杞、鸡血藤、丹参服三剂即见效者。钱伯文用新加复脉汤（阿胶、生地、红参、归身、黄芪、炙甘草）治疗4例血小板减少性紫癜，均有效。其中1例治疗前血小板为5×10^{10}/升，服药十多剂后，上升为1.8×10^{11}/升。另钱伯文等应用胶艾四物汤为主方，再加玄参、丹参、麦冬、仙鹤草的复方煎剂治疗出血性紫癜2例，均获皮肤出血点消退，血小板也有所上升。

血虚脉道空虚而见心动悸、脉结代：此证之发主要多因气血耗伤，心之阴阳俱损而致，阴血不足，则心失血养，故见心动悸，阴血亏损，脉道空虚，加之心阳鼓动无力则见脉结代。阿胶能大补阴血，使阴血得生，心动则安，脉结代自复，在使用时，常与益气温阳之品同用，共奏滋阴养血、温阳复脉之功。如《全国中成药产品名录》复脉汤冲剂，以阿胶与人参、麦冬益气滋阴，补血复脉，治疗气血不足、心悸怔忡、脉结代等证者。

据报道，用复脉汤（阿胶、火麻仁、炙甘草、桂枝、人参等药）治疗早搏32例，其中高血压、冠心病10例，心肌炎8例，风心病4例，肺心病2例，心肌病4例，原因不明4例，结果：心悸、脉结代消失，心电图检查无早搏为显效，共25例；心悸减轻，脉结代及心电图检查无变化为无效，共4例，总有效率为87.5%。用复脉汤（阿胶、炙甘草、党参、麦冬等药）治疗心律失常56例，结果：显效42例，有效8例，无效6例，总有效率89.2%。用复脉膏（人参、阿胶、甘草、桂枝等药）治疗心动过缓及病态窦房结综合征73例，结果：显效44例，有效22例，无效7例，总有效率为90.4%。

（二）出血诸证

阿胶历代作为止血之常用药，《神农本草经》用治“女子下血”，《日华子本草》用治“鼻洪、吐血、血痢”，《本草纲目》除用于以上止血证外，还用治“血淋”。汉代张仲景《伤寒论》、《金匮要略》胶艾汤、白头翁加甘草阿胶汤均用阿胶止血。因其止血作用较为缓和，故对各种慢性出血有一定的效果，若涌涌而出如决堤之出血，则非阿胶单独能治，必须配合其他止血专药以治之。经过配伍可用于多种出血证的治疗，然最适合于吐血、咳血、咯血、便血、尿血、血淋、衄血、月经量过多甚至崩漏及产后下血等出血兼见阴虚、血虚者。

吐血：《千金翼方》、《太平圣惠方》用阿胶与蒲黄、生地配合治吐血不止者。《全生指迷方》阿胶散用阿胶与杏仁、马兜铃、牛蒡子、炙甘草、糯米合用治吐血衄血，发作无时。《幼科类萃》辰胶散用阿胶与蛤粉等份，朱砂少许为末，藕汁和蜜调下治小儿吐血；胶黄散用阿胶与蒲黄为末，生地汁微煎调下治小儿大衄，口鼻耳出血不止。《太平圣惠方》（卷三十七）当归散用阿胶与黄芩、干姜、白芍、当归同用以治吐血不止，心胸疼痛者。《痰火点雪》用阿胶与人参、白芨同用治吐衄咳嗽失血既多，虚倦神怯者。《中华祖传秘方大全》黄土阿胶汤用阿胶15克与灶心土60克治吐血。

据报道，焦树德用阿胶珠配伍麦冬、百合、白芨、沙参、黑山栀、藕节等，用于肺阴虚所致的咳嗽、咳血、肺痨等；配合白芍、当归炭、艾炭、棕炭、白术等，治疗月经过多、崩漏等；与炒黄芩、苦参、槐花炭、炒地榆、灶心土、防风等伍用，可医大便带血、痔疮出血等。唐琪用阿胶50克，马兜铃25克，牛蒡子、甘草各12克，杏仁10克，糯米50克，分别炒焦研末，每饭后温开水送服10克。

咳血及咯血：如《仁斋直指方》卷二十六阿胶散用阿胶与人参、天冬、北五味子、白芨等同用治肺破嗽血者。经验方益肺止血汤，用阿胶珠10克与南沙参15克，炙百部15克，炒枳壳，陈棕炭各10克治咳血久不止者。

据报道，用地榆汤（地榆、仙鹤草、阿胶、麦冬、沙参等）治咯血患者20例，结果10例服药5剂内完全停血，6例服药10剂内停血，4例服药10剂以上痰血逐渐消失。张季高用阿胶、白芨、三七组方，主治病症：经崩，咯血，胃出血等。治效卓著。

便血：《圣济总录》阿胶芍药汤，以阿胶与赤芍、当归、甘草同用治疗便血如小豆汁；龙骨阿胶散，阿胶与龙骨、赤石脂、厚朴、地榆、楮皮同用以治赤白痢，冷热相攻，腹中刺痛。《医林类聚》卷一四阿胶丸，以阿胶与白芍、黄连、白茯苓同用治先便后血。《太平圣惠方》阿胶散，以阿胶与赤石脂、当归、黄连、芍药、干姜合用，治疗脓血痢绕脐痛者。《本草纲目》用“阿胶二两、酒一升半，煮一升，顿服”，治疗孕妇血痢。《宣明论方》阿胶梅连丸，以阿胶与乌梅肉、黄连、黄柏、当归等药合用，治阴虚下痢五色者。《太平圣惠方》用“萝卜捣汁一小盏、蜜一盏、水一盏同煎，早晚各一服。米汤下阿胶丸百粒，如无萝卜以了搐汁亦可”，治噤口痢。《中华祖传秘方大全》胶参汤，用阿胶20克，与吉林参100克、大枣6枚治长期胃肠出血及结肠炎有效。

据报道，用黄连阿胶汤加生地、白头翁、贯众炭，治一妇人下痢数月，始则赤白相兼，继纯下脓血，日十余次，伴低热持续不退，心烦不寐，舌质红，苔略黄、脉细数重按有力，2剂止。又酌加养胃之品，调理半月愈。用阿胶、甘草、熟地、白术、附子、黄芩各30克，伏龙肝50克，煎汤服，每日一剂，治脾阳不振、衄血、吐血、便血。胡松春等用白头翁汤原方中去西洋参、鲜石斛，加阿胶、白芍各12克，乌梅9克，炮姜炭6克，治疗出血坏死性肠炎奏效。

尿血及血淋:《本草纲目》用阿胶炒黄为末，饭前粥下二钱治孕妇尿血。《医学心语》阿胶散，用阿胶与丹参、生地、山栀、血余炭、麦冬、当归同用治心热移于膀胱，迫血妄行之尿血者。据报道用黄连阿胶汤加减治男子血精及用玄地阿胶汤治前列腺炎等有效。

据临床报道，用黄连阿胶汤加减（黄连、阿胶、当归、鸡子黄、白芍等药）治疗男子血精有效。周端求用玄地阿胶汤（玄参15克，生地15克，阿胶10克（烊），黄柏10克，蒲公英20克，紫草20克，车前子10克，乳香10克，没药10克。水煎服，每日1剂），治疗前列腺炎。用本方共治疗前列腺炎86例，显效（临床症状消失，直肠指诊前列腺大小正常，无压痛。前列腺液检查，每一高倍视野白细胞<10个者）46例，占53.47%；好转（临床症状大减，直肠指诊前列腺亦缩小，但仍大于正常。前列腺液检查，白细胞较前明显减少，但仍高于正常者）28例，占32.57%；无效（临床症状、前列腺指诊和前列腺液检查均无明显改变者）12例，占

13.96%。总有效率为86%。

衄血：《百一选方》治疗鼻衄用真透明阿胶1片如小指大，贴眉心。《太平圣惠方》卷三十七茜根饮用蛤粉炒阿胶与茜根、黄芩、侧柏叶、生地、甘草同用治衄血不止。

据临床报道，用八珍汤加阿胶、血余炭治疗齿衄，收到较好的效果。尹世起等用出血止血汤剂（阿胶、丹皮各6—9克，仙鹤草、香附子各6—12克。小儿酌减。水煎服，每日1剂，5日为1疗程，鼻出血局部可以给予凡士林纱布条填塞压迫止血）治疗各种鼻出血88例，临床治愈者87例，无效者1例，平均服药时间为3.96日，治愈率98.9%。

治眼球出血：王端生用黄连阿胶汤：黄连4克，黄芩2.5克，艾叶2克。先煎去渣，再入阿胶，继煎至阿胶全溶，稍冷后再加入鸡子黄1个，温服，治眼球出血3例，均愈。郝小波用明目胶地汤：阿胶（烊）10克，紫草12克，丹参15克，赤芍15克，牛蒡子12克，生地黄15克，菊花15克，枸杞子10克，决明子15克，夜明砂20克，茯苓20克，泽泻15克。水煎服，每日1剂。主治：凉血活血，泻热利湿，滋补肝肾。用治云雾移睛证（玻璃体混浊、玻璃体出血）。临床疗效：用本方治疗云雾移睛证16例，痊愈（视力或矫正视力恢复正常，或恢复至发病前水平者）7例；好转（视力提高3行以上，玻璃体出血或混浊大部分吸收者）7例；无效（视力无明显提高，玻璃体出血或混浊未见吸收者）2例。总有效率87.5%。

（三）阴虚火旺诸证

阴虚肺燥：证见咳嗽气喘，咽喉干燥，咳痰甚少或痰中带血，舌红少苔，脉细数等。肺主气，司呼吸，喜润而恶燥，若阴虚肺燥，津不上承，肺失清润，则见咽喉干燥，干咳少痰。虚火上炎，灼伤肺络，则见咳血或痰中带血。阿胶长于滋阴润肺，又能止血，故对此证，每常用之。《本草纲目》曰："凡治咳嗽，不论肺虚、肺实，可下可温，须用阿胶以润肺，其性和平，为肺经要药。"故在临床上凡见肺燥者多选用阿胶。如《小儿药证直诀》阿胶散，用阿胶与甘草、马兜铃、黍粘子、杏仁、糯米为末治小儿肺虚、气粗喘促者。《圣济总录》阿胶饮，用阿胶与人参合用治久咳嗽者。《医门法律》清燥救肺汤，用阿胶与石膏、杏仁、桑叶、麦冬等同用治燥热伤肺，干咳无痰，鼻燥咽干者。《三因极一病证方论》用阿胶与马兜铃、五灵脂、桑白皮、甘草同用治虚人老人一切咳嗽。《类编朱氏集验医方》阿胶散，以阿胶与甘草、桔梗、紫苏子、杏仁等同用治痰嗽气满，甚有神效。《博济方》阿胶丸，用阿胶与天冬、桔梗、干地黄、桑白皮等同用以治肺痿。《医学心语》月华丸，以阿胶与天冬、麦冬、熟地、生地、贝母等同用以治肺痨。用阿胶、人参（也可用圆参）各30—60克，分别炒焦研末，每于饭前用9克，以葱白、豆豉煎汤冲服，治久咳不愈。

肠燥便秘：阿胶既能养阴补血，也可润燥。《本草纲目》谓其"阿胶乃大肠之要药"。在临床上阿胶广泛用于各种原因所致的肠燥便秘证。如《圣济总录》用阿胶20克，细葱适量以养血润肠，用治老年、久病、产后、痔疮出血等原因所致血虚便秘难下者。《妇人良方大全》阿胶枳壳丸，用阿胶与枳壳合用治产后血虚便秘者。《仁斋直指方》胶蜜汤用"阿胶炒二钱、葱白三根、水煎化，入蜜二匙温服"，以治老人虚秘。取阿胶、枳实各60克，分别炒焦研末，加滑石粉18克，和蜜为丸，每日2次，每次6克，开水送服，治体虚（含产后虚弱）便秘。

阴血亏损、虚风内动：肝主筋，藏血，肝之阴血不足，经筋失去营血的濡养，而见血虚动风，则见肢体麻木或筋脉拘急，肌肉瞤动等证。阿胶长于补血养阴，对血虚生风，可针对病因发挥作用，在使用时，常与其他养血、平肝之品同用。如《永乐大典》鸡子阿胶酒，以阿胶40克与鸡子黄4个，青盐适量，米酒500克煮沸离火，待冷入器中，每日早、晚各服一次，随量温饮，以治热病后期，阴血亏损所致手足震颤、拘挛等。《通俗伤寒论》阿胶鸡子黄汤，以阿胶与鸡子黄、白芍、生地、钩藤等药同用，治阴血亏虚、经脉失养所致肌肤干枯、筋脉拘急、手足蠕动等。《广济方》用驴皮胶纳入香豉汤中顿服之；并暖吃葱豉粥任意多少，治疗诸风手足不遂，腰脚无力者。

阴虚火旺、虚烦不眠：心主血而藏神，血液是神志活动的主要物质基础，阴血不足，心失所养，则可见心悸。心阴不足，虚火内扰，则见心烦不眠，健忘多梦。阿胶长于补阴滋阴，对于此证之治疗，常与清心安神之品同用。如临床报道，用黄连阿胶汤加减，治疗阴虚阳亢所致的长期失眠患者有效。

据报道，用黄连阿胶汤去黄芩加龙齿、牡蛎、枣仁、陈皮治疗13例阴虚阳亢的长期失眠证。患者以失眠为主，伴头晕、头痛、心悸、胸闷，精神倦怠，面色无华，食欲不振，口干而苦，大小便多正常，间有小溲赤，大便干等情况，舌质多赤或绛红或淡红，少苔，脉弦数或细数、浮、滑等不同。证属阴虚火旺，心肾不交。结果痊愈8例，好转5例。另有报道，用黄连阿胶汤合甘麦大枣汤加茯神、柏子仁，治疗神经官能症1例，病人证见头晕惊惕，心悸烦闷，息短，腰痛酸楚，神疲失眠，舌红，脉细数，证属心不敛阳，心阳独亢，服药5剂而愈。用加味黄连阿胶汤：黄连3克（研末吞服），阿胶、黄芩、酸枣仁、炙远志各15克，白芍24克，鸡子黄2枚，夜交藤26克，五味子10克，治疗顽固性失眠64例，服用1剂治愈者47例，最多服3剂，均获近期治愈。

肾阴（精）亏虚而见阳痿：《全国中成药产品目录》阿胶茸芪晶，用阿胶与鹿茸、枸杞子合用以治肾精虚损，肾阳不足之遗精早泄。《中医补益大成》鹿鞭膏，用阿胶与鹿茸、冰糖同用治阳痿不举、性欲低下、宫寒不孕等证。据报道，用黄连阿胶汤加茯苓、柏子仁、远志等药治疗1例男性患者，婚前遗精，婚后阳痿早泄，进药10剂而愈，继服知柏地黄丸善后。

（四）妇科病证

月经不调：《卫生易简方》、《乾坤秘韫》均用阿胶珠为末，酒调服治月经不调。《妇科玉尺》胶艾丸，用阿胶与香附、生地、枳壳、白芍等药同用治经行后期太甚。据报道，用八珍汤、两地调经汤加减治月经不调有效。

陈慧珍用妇科十珍汤：党参15克，白术10克，茯苓12克，当归10克，白芍15克，菟丝子20克，覆盆子15克，续断15克，阿胶10克，甘草3克。水煎服，每日1剂。主治：补肝肾，益气血。用于肝肾亏虚，气血不足所致的月经不调，痛经、闭经、崩漏、胎动不安、不孕不育等。临床疗效：用本方加减治疗崩漏65例，痊愈48例，显效16例，进步1例，平均用药45天；治疗闭经18例，痊愈9例，显效9例，平均服药53天；治疗胎动不安74例，痊愈65例，显效7例，无效2例，平均服药23天；治疗不孕症45例，怀孕30例，月经情况好转15例，平均服药45天。秦家泰用两地调经汤：生地15克，地骨皮12克，牡丹10克，白芍10克，黄柏10克，玄参12克，麦冬10克，阿胶10克（烊化），旱莲草10克。水煎内服，每日1剂，分2次温服。主治：滋阴凉血，固经止漏。用于妇人崩漏，对更年期前后出现的月经紊乱、经期过长等尤为适宜。临床疗效：用本方治疗更年期妇女出现的漏证11例，治愈10例，好转1例，一般用药6剂即可收效。漏证病人需于病情好转后继续调治3—4个月，每月在经期前后服药。治疗血热而致月经提前23例，治愈19例，有效3例，好转1例，一般治疗3个月经期，月经前后服药3—6剂即收效。

滑胎、胎漏及胎动不安：《本草纲目》用“阿胶炒、熟艾叶各二两，葱白一升，水四升煮一升。分服”，用于孕妇安胎。《妇人大全方》阿胶散，用阿胶与艾叶、熟地、白芍、当归、黄芪合用治胎动不安者。《千金要方》胶艾酒，用阿胶与艾叶、川芎、芍药等药合用治妊娠顿仆失踞，胎动不安者。临床报道用胶艾汤、安胎饮加减治疗胎动不安、先兆性流产等有效。

据报道，刘秉之用加味胶艾四物汤治疗先兆性流产和习惯性流产40例，除1例患者，诊治时阴道流血过多，宫口已开，治疗无效外，余39例均收到满意效果，无1例发生流产。许永龙用加味胶艾四物汤治疗先兆性流产15例和习惯性流产4例，均获治愈。金问淇用胶艾四物汤治疗功能性子宫出血25例，良好者15例，占60%；进步者7例，占28%；无效者3例，占12%。总有效率为88%。程冠春用安胎饮，配方为阿胶、莲子、糯米各15克，加水300毫升，蒸熟后1—2次温服，共治疗10例先兆性流产、习惯性流产，均获良效。虞百祥用胶艾汤合寿胎丸（菟丝子、桑寄生各15克，盐水炒川断肉、炒白芍各12克，阿胶烊冲、当归身各10克，艾叶炭6克，川芎5克，炙甘草3克，大熟地24克。加减运用）治疗先兆性流产51例，47例保胎成功（阴道出血停止，症状消失，妊娠免疫试验持续阳性，或B超检查见到羊水平段，并有胎心胎动），4例失败，其中2例阴道出血不止，症状加重，2例B超检查胎儿停育，依具体情况施行清宫术，保胎成功率达92%。孙树珍用寄生胶艾汤：当归10克，杭芍10克，川芎6克，熟地12克，艾炭9克，甘草6克，阿胶10克，寄生30克，炒杜仲15克，棕榈炭20克。主治：补肾固冲，养血止血。用于月经量多，崩漏，胎动不安等。另据报道，用以阿胶为主的胶艾汤加减，治疗先兆性流产42例，足月分娩者36例，中断治疗者3例，早孕保胎成功又早产者3例。用寿胎丸加味（菟丝子、续断、阿胶、党参、白术等药）益气养血，补肾安胎。治疗先兆性流产110例，有效者106例，无效者4例，有效率96.36%。

妊娠泻痢：《经效产宝》用阿胶与黄连、当归、石榴皮、艾同用治疗妊娠腹痛，下痢不止者。《僧深集方》胶蜡汤，以阿胶与当归、黄连、糯米同用治产后下痢。

妊娠腹痛：《小品方》胶艾汤，用阿胶与艾叶合用治损动母（胎），去血腹痛者。

月经量过多甚至崩漏及产后下血：用阿胶、熟地、当归、冬瓜子、红花，治疗子宫肌瘤5例，功能性子宫出血12例，排卵期子宫出血2例，月经量过多8例，人流后出血3例，不全流产3例，经期后出血2例，子宫肌质炎2例，宫颈癌、晚期血吸虫、梅毒等子宫出血各1例，出血原因不明者8例，服药1—3天后，止血效果达70%以上。李祥云用加味龟鹿二仙胶（龟板30克先煎，鹿角粉或霜6克冲，党参15克，枸杞子9克，阿胶9克烊冲，百草霜9克包煎，生地9克，黄芪9克等）治疗月经过多症10例，均有较满意的效果。用阿胶20克，鹿角霜30克，当归15克，红花24克。每日1剂水煎服，治疗功能性子宫出血31例，服1剂治愈8例，2剂治愈14例，3剂治愈7例；配合西药治疗，治愈2例。阿胶30克，当归30克，红花12克，冬瓜子12克，水煎服，治疗功能性子宫出血及月经量过多28例，一般服用3剂则血止。又用阿胶、当归、仙鹤草各30克，冬瓜仁、红花各15克，炙甘草10克，水煎服，治疗血崩，一般用3剂血止。

（五）临床新用

治膀胱炎：用阿胶6克，配合猪苓10克、茯苓18克、滑石15克，水煎服，每日1剂。治疗急性膀胱炎107例，均服药1—6剂治愈。

支气管扩张：费赞臣等用支扩成方（参三七、蒲黄炭、甜杏仁、款冬花、川贝母、橘白、橘络、阿胶、党参各15克，海蛤粉、南天竺、百合、生白术、牡蛎各30克，糯米60克，白芨120克）研末成散剂或组成片剂，用治支气管扩张84例，均获满意效果。止血、止咳、化痰疗效显著。

治疗白癜风：胶地丸（阿胶、孰地、当归、胡麻仁等药内服，用补骨脂50克，75%酒精300毫升浸泡3日后擦患处，每日3次，内外合治140天为一疗程），治疗白癜风38例，其中痊愈23例，好转13例，无效2例。

治痹证（治疗周围神经炎）：据报道，治疗一患者双下肢发凉，渐向上发展至腰部，伴有下肢麻木，如虫行皮中状，屡服补肾壮阳、益气养血、调和营卫等汤剂200余帖，加之针灸治疗4个月，依然如故。患者面色红润，目光炯炯，声音洪亮，尚有心烦，卧寐不宁，性欲减退等证，舌质红艳而少苔，脉弦细而数，此肾水不能上滋，火盛于上，阳气痹阻不能下达所致。方用黄连阿胶汤服12剂，诸证基本获愈，继方又服10剂痊愈。

治疗失音：治疗1例已失音2年的男性42岁患者。西医诊为慢性咽炎伴声带炎。形体消瘦，精神萎顿，语言无声，时时咽干口燥，头目眩晕，纳呆寐差，腰膝酸软，舌红少苔，脉沉细数。证属肺肾阴虚，心阳亢盛，上迫咽喉。用黄连阿胶汤加天冬、麦冬、沙参、元参、生地等，先后进40剂，音扬咽润，诸证悉平。随访5年未复发。另一案例：王某某，女，23岁。在工厂车间内长期高声讲话，渐致声音嘶哑5月余。五官科检查发现双侧对称性声带小结，且影响闭合。证见咽喉干燥，精神疲惫，舌质深红，苔光裂纹，脉细数带结。拟方：大生地15克，京玄参15克，麦冬9克，赤白芍各15克，火麻仁12克，川石斛15克，阿胶9克（烊），淮小麦30克，炙甘草9克，绿萼梅3克，合欢皮15克，陈皮6克。服用7剂后，依病情三调其方，治疗月余，声带结消失，声音如常。

治口腔溃疡：王坤崇用黄连阿胶汤治疗烂舌病。内服药：阿胶（烊化）12克，黄连、黄芩各10克，杭芍20克，鸡子黄（不煎）1枚。将上药加水1000毫升煎至400毫升，趁热冲搅鸡子黄，日服2次。配合外涂鸡蛋油：鸡子黄10枚，用器皿文火烤焦取油，早晚用10% 黄连浸泡水嗽口后，将油涂于患处。1个疗程为19天。治疗122例，治疗结果：痊愈（舌体上下边尖溃烂面全部愈合平整）102例，显效（舌体上下有部分溃烂面未愈合）13例，无效（舌体溃烂面全未愈合）7例，总有效率为94.3%。另据报道，一患者，男性，37岁，因感冒引起口腔炎1个月经治疗无效。证见形体消瘦，面色无华，头晕腰酸耳鸣，口内溃疡，舌尖尤甚，舌红苔薄黄，脉沉细数。此肾阴亏虚，心火上炎而致，以阿胶为主的滋肾方，配以黄连、黄芩、麦冬、生地等药同用，服用10剂而愈。

用于甲癣中剥甲：韩同臣等用阿胶15克，尿素40克，克霉唑2克，滑石粉20克，水23克，共制成100克，配成水溶性尿素硬膏。在治疗甲癣时，本膏外用治疗剥离了213个指（趾）甲，其中指（趾）甲中重度69个，有效68个，无效1个；中度71个，有效69个，无效2个；轻度73个，有效70个，无效3个。

流行性出血热休克：程孝慈用猪苓汤：配方猪苓、泽泻各30克，茯苓15克，阿胶30克（隔水烊化）约30毫升加糖另服。共治疗流行性出血热休克期伴少尿的患者25例。对照组治疗12例，均用各种西药扩容药及速尿等。治疗组13例，用猪苓汤治之。结果治疗组13例中，9例服1剂，4例服2剂即中止进入休克期且无一死亡；而对照组有5例进入休克期，共死亡3例。

治皮肤瘙痒、多汗、特应性皮炎：汪家健用黄连阿胶汤加减运用治疗皮肤瘙痒、多汗、特应性皮炎等，每获良效。

综上可以看出，有许多含有阿胶的经方、验方在临床上仍广泛地应用。如炙甘草汤、黄连阿胶汤、温经汤、胶艾汤、猪苓汤等。现代临床经验证明，阿胶配伍后具有广泛的临床效果。

五、中成药方

目前，许多含有阿胶的经方、验方，经历史的锤炼而研制成中成药，目前已收载国家药品标准（《中华人民共和国药典（2010年版）》、《中华人民共和国卫生部药品标准（1—20册）》含阿胶（包括其他胶类）的药品有181种，占国家药品标准中成药方的4%，其中以阿胶命名的中成药占0.51%、含有阿胶的中成药占2.67%，从而可以看出阿胶配伍后的临床应用之广泛。

（一）以阿胶命名的中成药

以阿胶命名的中成药，如速溶阿胶冲剂、阿胶补血口服液、阿胶胶囊、阿胶参芪酒、山东阿胶膏、阿胶三宝膏、阿胶益寿晶、阿胶益寿口服液、阿胶补血膏、阿胶补血颗粒、复方阿胶胶囊、复方阿胶颗粒、复方阿胶浆、阿胶当归合剂、参茸阿胶、福牌阿胶、喜字阿胶、永盛合阿胶、阿胶生化膏、阿胶颗粒、新阿胶等。

（二）含有阿胶的中成药

含有阿胶的中成药，如驴胶补血颗粒、阿归养血颗粒、阿归养血糖浆、女金丸、牛黄清心丸、当归养血丸、安坤赞育丸、定坤丹、参茸保胎丸、驻车丸、养心定悸膏、脏连丸、玉液丸、当归养血丸、妇宁丸、妇科止带片、妇科金丹、定坤丸、茸坤丸、济坤丸、舒肝保坤丸、薯蓣丸、千金保孕丸、止红肠辟丸、肝肾滋、活血调经丸、清心丸、暖宫孕子丸、七制香附丸、五更太平丸、参桂鹿茸丸、种子三达丸、润肺化痰丸、嗣育保胎丸、打虎壮元丸、妇科宁坤丸、保胎灵、益坤丸、女宝胶囊、扶正养阴丸、参茸保胎丸、强心丸、内补养荣丸、宁坤丸、扶正养阴片、鸡鸣丸、炙甘草合剂、养荣百草丸、理气定喘丸、血宝胶囊、清燥润肺合剂、痔特佳片、调经丸、调经白带丸、坤灵丸、结核丸、通脉养心丸、西瓜膏、妇康宝口服液、参茸固本还少丸、安胎益母丸、妇康片、妇舒丸、坤顺丸、复方梨膏、人参鳖甲煎丸、鹿胎膏、温经养血合剂、当归益血膏、产后补丸、更年舒片、补血调经片、参桂调经丸、玉液金丸、加味生化颗粒、妇科养荣丸、肺安片、消疲灵颗粒、牛黄清心丸、血速升颗粒、益血生胶囊、益寿强身膏、生血片、再障生血片、养血饮口服液、防衰益寿丸、鹿茸胶、醒脑牛黄清心丸、女金片、止血胶、男宝胶囊、参鹿膏、郑氏女金丹、高血压速降丸、清心牛黄片等。

以上中成药在国家药品标准中均能查到。

第三节　阿胶的饮食疗法

阿胶为一名贵中药，与人参、鹿茸并称“中药三宝”，自古以来为强身健体之佳品。特别是在江浙一带有冬令进补阿胶之习惯，服用方法较多，用途不同，用法各异。作为药用，应遵医嘱。作为保健，建议用以下服用方法。

一、传统法

（一）阿胶的传统服用方法

取阿胶250克，砸碎置于带盖的容器内，加冰糖、黄酒各250克（或毫升），浸泡24—48小时，至胶软化无硬块后，根据需要加入适量的黑芝麻、核桃仁、大枣、桂圆肉等搅匀，放入锅中隔水蒸制0.5—1小时，待其全部溶化，取出放凉，加盖置阴凉处或冰箱内，每日1—2次，每次1—2汤匙，开水冲服即可。此为江浙一带民间习惯用法，对腰膝酸软，怕冷，易感冒，耳鸣，四肢无力等均有明显疗效。经常用此法服食阿胶，可以强身健体，延缓衰老，起延年益寿的作用。

（二）传统方法的加减运用

传统法在实际的应用中，消费者可根据自己的习惯适当调整，亦有将其编成歌诀应用的。

阿胶护妇宝：调经补血数阿胶，冰糖伍配细心调。蒸后冷成琥珀冻，日服一盏自逍遥。具体操作：阿胶500克，加黄酒500毫升，或加水400毫升炖化，加入冰糖蒸1小时后晾冷成冻。置入冰箱之中，每日早晚各服一匙。适应证：月经不调，面容晦暗，流血过多，精神萎靡。

阿胶护肾宝：肾亏元虚腰腿酸，阿胶滋阴精髓填。黄酒核桃黑芝麻，容光焕发晚更年。具体操作：阿胶250克，加黄酒350毫升，浸泡1—2天，即成海绵状。加水少许炖化，加入适量核桃仁、黑芝麻及冰糖。蒸1个小时，冷晾成冻。每日早晚各一匙。适应症：肾亏盗汗，腰膝酸痛，面无光华，皮肤干燥等。

阿胶益母膏：孕后产前气血消，产后补血数阿胶。婴壮母安无疾病，当记阿胶益母膏。具体操作：取益母草20克，加水煮5分钟，捞去药渣，加入阿胶500克，红糖酌量，蒸1小时。日服三次，每次一匙。适应症：产妇。

虚痨阿胶羹：真品阿胶有奇功，蜂蜜鸡蛋热水中。空腹每日服一次，虚痨咳嗽忽然轻。具体操作：将阿胶适量炖化加蜂蜜一匙，冲鸡蛋一个，每日早餐前服用效果更佳。适应症：咳喘不止，久咳不愈，及哮喘等。

二、烊化法

烊化法一般指阿胶配药时的服用方法，即将规定量阿胶砸碎后，取3—9克，放入已煎煮滤出的热药汁或热水中，搅拌使之溶化后服用。

三、食疗法

（一）粥、汤类

阿胶粥。来源：《中国食疗大典》。原料：阿胶（捣碎）15克，糯米100克。制作：糯米煮熟，候熟入阿胶稍煮，搅令烊化即成。功用：养血止血，滋阴润肺安胎。

糯米阿胶粥。来源：《食医心鉴》。组成：阿胶5克，糯米100克，红糖少许。制法：取糯米，加水800毫升，煮粥，待粥将熟时，把阿胶捣碎置于锅中，边煮边搅拌，视粥稠胶化后放入红糖少许搅匀煮沸即可。服法：每日早晚各一次，温热服食，3天为一疗程。功效：养血滋阴，止血安胎，益肺止咳。主治：血虚阴亏，虚劳咳嗽、咯血、吐血、衄血、便血、崩漏、月经量过多、胎动不安等。

阿胶白皮粥。来源:《中国药膳大观》。组成：阿胶15克，桑白皮15克，糯米15克，红糖8克。制法：取桑白皮洗净，入砂锅加水煎汁，取汁两次，糯米淘洗干净，入铝锅，加清水煮10分钟后，倒入桑白皮药汁、阿胶，然后加入红糖，煮成粥，即可。服法：温热服食。功效：补血滋阴，润燥清肺。主治：适用于血虚虚劳肺阴亏损，阴伤津燥所致的久咳咯血，便血，月经过少，崩漏，胎动等证。

阿胶加味粥。组成：甘草15克，大力子15克，马兜铃10克，苦杏仁10克，糯米30克，阿胶10克。制法：取四味中药入砂锅中，加水煎取药汁，取汁两次。另将糯米加铝锅中，加清水煮10分钟左右后，加入上述药汁煮成稀粥，待熟时，加入捣碎的阿胶，烊化后即可用。功效：滋阴润肺，止血宁嗽。主治：适用于阴虚火旺，肺失宣降所致的咳嗽气喘，咽喉干燥，干咳少痰或痰中带血等。

黄芪阿胶粥。来源:《中国食疗大典》。原料：阿胶25克，黄芪10克，粳米50克，白糖。制作：黄芪煎汁去滓渣，用黄芪汁加水粳米煮至米烂，放阿胶（打碎），食用时加白糖调味。功用：益气养阴。

鲤鱼阿胶粥。来源:《中国食疗大典》。原料：鲤鱼一尾，阿胶50克，粳米400克，葱、姜、盐、味精。制作：鲤鱼洗净去内脏，切块，粳米洗净加清水葱姜与鲤鱼同煮，至米烂，放盐，味精调味。功用：安胎。主治：伤胎下血。

阿胶鸡蛋汤。来源:《中国药膳学》。组成：阿胶10克，鸡蛋1个。制法：取阿胶，用开水一碗烊化，鸡蛋一个调匀后加入阿胶水中煮成蛋花，食用调味。服法：食前服。功效：滋阴补血。主治：阴血亏虚所致的胎动不安，烦躁不宁等。另《中国食疗大典》以

“阿胶蛋花汤”收载此食用方法。

阿胶蜂蜜鸡蛋汤。原料：阿胶适量，蜂蜜一匙，鸡蛋一个。制作：将阿胶适量炖化加蜂蜜一匙，冲鸡蛋一个，每日早餐前服用效果更佳。主治：咳喘不止，久咳不愈，哮喘等证。

胶蜜汤（阿胶葱白蜜）。来源：《仁斋直指方》。原料：阿胶（炒）二钱，连根葱白三片，蜜二匙。制作：新水煎，去葱，入阿胶、蜜溶开。服法：食前温服。功效：养阴生津，润肠通便。主治：老人虚人大便秘涩。

葱白散。来源：《中国皇室秘方大全》。原料：阿胶2片，葱白2茎。制作：先用水煎葱至熟，去葱不用，加入阿胶溶开，温服。功效：养血通便。主治：老人大便不通。

（二）酒类

阿胶酒。来源：《实用补剂手册》。组成：阿胶80克，黄酒500克。制法：将阿胶切成小块（或砸碎），置小坛内，倒入适量黄酒，将坛放在文火上煮沸，边煮边向坛内续添黄酒，直至酒添尽，阿胶化完，药酒约有500毫升时可取下放冷，收入瓶中。服法：每日早、中、晚各1次，每次空腹温饮20—30毫升。功效：补血止血，滋阴，润肺。主治：血虚萎黄，虚劳羸瘦，面色无华，眩晕心悸，阴虚咳嗽等。

胶艾酒。来源：《实用补剂手册》。组成：阿胶30克，川芎15克，当归30克，甘草10克，艾叶10克，白芍20克，生地15克，黄酒250克。制法：除阿胶外，将余各药均粗碎。将黄酒倒入砂锅内，加入250毫升温开水搅匀，投入粗碎之药物，置文火上煮至沸，取下待温，以细纱布滤去渣，将滤液倒回砂锅中，放入捣碎的阿胶，置文火上煮，边煮边搅拌，阿胶化尽后，取下分成3份。服法：每日早、中、晚各服1次，每次空腹温服1份。功效：补血活血，止血安胎。主治：妊娠顿仆失踞，胎动不安等。

竹茹阿胶酒。来源：《太平圣惠方》。组成：青竹茹60克（碎断)，阿胶20克，黄酒400毫升。制法：上药同黄酒煮数十沸，取汁。将阿胶(捣碎)置药汁内，待阿胶烊化后，候冷，备用。服法：分作3服。早、午、晚各饮1服，即安。功效：解痛、舒经、止血、安胎。主治：妊娠失坠，胎损腹痛，下血等。

(三)肉菜类

阿胶炖猪肉。来源:《中国药膳学》。组成：阿胶6克，瘦猪肉100克。制法：取瘦猪肉置锅内，加水适量炖熟，入阿胶溶化，低盐调味。服法：饮汤食肉。功效：补血滋阴。主治：血虚阴亏，面色萎黄，头晕目眩。可健脾开胃，益气养血，补血滋阴。适用于脾胃虚弱，脾不统血所致的各种出血及贫血。

阿胶甜肉。来源:《中国食疗大典》。原料：瘦猪肉250克，阿胶20克，糖50克，花椒5粒。制作：瘦肉洗净切块，先炖，成熟时入阿胶、白糖、花椒炖至熟，㸆浓汁。功用：治贫血。

(四)其他类

阿胶煮红枣。组成：阿胶6克，大枣10枚。制法：取大枣置锅内，加水适量煮熟，加入捣碎的阿胶溶化，红糖适量调味。服法：饮汤食枣。功效：养血健脾。主治：心脾两虚，心悸失眠等。

阿胶枣。来源:《中国食疗大典》。原料：阿胶50克，大枣500克，糖50克。制法：大枣洗净煮熟，阿胶与糖加水蒸化，放煮熟大枣拌匀，晾凉即可。功用：滋阴补虚。

阿胶海参。组成：阿胶6克，海参1—2克。制法：将海参适量煅烘存性，研末备用。取阿胶，加开水适量烊化后，调入海参搅匀饮服。服法：每日1剂，连续5—7天。功效：滋阴补血。主治：阴虚所致的痔疮、出血、肛裂。

阿胶茶。将阿胶碎成小块，放入水杯中，加适量冰糖，冲水饮用。或用阿胶代替茶叶泡水饮用。

目前，市面上已经有许多的阿胶保健品供消费者选择。如山东阿胶浆、阿胶妇康膏、阿胶蜂蜜膏、阿胶枣、阿胶茶等功能性食品及阿胶参芪酒（福牌阿胶参芪酒是由阿胶、人参、党参、熟地、枸杞子、黄芪、当归等13种中药精制而成，具有补气养血、健脾和胃、养心安神、舒筋活血、滋阴润肺之功能，适用于虚劳证，并对体质虚弱者有保健康复作用等）均已获得国家批准的生产文号，且在市场上很畅销，为人类的保健康复做出了积极的贡献。

第四节　阿胶的替代产品

阿胶是以驴皮经煎熬浓缩制成的固体胶块，具有补血、止血、滋阴润燥等功效，是临床上常用的滋补药物之一。新阿胶、黄明胶、马皮胶是分别用猪皮、牛皮、马皮熬制而成的胶块。由于阿胶用途广、疗效高，往往造成药物的供不应求，因此，寻找阿胶的代用品具有重要的意义。正是基于这种认识，江佩芬、赵中杰等对阿胶、新阿胶、黄明胶、马皮胶的质量标准进行了对比研究。他们首先用835—50型氨基酸自动分析仪测定了阿胶、新阿胶、黄明胶、马皮胶中游离氨基酸和总氨基酸的含量，并计算出游离氨基酸、总氨基酸按侧链基因分类和按医药用途分类的相对含量，结果表明，各种氨基酸含量一般以驴皮胶为较高，但与其他几种胶比较并无显著性差异。

研究者又用电感耦合等离子体发射光谱法，测定了阿胶、新阿胶、黄明胶、马皮胶中对人体具有营养、生理及临床意义的27种微量元素，结果表明，各种胶中这些元素的含量均有一个比较狭小的变动范围，阿胶、新阿胶、黄明胶、马皮胶各元素含量比较相近。因此，他们认为，可以用牛皮胶、猪皮胶、马皮胶代替驴皮胶使用。

牛皮胶是历史上最早的阿胶，明代后，由于阿胶被驴皮胶替代，故称牛皮胶为“黄明胶”，所以牛皮胶在目前以黄明胶名称组织生产、应用于临床。猪皮胶即新阿胶，1976年，山东平阴阿胶厂研制出了猪皮胶，经成分分析及临床验证，与阿胶相似，取名为新阿胶。所以黄明胶和新阿胶均可作为阿胶的代用品。马皮胶的药用研究尚需进一步深入。

20世纪90年代，为克服阿胶服用不方便的弱点，研制成功了速溶阿胶冲剂、液体阿胶、阿胶胶囊三个纯阿胶产品，其内不含任何赋形剂，是阿胶剂型改革，经药效学及临床试验，与阿胶具有相同的疗效，可推广应用于阿胶的适应证，作为阿胶的代用品。

一、皮类胶产品

（一）黄明胶

黄明胶即牛皮胶，是历史上最早的阿胶。而采用牛皮制备阿胶是有历史根据的。梁代陶弘景的《本草经集注》，引《名医别录》为阿胶“煮牛皮作之”。唐代苏敬等的《新修本草》云：“阿胶……煮牛皮作之，出东阿。”

《周礼·考工记·弓人》：“鹿胶青白，马胶赤白，牛胶火赤，鼠胶黑，鱼胶饵，犀胶黄。”北魏贾思勰的《齐民要术·煮胶法》记载：“牛（黄牛皮）、水牛皮、猪皮为上，驴、马、驼、骡皮次之。”唐代陈藏器的《本草拾遗》：“诸胶俱能疗风止泄补虚，驴皮胶主风为最。又今时方家用黄明胶多是牛皮，《本经》阿胶亦是牛皮，是二皮亦可通用。”《证类本草》言其“出东平郡，煮牛皮作之，出东阿”。李时珍的《本草纲目》：“大抵古方所用多是牛皮，后世乃贵驴皮。”由上可知，唐代以前方书中所谓阿胶，应是以牛皮为主，兼用猪皮、驴皮、马皮的多种皮胶。明朝后，牛皮胶以黄明胶之名载于本草。

黄明胶主含胶原蛋白及水解产物氨基酸、微量元素等，具有与阿胶相似的成分。牛皮、驴皮均属硬蛋白类胶原。阿胶（驴皮胶）水解能产生18种氨基酸（不含胱氨酸）；黄明胶（牛皮胶）水解亦生成18种氨基酸（不含色氨酸），氨基酸总量为79.44克/100克，必需氨基酸总量为14.09克/100克。从含蛋白质总量看，驴皮胶为91.6%，牛皮胶为92.98%；含无机磷，驴皮胶为18.6毫克/100克，牛皮胶为15.91毫克/100克，两者几乎相同。

蛋白质组分分析：用凝胶圆盘电泳法。将阿胶、黄明胶分别配制成10%溶液，离心后取上清液进行凝胶圆盘电泳，结果两种胶都有一条相似的蛋白区带和一些不易分离的物质。说明两种胶含有相似的蛋白质组分。

氨基酸分析：用氨基酸自动分析仪（日立853型）分别测定阿胶、黄明胶的氨基酸含量（见表6—1）。从表中可见，黄明胶的氨基酸总含量高于阿胶，但必需氨基酸总含量阿胶高于黄明胶。阿胶中不含胱氨酸。黄明胶中不含色氨酸。牛皮胶呈黄色透明如琥珀色，是因为不含色氨酸，水解时没有腐黑质产生；驴皮胶呈黑色是可能含有色氨酸，水解时产生腐黑质之故。

微量元素分析：用电感耦合等离子体发射光谱法，测定了阿胶、黄明胶中的微量元素，结果表明，黄明胶内含有27种微量元素，与阿胶相近。

药理实验表明，黄明胶具有明显增加血红蛋白量、升高白细胞、抗疲劳等作用。与阿胶具有相似的药理作用。从营养作用看，牛皮胶、驴皮胶可以相互替代。但氨基酸除营养作用外，有的还具有神经递质作用，它们在调节神经——内分泌——免疫和酶方面，可能发挥不同作用。临床实验证明，黄明胶在滋补方面优于阿胶。

表6—1　阿胶、黄明胶氨基酸分析结果

单位（mg/mg）

氨基酸	阿胶	黄明胶
赖氨酸	0.03137	0.03090
组氨酸	0.00623	0.00634
氨	0.00715	0.00893
精氨酸	0.07121	0.07336
门冬氨酸	0.02012	0.05075
苏氨酸	0.03637	0.01620
丝氨酸	0.06219	0.02728
谷氨酸	0.00345	0.09440
脯氨酸	0.10877	0.11470
甘氨酸	0.18221	0.19033
丙氨酸	0.07032	0.07276
胱氨酸	0	0.00681
缬氨酸	0.02869	0.02449
甲硫氨酸	0.01055	0.01162
异高氨酸	0.01876	0.01404
亮氨酸	0.02801	0.02653
酪氨酸	0.00797	0.00788
苯丙氨酸	0.01739	0.01712
氨基酸总含量	0.71075	0.79440
必需氨基酸总含量	0.17113	0.14090

在临床上，黄明胶可作为阿胶的代用品。但在生产、经营、管理过程中，应按两个品种进行管理。目前，黄明胶已收载于国家药品标准。

（二） 新阿胶

1976年，山东省药材公司、山东平阴阿胶厂等联合成立的新阿胶研究小组，研制成功了猪皮胶，即新阿胶。

早在东汉张仲景的《伤寒论》“少阴篇”中：“少阴病下利咽喉，胸满心烦，猪肤汤主之。”明代李时珍的《本草纲目》：“凡造诸胶，自十月至二、三月间用挲牛、水牛、驴皮者上，猪、马、骡、驼皮者次之。”清代吴谦的《医宗金鉴》方解：“猪肤者，乃革外肤皮也。其体轻，味咸，轻则能散，咸则入肾，故治少阴咽痛……”这一切均说明我国古代劳动人民已经认识到了猪皮的药用价值，并探求用它制胶入药。但是由于当时文化落后，信息闭塞，以致影响了猪皮胶的发展，直至1974年，山东平阴阿胶厂的技术人员充分挖掘潜力，在山东省药材公司、泰安医药公司的大力协助下，经过两年多的时间，顺利完成了对猪皮胶，即新阿胶的研制。

1976年4月通过山东省新阿胶鉴定委员会鉴定。经鉴定认为，新阿胶的研制成功解决了阿胶的原料代用品问题，新阿胶具有与阿胶相同的疗效，而且服用安全，无毒副作用。经对新阿胶、阿胶进行氨基酸定性、定量分析及总氮量测定等实验，两胶的化学成分相似。新阿胶原料来源广、易于生产，其功能作用、形状虽与阿胶相同，但为一种新产品，故定名为新阿胶。并建议：根据目前已取得的临床效果，新阿胶可以推广应用于阿胶的适应证。山东省卫生厅以（76）鲁卫药字第101号文批准生产。新阿胶在1976年获山东省科研成果一等奖，1979年荣获山东省优质产品奖。目前，新阿胶已收载于国家药品标准，由山东福胶集团东阿镇阿胶有限公司独家生产。

新阿胶是以猪皮为原料，经煎煮、浓缩制成的固体胶。制备流程为：原料炮制→提取胶汁→澄清过滤→浓缩出胶→凝胶切胶→晾胶→擦胶印字→灭菌→包装入库。

新阿胶曾在中国科学院、南京药学院等科研单位进行成分分析，分析证明，新阿胶内含有蛋白质、氨基酸及对人体有益的微量元素。总氮量为13%—15%（相当于81.25%—93.75%蛋白质）。

氨基酸定性分析：通过游离氨基酸分析（将胶块溶于水，单项薄层层析），水解氨基酸分析（将胶块溶于6N盐酸中封闭试管，110℃水解34小时，分别做硅胶—羧甲基纤维素薄板单向和双向层析），结果表明阿胶与新阿胶显示相同的氨基酸斑点。

氨基酸定量分析（胶块6N盐酸110℃水解36小时，用氨基酸自动分析仪分析）结果表明，阿胶和新阿胶所含氨基酸的数量极为相似。其内所含18种氨基酸，均为甘氨酸、脯氨酸含量最高，其次是谷氨酸、精氨酸、丙氨酸、赖氨酸等。但氨基酸总量、必需氨基酸总量，阿胶均高于新阿胶（见表6—2）。

表6—2　阿胶、新阿胶氨基酸分析结果一览表

单位（%）

氨基酸	阿胶	新阿胶
色氨酸	显峰	显峰
赖氨酸	3.9033	3.1296
组氨酸	0.761 4	0.4899
氨	1.4820	1.1011
精氨酸	7.6283	6.5209
羟脯氨酸	显峰	显峰
门冬氨酸	2.2841	3.0649
苏氨酸	1.6237	1.2182
丝氨酸	2.7444	2.0450
谷氨酸	6.0413	7.6293
脯氨酸	12.1371	9.6513
甘氨酸	12.2513	10.2238
丙氨酸	6.7188	5.3390
缬氨酸	2.0670	1.5585
甲硫氨酸	0.1819	0.1635
异亮氨酸	1.3453	0.9392
亮氨酸	2.7462	2.0910
酪氨酸	微量	0.2283
苯丙氨酸	1.8022	1.4436
氨基酸总含量	67.3063	55.2491
必需氨基酸总含量	13.6696	10.5436

蛋白质分析：胶块经70%乙醇处理所得醇液和醇沉淀两类蛋白质，此两类蛋白质分别用聚丙烯胺作分子筛，经圆盘电泳，电泳后凝胶条氨基酸染色，分离出不同分子量蛋白质圆盘色带，醇溶和醇

沉淀均呈现相似蛋白色带。证明阿胶与新阿胶含相似蛋白质组分。

微量元素分析：用电感耦合等离子体发射光谱法，测定了阿胶、新阿胶中的微量元素，结果表明，新阿胶内含有27种微量元素，与阿胶相似。

新阿胶性平、味微甘，具有滋阴、补血、止血的功能，临床应用于贫血、血小板、白细胞减少症、血虚体弱、月经不调、吐血、衄血等证，广泛应用于血虚证、出血诸证、妇科病等。

在新阿胶研制临床试验中，曾将阿胶与新阿胶进行临床对比试验，共观察试用于省内外一千四百多病例。试验观察结果，对几种血液病治疗效果，阿胶和新阿胶疗效基本相似。治疗一般性贫血新阿胶优于阿胶。治疗白细胞减少症阿胶较好，对原发性血小板减少症、子宫功能性出血、再生障碍性贫血等新阿胶较阿胶效果显著。对血象变化方面，增长血色素、血小板作用新阿胶优于阿胶。对治疗前后症状改善方面，如头晕、乏力、心悸、肺结核咯血、痰血、月经量减少，阿胶和新阿胶均有明显改善（见表6—3、6—4、6—5）。

新阿胶主含蛋白质、氨基酸、微量元素。蛋白质、氨基酸的营养功能众所周知，而当代知识的积累已认识到微量元素对机体的重要作用。特别是Zn、Fe、Cu、Ca元素等在新阿胶中起着重要的作用。如Fe、Cu元素具有生血功能，Zn元素具有增长发育、健全肾功能，Ca元素具有增加血清钙的作用。临床应用二十余年已证明，新阿胶既是一血病要药，又是一高级补品，长期服用可增加体内蛋白质、氨基酸及微量元素的摄入量，调节机体代谢平衡，加速生长发育，增加智力，健全肾功能，增加机体耐力，营养神经，延缓衰老。

表6—3　新阿胶治疗血液病临床疗效观察统计表

疗效	贫血	再生障碍性贫血	白细胞减少症	血小板减少症	肿瘤放化疗	合计300
例数	106	28	62	25	22	243
显效	53	4	37	11	0	105
有效	43	22	15	9	14	103
无效	10	2	10	5	8	35
总有效率（%）	90.57	92.86	83.87	80.00	63.64	85.60
显效率（%）	50.00	14.28	59.68	44.00	0	43.21

表6—4 新阿胶治疗血液病症状改善临床疗效观察统计表

疗效	头晕	乏力	心悸	虚劳羸瘦	产前产后血虚	胃纳差	合计
例数	212	197	119	218	9	67	822
显效	83	72	48	94	6	27	330
有效	118	112	65	94	3	38	430
无效	11	13	6	30	0	2	62
总有效率(%)	94.81	93.40	94.96	86.24	100	97.01	92.46
显效率(%)	39.15	36.55	40.34	43.12	66.67	40.29	40.15

表6—5 新阿胶治疗出血诸证临床疗效观察统计表

疗效	衄血	肺萎咯血	肺结核咯血	月经量多	功能性子宫出血	产后崩漏	合计
例数	25	39	20	57	24	33	198
显效	11	20	10	24	4	10	79
有效	9	19	10	33	20	23	114
无效	5	0	0	/	0	0	5
总有效率(%)	80.00	100	100	100	100	100	97.47
显效率(%)	44.00	50.28	50.00	42.11	16.67	30.30	39.90

综上所述，新阿胶是一种与阿胶相似的产品，可作为阿胶的代用品。从成分、制法、功效、临床应用等皆证明了这一点。由于阿胶原料——驴皮的限制，阿胶生产远远不能满足市场的需求。新阿胶的问世必将缓和这种供不应求的局面。随着中医药研究及科学技术的发展，新阿胶的研究将进一步深入。

二、纯阿胶产品

阿胶是一传统产品，几千年来为单一的块状制剂，服用很不方便。生产服用方便的新剂型已纳入阿胶研究者的议事日程。近几年虽有口服液、颗粒剂产品的研制和报道，但都是复方产品，不是纯阿胶制剂。至目前为止，研制成新药并载入国家药品标准的纯阿胶产品有“速溶阿胶冲剂”、“阿胶胶囊”、“液体阿胶”三个产品，这三个产品是与我国药典所载阿胶处方原料相同的纯阿胶制剂，其内未加任何赋形剂。它们的研制成功，开辟了阿胶的新剂型。它们工艺先进，质量稳定，疗效可靠，服用方便，具有与阿胶相同的临床适应范围，可作为阿胶的替代产品，推广应用于阿胶的适应证。

（一）速溶阿胶颗粒

命名依据：本品系驴皮经煎煮、浓缩、制粉后制成的颗粒剂，它符合冲剂的质量标准，又符合胶剂的质量要求，在热水中迅速溶散，故称“速溶阿胶颗粒”。

选题目的和依据：阿胶是具有开发前途的药品。阿胶药用历史悠久，疗效可靠，中外驰名，历代医药书籍中均有记载，养肺、除热要剂，疗吐血、衄血圣药，是妇科中一宝，为了进一步发挥阿胶的治疗作用，研究出便于服用的新剂型，对开发国内外市场都有促进作用及现实意义。改进传统的制胶工艺：阿胶传统生产工艺包括煮胶、浓缩、切胶、晾胶等工序，其中晾制时间较长，而且占用大面积厂房，也容易造成阿胶的污染，如果用喷雾干燥法，将一定浓度的胶汁直接喷雾成粉末，不但能缩短胶液的浓缩时间，还省去了凝胶、切胶、晾胶等过程，可缩短生产周期，提高生产效率。研制便于服用的新剂型：传统胶块药用时需破碎、炖化等手续，患者服用不便，制成冲剂后，用热水或药液冲服，方便服用。

处方及制备工艺：速溶阿胶冲剂的成分为纯阿胶，其制法是以驴皮为原料，经将驴皮漂泡洗净，分次水煎，过滤，取胶液浓缩，喷雾干燥，取干粉一步制粒，即得。在进行工艺研究时，曾做了各种方法的对比研究，对所得粉末做了水分及各种氨基酸的含量测定，认为喷雾干燥法较为优越，而选入工艺。

药品的药效学研究：对原阿胶与速溶阿胶冲剂，通过以下五个指标做了同比实验，即小鼠胸腺指数及脾指数、小鼠巨噬细胞吞噬功能、小鼠脾脏溶血空斑实验、贫血小鼠的凝血时间、贫血小鼠红细胞总数、血细胞比积及红细胞容积的实验。

结果表明，速溶阿胶冲剂具有以下功能：能显著对抗泼尼松对胸腺的抑制作用；显著增强小鼠脾脏的抗体形成细胞；显著增强小鼠腹腔巨噬细胞的吞噬功能；显著缩短贫血小鼠的凝血时间；对贫血小鼠的红细胞总数有增加趋向（P＜0.1），使血细胞比积显著增强。

药品的质量标准：对速溶阿胶冲剂，除了测定水分、灰分、重金属、砷盐、挥发性碱性物质外，还增加了定性鉴别、总氮含量测定等检测方法及标准，对控制产品内在质量更有说服力。定性鉴别包括蛋白质的显色反应、游离氨基酸及水解氨基酸的薄层层析法等。含量测定是以总氮为指标，规定含氮量不得低于12%，挥发性碱性物质是驴皮在浸泡过程中产生的具有腐臭物质，控制它的含量对保证药品质量、安全用药有一定的意义。本品规定含量不得高于0.08毫克/100克，高于我国2010版药典阿胶项下0.1毫克/100克的指标。

药品的稳定性研究：本品样品三批，自然条件下放置1年以上，定时检测指标中规定的各项指标，其数据是稳定的。故规定了速溶阿胶冲剂的有效期为2年。

药品的毒性试验：对本品进行长期毒性、慢性毒性试验，结果证明速溶阿胶冲剂是安全无毒的。

药品的生产单位：速溶阿胶冲剂是与我国药典所载阿胶处方原料相同的纯阿胶制剂，它的研制成功，开辟了阿胶的新剂型。速溶阿胶冲剂工艺新颖先进，质量稳定，疗效可靠，服用方便，研究项目齐全，符合国家新药审批办法中规定的各项指标要求，由国家颁发新药证书和生产批准文号。现为国家中药保护品种，由山东福胶集团东阿镇阿胶有限公司独家生产。

（二）阿胶胶囊

命名依据：本品系以阿胶为原料经制粉、装囊后制成的胶囊剂。它符合胶囊剂的质量标准，又符合胶剂的质量要求，故称“阿胶胶囊”。

选题目的和依据：研制便于服用的新剂型。传统胶块药用时需破碎、炖化等手续，患者服用不便，制成胶囊后，用水冲服，方便服用、携带方便。开发阿胶系列产品：阿胶是中药瑰宝，具有较大的开发潜力，开发阿胶系列产品，造福广大民众。与国际药物相接轨：阿胶是一古老传统的药品，又是华人信赖的滋补保健品，具有病治病、无病强身的功能，被称为血病要药和强壮滋补剂，临床应用几千年，畅销不衰，但一直不能被外国人所接受。而阿胶胶囊则是新颖超前和新剂型，具有与国际接轨的西药剂型，扩大了消费群体。

处方及制备工艺：本品是以阿胶为原料经制粉、装囊而制成的胶囊剂，阿胶胶囊的生产全部保留了阿胶的生产工艺。后制粉工艺与阿胶的生产工艺相比，没有发生质的变化，因而完全保持了阿胶的质量特色和临床疗效。

药品的质量标准：对阿胶胶囊，除了测定水分、灰分、重金属、砷盐、挥发性碱性物质外，还增加了定性鉴别、总氮含量测定等检测方法及标准。定性鉴别包括蛋白质的显色反应、游离氨基酸及水解氨基酸的薄层层析法等。含量测定是以总氮为指标，规定含量不得低于12%，挥发性碱性物质本品规定含量不得高于0.08毫克/100克，高于我国2010版药典“阿胶”项下0.1毫克/100克的指标。控制它的含量对保证药品的质量和安全用药具有重要意义。

药品的稳定性研究：本品样品三批，自然条件下放置一年半以上，定时检测指标中规定的各项指标，其数据是稳定的。故规定了阿胶胶囊的有效期为2年。

药品的毒性试验：对本品进行长期毒性、慢性毒性试验，结果证明阿胶胶囊是安全无毒的。

药品的生产单位：阿胶胶囊是与我国药典所载阿胶处方原料相同的纯阿胶制剂，它的研制成功，开辟了阿胶的新剂型。阿胶胶囊工艺新颖先进，质量稳定，疗效可靠，服用方便，研究项目齐全，符合国家新药审批办法中规定的各项指标要求，由国家颁发新药证书和生产批准文号。现为国家中药保护品种，由山东福胶集团有限公司独家生产。

（三）液体阿胶

命名依据：本品系以阿胶为原料经溶化、精制而成的口服液剂。它符合口服液剂的质量标准，又符合胶剂的质量要求，故称“液体阿胶”。

选题目的和依据：研制便于服用的新制型。传统胶块药用时需破碎、炖化等手续，患者服用不便，制成液体阿胶后，开瓶即用，方便患者。开发阿胶系列产品：阿胶是中药瑰宝，具有较大的开发潜力，开发阿胶系列产品，造福广大民众。

处方及制备工艺：本品是以阿胶为原料精制而成的口服液剂，液体阿胶的生产保留了阿胶的生产工艺。后精制工艺与阿胶的生产工艺相比，没有发生质的变化，因而完全保持了阿胶的质量特色和临床疗效。

药品的质量标准：对液体阿胶，规定了相对密度、pH值、含氮量等，还增加了定性鉴别、总氮含量测定等检测方法及标准。定性鉴别包括蛋白质的显色反应、游离氨基酸及水解氨基酸的薄层层析法等。

药品的稳定性研究：本品样品三批，自然条件下放置一年半以上，定时检测指标中规定的各项指标，其数据是稳定的。故规定了液体阿胶的有效期为2年。

药品的毒性试验：对本品进行长期毒性、慢性毒性试验，结果证明液体阿胶是安全无毒的。

药品的生产单位：液体阿胶的研制符合国家新药审批办法中规定的各项指标要求，由国家颁发新药证书和生产批准文号。现为国家中药保护品种，由山东东阿阿胶集团有限公司独家生产。

参考资料

《孩子缺锌影响成绩》，一凡，济南，《济南日报》，2002年10月31日。

《山东省中药材标准（2002年版）》，山东省药品监督管理局编，济南，山东友谊出版社，2002年。

《加味阿胶鸡子汤治疗滑胎46例》，王心好，《实用中西医结合杂志》，1994年。

《六种补胶的比较研究》，王龙、张晓华、吴道祖等，《中国中药杂志》，1992年。

《济南农业名优特产》，王永钵、叶兴福，济南，济南出版社，1991年。

《阿胶补血作用机理初深》，王志海、何秀敏，《山东中医杂志》，1992年。

《黄连阿胶汤治疗烂舌122例》，王坤崇，《辽宁中医杂志》，1991年。

《新阿胶的研究》，王京娥、杨福安，《中药信息》6（增刊），1989年。

《阿胶制备原理的研究》，王京娥、杨福安，《中成药》，1990年。

《阿胶作用机理的研究》，王京娥、杨福安，《中医药学报》，1991年。

《析阿胶传统生产工艺》，王京娥、杨福安，《中成药》，1991年。

《炮制阿胶新法》，王学明、王洪禄，《中药材》，1989年。

《试论调经之本在肾》，王华秀，《广西中医药》，1992年。

《阿胶预衬人工血管对内皮细胞粘附作用的影响》，王宪东、杨春育，《中国医科大学学报》，1996年。

《“生血片”治疗再生障碍性贫血100例临床观察》，王钟贤、李树春，《辽宁中医》，1997年。

《中药药理与应用》（第二版），王浴生、邓文龙、薛春生，北京，人民卫生出版社，2000年。

《中国皇室秘文大全》，王振国、刘更生，北京，知识出版社，1993年。

《微生物学》，王道若，北京，人民卫生出版社，1998年。

《中华人民共和国卫生部药品标准（1—20册）》，中华人民共和国卫生部药典委员会编。

《药品生产质量管理规范（1992年版）》，中华人民共和国卫生部，1992年。

《出血止汤剂治疗各种鼻出血88例》，尹世起、武承轩，《中医杂志》，1991年。

《阿胶粉治疗破溃性颈淋巴结核11例报告》，尹洪恕，《中医杂志》，1990年。

《中国老字号玖·药业卷》，孔令仁、李德征，北京，高等教育出版社，1998年。

《阿胶新用》，邓英莉，《陕西中医》，1993年。

《中国药学大辞典》，世界书司编，北京，人民卫生出版社，1983年。

《阿胶治疗手足搐搦》，巩成勤、赵作坤，《辽宁医药》，1979年。

《阿胶的一种简易鉴别法》，朱照祥，《中药材科技》，1984年。

《阿胶珠烫制经验谈》，刘长业，《中药饮片》，1990年。

《阿胶血钙平的药理作用研究》，刘国华、侯传香、孟繁美，《中成药》，1994年。

《阿胶成分对比分析研究》，刘良初，《中成药研究》，1983年。

《山东阿胶的研究》，刘希富、杨福安、王京娥，《首届全国地道药材学术交流会》，1989年。

《加味胶艾四物汤治疗先兆流产和习惯性流产》，刘秉之，《山东医药》，1978年。

《山水画廊洪范池》，刘健健，香港，香港天马图书有限公司，2001年。

《中药大辞典》，江苏新医学院主编，上海，上海人民出版社，1977年。

《阿胶、新阿胶、黄明胶、马皮胶、杂皮胶的质量对比研究—Ⅰ.氨基酸分析》，江佩芬，《天然产物研究与开发》，1991年。

《加味胶艾四物汤治疗先兆性流产和习惯流产的经验》，许永龙，《中医杂志》，1965年。

《方剂学》，许济群、王绵之，上海，上海科学技术出版社，1998年。

《寄生胶艾汤的临床效验》，孙树珍，《天津中医》，1986年。

《阿胶龟板胶鹿角胶黄明胶的鉴别》，杜效华、朱红，《山东中医杂志》，1994年。

《平阴名胜古迹》，杨庆法，济南，济南市新闻出版局，2001年。

《实用中西医结合杂志》，杨旭才等，1993年。

《运动何以致贫血》，杨春，《中国医药报》，2002年。

《平阴县志(阿胶志)》，杨福安、高向福，平阴县地方史志编纂委员会办公室，1985年。

《阿胶的辐射灭菌》，杨福安、王京娥，《中药材》，1985年。

《阿胶的传说》，杨福安、王京娥，《光明中药》，1989年。

《山东阿胶中微量元素的研究》，杨福安、王京娥，《微量元素》，1989年。

《阿胶的贮存与养护》，杨福安、王京娥，《基层中药杂志》，1989年。

《平阴阿胶话古今》，杨福安、田志祥，《医药企业》，1994年。

《阿胶的药理研究及临床应用》，杨福安、王京娥，《中成药》，

2000年。

《阿胶的药理作用研究》，李宗铎、李天新、李宗铭等，《河南中医》，1989年。

《加味龟鹿二仙胶治疗月经过多》，李祥云，《上海医药》，1978年。

《本草纲目》（校点本）下册，（明）李时珍，北京，人民卫生出版社，1982年。

《海蛤粉炒阿胶温度的简易控制法》，麦桥，《中国中药杂志》，1992年。

《新修本草》（辑复本），（唐）苏敬等，合肥，安徽科学技术出版社，1981年。

《暑季采用冰棒箱原理贮存阿胶不粘连融化》，肖尚义，《中药通报》，1988年。

《点击科学》，吴开流、赵津芳、辛俊兴，《社区科普知识读书》，北京，科学普及出版社，2001年。

《肾病水肿运用阿胶的机理探讨》，吴志英、陈梅芳、张仄怡等，《中医杂志》，1988年。

《含挥发油类及胶类药材的保管》，吴澄宇，《中药通报》，1982年。

《阿胶及其混伪品的薄层层析法》，何清英，《中药材》，1993年。

《也谈胶类中药的贮存保管》，何健，《中国中药杂志》，1993年。

《阿胶补品中之珍品》，邹积隆，《联合报》，1997年。

《中药药理学》，沈映君，北京，人民卫生出版社，2000年。

《阿胶治疗56例肺结核咯血》，张心茹，《辽宁中医杂志》，1987年。

《阿胶的真伪鉴别和内在质量的研究Ⅵ·用免疫化学法鉴别真伪阿胶》，张华远、万宗举、吴冬明等，《药物分析杂志》，1992年。

《蛤粉炒阿胶珠的炮制工艺》，张红专，《中药饮片》，1990年。

《阿胶白芨三七汤对血证的临床应用》，张季高，《新中医》，1985年。

《阿胶发展史之一　阿胶的起源及其早期发展状况》，张振平、周广森、张剑锋，《山东中医学院学报》，1993年。

《阿胶发展史之二　唐宋时代的阿胶及其原料用皮的变化》，张振平、周广森、张剑锋，《山东中医学院学报》，1993年。

《阿胶发展史之三　历代贡胶活动及其对阿胶发展的意义》，张振平、周广森、张剑锋，《山东中医学院学报》，1993年。

《阿胶发展史之四　明清阿胶主产地——东阿城（镇）及其生产工艺》，张振平、周广森、张剑锋，《山东中医学院学报》，1993年。

《阿胶发展史之五　清末民国间的济南东流水阿胶业》，张振平、周广森、张剑锋，《山东中医学院学报》，1993年。

《阿胶发展史之六　建国以来阿胶业的迅猛发展及有关阿胶的研究》，张振平、周广森、张剑锋，《山东中医学院学报》，1993年。

《阿胶珠炮炙方法的改进》，张明辉、郭放，《时珍国药研究》，1993年。

《阿胶及炮制品中氨基酸和微量元素的分析研究》，陈定一、王静竹、刘文林，《中国中药杂志》，1991年。

《阿胶的差示扫描量热鉴别法研究》，陈栋华、刘雪峰、黄艳等，《中草药》，1993年。

《妇科十珍汤》，陈慧珍，《广西中医药》，1991年。

《法定中药药理与临床》，苗明三，西安，世界图书出版公司，1998年。

《历代中药文献精华》，尚志钧、林乾良、郑金生，北京，科学技术文献出版社，1989年。

《中华人民共和国药典》（2000版一部），国家药典委员会编，北京，化学工业出版社。

《中华人民共和国药典》（2000版二部），国家药典委员会编，北京，化学工业出版社。

《胶艾四物汤治疗功能性子宫出血》，金问淇，《中华妇产科杂志》，1959年。

《易熔化中药的简易贮存法》，周祖淦，《中国中药杂志》，1990年。

《对胶类中药保管方法商榷》，周祖淦，《中国中药杂志》，1993年。

《血液系统疾病防治》，周家琴，北京，华文出版社，2000年。

《玄地阿胶汤治疗慢性前列腺炎86例报告》，周端求，《山西中医》，1990年。

《中药现代研究与应用》（第五卷），郑虎占、董泽宏、余靖，北京，学苑出版社，1998年。

《鹿角胶与阿胶的成分研究》，孟正木、潘计俊，《中成药研究》，1979年。

《阿胶制珠新工艺》，赵元开，《中药饮片》，1991年。

《千年古井拓新源》，赵慎忠、杨福安、王京娥，《中成药研究》，1985年。

《阿胶的研究与应用》，赵曦、潘登善，郑州，河南科学技术出版社，1994年。

《阿胶珠烤制新工艺》，胡屏山、李学国，《中成药研究》，1988年。

《不同炮制方法对阿胶质量的影响》，胡屏山、周幸福，《中成药》，1990年。

《明目胶地汤治疗云雾移睛证16例》，郝小波，《广西中医药》，1989年。

《中药制剂发展的回顾》，徐莲英、陶建生、冯怡等，《中成药》，2000年。

《阿胶的真伪鉴别和内在质量的研究》，徐康森、张林可，《药物分析杂志》，1989年。

《阿胶的真伪鉴别和内在质量的研究Ⅱ·阿胶与其他胶的等电点研究》，徐康森、张林可，《药物分析杂志》，1989年。

《阿胶的真伪鉴别和内在质量的研究Ⅲ·阿胶与其他胶运动黏度的对比研究》，徐康森、张林可，《药物分析杂志》，1989年。

《阿胶的真伪鉴别和内在质量的研究Ⅳ·阿胶和其他胶的蛋白质含量及分子量的对比研究》，徐康森、张林可、孙磊，《药物分析杂志》，1989年。

《阿胶的真伪鉴别和内在质量的研究Ⅴ·阿胶与其他动物皮胶的旋光性、圆二色性和糖含量的分析》，徐康森、张林可、孙磊，《药物分析杂志》，1992年。

《介绍阿胶的二种炮制品》，殷静先，《中国中药杂志》，1991年。

《"支扩成方"治疗支气管扩张84例分析》，费赞巨、张振朝、周世保等，《新中医》，1983年。

《阿胶对内毒素休克狗血流动力性，流变学及微循环影响》，姚定方、张亚霏、周玉峰等，《中国中药杂志》，1989年。

《中国食疗大典》，姚海扬，天津，天津科学技术出版社，1994年。

《两地调经汤》，秦家泰，《广西中医药》，1991年。

《阿胶栓治疗初、中期肛裂30例》，贾美华，《四川中医》，1993年。

《阿胶与新阿胶对小鼠^{60}Co照射所致造血损伤的治疗作用研究》，夏丽英，《中成药》1992年。

《加减胶艾汤治疗出血性紫癜2例报告》，钱伯文、祝玉隆，《上海中医药杂志》，1957年。

《中草药免疫促进剂》，钱瑞生，《中医杂志》，1980年。

《炮制阿胶珠的几点体会》，倪继生、宋承仕，《浙江中医杂志》，1983年。

《东阿镇与山东阿胶》，郭长城、王京娥、王元珍，《中国医药报》，1996年。

《山东平阴阿胶厂发展简史》，郭长城、王京娥、王元珍，《中成药》，1996年。

《阿胶栓治疗慢性溃疡性结肠炎》，郭松河，《中西医结合杂志》，1989年。

《洪范山水》，黄贵生，香港，香港天马图书有限公司，2000年。

《制阿胶珠的最佳投料时机》，曹子文，《中药材》，1990年。

《中药药剂学》，曹春林、施顺清，上海，上海科学技术出版社，1998年。

《阿胶外用体会》，盛学敬，《中成药》，1994年。

《阿胶外用治疗疮疡》，盛德甫等，《浙江中医杂志》，1997年。

《阿胶珠炮制火候与质量关系的探讨》，崔学文，《中成药研究》，1985年。

《猪苓汤治疗流行性出血热休克期报告》，程孝慈，《中医杂志》，1982年。

《阿胶对兔血管通透性影响的实验观察》，程孝慈、吴中立、姚伟等，《中药通报》，1986年。

《安胎饮治疗先兆性流产》，程冠春，《河南中医》，1983年。

《水溶性尿素硬剥甲效果观察》，朝同臣、杜钦堂，《中华皮肤科杂志》，1989年。

《阿胶制作提取工艺的研究》，焦中枢、王京娥、李家庭，《中成药》，2000年。

《用药心得十讲》（第一版），焦树德，北京，人民卫生出版社，1978年。

《中华临床中药学》（下卷），雷载权、张廷模，北京，人民卫生出版社，2002年。

《中药阿胶对正常小鼠细胞免疫功能的影响》，路承彪、童秋声、吴钧，《中药药理与临床》，1991年。

《最新中药药理与临床应用》，蔡永敏、任玉让、王黎等，北京，华夏出版社，1999年。

《阿胶蛋白质定理方法的比较》，樊绘曾、刘或曦、张京等，《中国中药杂志》，1994年。

《中国阿胶》，杨福安、王京娥，济南，山东科学技术出版社，2004年。

《阿胶研究现状与展望》，杨福安、王京娥，《中医药信息》，2004年。

后　记

山东福胶集团所在地济南市平阴县东阿镇是阿胶的正宗产地，与茅台镇、景德镇并称中国三大传统特产名镇。先后获得中国阿胶之乡，国家原产地地理标记注册保护，国家级非物质文化保护。东阿镇有不可替代的适宜熬胶的自然地理和人文环境。境内狮耳山是传统的毛驴放养地；得天独厚的狼溪河水是传统制胶的唯一用水；传统制胶技艺博大精深，其精髓一直靠以师带徒、言传身教得以逐辈传留。三大独特资源优势，形成了底蕴深厚的阿胶历史文化，广为流传，深植民间，是阿胶文化价值所在；阿胶虽然历经千年，但是它固有的形态和内涵未变，堪与祖国的四大发明相媲美，是历史价值所在；古老而神秘的阿胶仍然发挥着它积极的作用，是经济和社会价值所在。祖国医药瑰宝实至名归，值得我们倍加珍惜呵护。

本书作者杨福安，男，1963年9月出生，汉族，山东莱芜人，中共党员。硕士研究生，博士在读，教授级主任中药师、国家执业药师。国内知名阿胶专家，国务院特殊津贴获得者，国家级非物质文化遗产传承人，全国五一劳动奖章获得者。王京娥，女，1962年1月出生，山东省沂南县人，中共党员。研究生学历，研究员职称，国家二级教授，国家首批注册执业药师，国内知名阿胶专家，国务院政府特殊津贴获得者。

三十年日月如梭，光阴似箭。当年风华正茂、热情激扬的年轻知识分子，转瞬间步入知命之年。三十年的工作和实践，根已经扎入东阿镇这片神秘的土地，血已融入于国宝圣药阿胶的事业发展，情已融入东阿镇阿胶人的怀抱。

为保护和传承东阿这一民族文化遗产，本书作者三十年来深山探秘，寻访老人，广征博采，此书以实践经验及科研成果为基础，参考有关的阿胶研究资料编写而成。

全书共分六章，第一章阿胶的传说与药用历史，第二章阿胶的正宗产地，第三章阿胶的生产工艺，第四章阿胶的产品质量，第五章阿胶的药理作用，第六章阿胶的临床应用。阿胶是东阿先民智慧和汗水的结晶，更是山东人民的骄傲和自豪，也是中国医药宝库中的一颗璀璨的明珠。我们为能从事阿胶这一行业而庆幸，我们所有的一切都应该归功于此，当然也包括《阿胶》一书的出版。

《阿胶》伴随着民族文化保护事业的春天，有幸列入中国非物质文化遗产系列丛书，就要出版了，但愿随着此书的面世，一个全新的阿胶会展现在您的面前，一个神奇而又富有神秘色彩的阿胶故事给您带来乐趣，一个诗情画意、风景优美的东阿镇给您带来惬意，一个充满生机的阿胶业为您及千家万户送去幸福和健康。

图书在版编目（CIP）数据

阿胶 / 王文章主编；杨福安，王京娥著 . —北京：
文化艺术出版社，2013.8
（中国非物质文化遗产代表作丛书 / 王文章主编）

ISBN 978-7-5039-5632-4
Ⅰ . ①阿… Ⅱ . ①王… ②杨… ③王… Ⅲ . ①阿胶—
介绍 Ⅳ . ① R282.74

中国版本图书馆CIP数据核字(2013)第159564号
（本书所用图片除已署名者外，均由作者提供版权）

阿　胶

著　　者　杨福安　王京娥
责任编辑　周进生
装帧设计　刘玲子
出版发行　文化艺术出版社
地　　址　北京市东城区东四八条52号 （100700）
网　　址　www.whyscbs.com
电子邮箱　whysbooks@263.net
电　　话　（010）84057666（总编室）　84057667（办公室）
　　　　　84057691—84057699（发行部）
传　　真　（010）84057660（总编室）　84057670（办公室）
　　　　　84057690（发行部）
经　　销　新华书店
印　　刷　北京圣彩虹制版印刷技术有限公司
版　　次　2013 年 9 月第 1 版
印　　次　2013 年 9 月第 1 次印刷
开　　本　700毫米 × 1000 毫米　1/16
印　　张　23
字　　数　290千字
书　　号　ISBN　978-7-5039-5632-4
定　　价　60.00 元
